DR. AFTON L. HASSETT

CHRONISCHE SCHMERZEN ÜBERWINDEN

Bibliografische Information der Deutschen Nationalbibliothek
Die Deutsche Nationalbibliothek verzeichnet diese Publikation in der Deutschen Nationalbibliografie. Detaillierte bibliografische Daten sind im Internet über https://dnb.de abrufbar.

Für Fragen und Anregungen
info@m-vg.de

Wichtiger Hinweis
Dieses Buch ist für Lernzwecke gedacht. Es stellt keinen Ersatz für eine individuelle medizinische Beratung dar und sollte auch nicht als solcher benutzt werden. Wenn Sie medizinischen Rat einholen wollen, konsultieren Sie bitte einen qualifizierten Arzt. Der Verlag und die Autorin haften für keine nachteiligen Auswirkungen, die in einem direkten oder indirekten Zusammenhang mit den Informationen stehen, die in diesem Buch enthalten sind.

Ausschließlich zum Zweck der besseren Lesbarkeit wurde auf eine genderspezifische Schreibweise sowie eine Mehrfachbezeichnung verzichtet. Alle personenbezogenen Bezeichnungen sind somit geschlechtsneutral zu verstehen.

1. Auflage 2025

Türkenstraße 89
80799 München
Tel.: 089 651285-0

Übersetzung: Marion Zerbst
Redaktion: Inez Ulrich
Sprecherin der Achtsamkeitsübungen (169, 211, 218, 222): Katja Amberger
Umschlaggestaltung: Sonja Stiefel, riva Verlag
Umschlagabbildung: AdobeStock/Aleksandar
Layout: Daniel Förster, Belgern, in Anlehnung an das Original
Satz: Daniel Förster, Belgern
Druck: GGP Media GmbH, Pößneck
Printed in Germany

ISBN Print 978-3-7423-2631-7
ISBN E-Book (EPUB, Mobi) 978-3-7453-2420-4

DR. AFTON L. HASSETT

CHRONISCHE SCHMERZEN ÜBERWINDEN

Dein 30-Tage-Reset für mehr Widerstandskraft, Energie und Lebensfreude

riva

Für meine Eltern, die ich vergöttere.

Für meine Mutter Linda, die es für absolut vernünftig hält,
schmutzige Turnschuhe im Bidet einzuweichen,
und meinen Vater Ramon, der immer mit einer Jalapeño
in der Anzugtasche zum Essen in »schicke Restaurants« ging.

Meine Macken sind also sowohl durch meine Gene als
auch durch mein näheres Umfeld zu erklären.

INHALT

VORWORT

Schon seit 30 Jahren beschäftige ich mich mit der Wissenschaft der positiven Emotionen. Dabei interessiert mich vor allem die Frage, wie sich diese kurzen Augenblicke gehobener Stimmung auf unsere Gesundheit und unser Wohlbefinden auswirken. In diesen drei Jahrzehnten hat die Wissenschaft immer mehr Beweise für die positiven gesundheitlichen Auswirkungen solcher Glücksgefühle gefunden. Das gibt uns viel Grund zu Hoffnung und Enthusiasmus.

Ich lernte Dr. Hassett im Jahr 2016 kennen, als ich Präsidentin der International Positive Psychology Association (IPPA) war. Diese Gesellschaft bietet einer bunt zusammengewürfelten Gruppe von Forschern, Psychologen und anderen Gesundheitsexperten eine geistige Heimat, und diese Fachleute treffen sich regelmäßig alle zwei Jahre, um über die neuesten Fortschritte in Forschung und Praxis zu diskutieren. Damals waren Dr. Hassett und ein kleines Forscherteam gerade dabei, innerhalb der IPPA eine Abteilung gleichgesinnter Wissenschaftler zu gründen, die die körperlichen Auswirkungen positiver Emotionen untersuchten – ein Fachgebiet, das sie als »positive Gesundheit« bezeichneten. Dieses kleine, aber ungeheuer engagierte Team schuf das Fundament für eine spätere Gemeinschaft von Wissenschaftlern, zu der auch ich gehöre. All diese Experten sind fasziniert davon, wie sich stark positive Emotionen, beglückende zwischenmenschliche Beziehungen und sinnvolle Aktivitäten auf unsere körperliche Gesundheit (auch auf chronische Schmerzen) auswirken können.

Schon bald nach unserem ersten Treffen trat ich Dr. Hassetts Team als wissenschaftliche Mitarbeiterin bei. Damals war sie gerade dabei, einen Antrag auf ein Forschungsstipendium bei der amerikanischen Gesundheitsbehörde National Institutes of Health (NIH) einzureichen. In diesem Zusammenhang erfuhr ich von der wichtigen Forschungsarbeit des Chronic Pain and Fatigue Research Center (CPFRC). Dieses Forschungszentrum befasst sich mit der komplizierten Rolle, die das Gehirn bei unserem Schmerzerleben spielt, und versucht herauszufinden, wie sich Gedanken, Emotionen und Verhalten auf diese Schmerzempfindungen auswirken. Die Mitglieder dieses Teams, dem wir wirklich sensationelle Erkenntnisse verdanken, waren der festen Überzeugung, dass chronische Schmerzen *kein* psychisches Problem sind (wie viele Experten behauptet hatten), sondern ein biologischer Zustand, bei dem das Gehirn die Schmerzsignale verstärkt, sodass sich der Schmerz noch viel schlimmer anfühlt, als er eigentlich ist. Außerdem haben die Mitarbeiter des CPFRC nachgewiesen, dass negative Emotionen und Gedanken Schmerzsignale verschlimmern können.

Wie zu erwarten, befasst sich Dr. Hassett in ihrer bahnbrechenden Forschungstätigkeit mit wichtigen psychischen Prozessen wie beispielsweise Depressionen und Katastrophendenken und versucht herauszufinden, welche Rolle diese Prozesse bei der Schmerzverstärkung spielen. Ihr ganz besonderer Beitrag zur Schmerzforschung besteht jedoch darin, dass sie die schmerzlindernde Wirkung positiver Emotionen untersucht und sich mit der Frage beschäftigt, welche Vorteile die Eigenschaft der Resilienz Schmerzpatienten bringt. Dr. Hassett, die auf diesem Gebiet eine weltweit führende Expertin ist, konnte nämlich zeigen, dass resilientere Menschen über weniger Schmerzen klagen und *trotz* ihrer Schmerzen ein aktiveres, erfüllteres Leben führen. Als Professorin und Lehrstuhlinhaberin in der Abteilung für Anästhesiologie und Leiterin des Teams für Schmerz- und Opioidforschung an der University of Michigan durfte Dr. Hassett vor der National Academy of Medicine sprechen (eine der höchsten akademischen Ehrungen, die es gibt) und hat für ihre Forschungsarbeit, ihren Dienst an der Wissenschaft und ihre Führungsqualitäten viele Auszeichnungen erhalten.

Die Ergebnisse von Dr. Hassetts Forschungsarbeit an chronischen Schmerzpatienten, die in über 100 wissenschaftlichen Artikeln veröffentlicht wurden, entsprechen genau dem, was mein Team und ich im Positive Emotions and Psychophysiology Laboratory (PEP Lab) nachweisen konnten: Positive Emotionen – so vorübergehend sie auch sein mögen – verändern die Art und Weise, wie unser Gehirn Informationen aufnimmt, von Grund auf. Sie erweitern den Horizont unserer Denkweise und vermitteln uns eine umfassendere Perspektive. In randomisierten Studien haben wir außerdem festgestellt, dass Menschen, die lernen, mehr positive Emotionen in ihren Alltag einzubauen, im Lauf der Zeit resilienter und erfinderischer werden. Darüber hinaus verbessern sich bei ihnen bestimmte Biomarker, die auf einen guten Gesundheitszustand hindeuten. Im Rahmen eines neueren Forschungsprojekts haben wir zum Beispiel Ehepaare 30 Jahre lang beobachtet und festgestellt, dass diejenigen, die die meisten von positiven Emotionen geprägten gemeinsamen Augenblicke erlebt hatten, insgesamt gesünder waren und am längsten lebten.

Was uns akademische Forscher vielleicht am meisten frustriert, ist die Tatsache, dass wir in unseren Laboren wirksame Strategien und Behandlungsmethoden erforschen – doch viel zu wenige dieser Erkenntnisse erreichen die Patienten, die am meisten davon profitieren könnten. Mit Unterstützung der NIH führen Dr. Hassett, ihr Mentor Dr. Dan Clauw und das großartige Team vom CPFRC zurzeit zwei große klinische Studien durch, die die Frage beantworten sollen, welche Patienten am besten auf welche Behandlungsmethode für chronische Schmerzen ansprechen. In diesen Studien geht es nicht nur um medikamentöse Therapien, sondern auch um Behandlungsstrategien, mit deren Hilfe die Patienten ihre Gesundheit selbst in die Hand nehmen können – beispielsweise Physiotherapie und körperliche Aktivität, Achtsamkeitsübungen, Akupressur und kognitive Verhaltenstherapie. Diese Studien werden uns ergänzende Informationen zu den Erkenntnissen liefern, die wir bereits gewonnen haben: nämlich dass die wirksamsten Behandlungsmethoden diejenigen zu sein scheinen, die den Patienten am sinnvollsten erscheinen und *bei denen sie auch zur Mitwirkung bereit sind*. Dieses Prinzip steht im Mittelpunkt dieses Buches, das dich dazu motivieren möchte, die Behandlungsstrategien auszuwählen, die du besonders sinnvoll findest und für die du dich vielleicht sogar *begeistern* kannst.

Im ersten Teil dieses Buches beschreibt Dr. Hassett die faszinierenden neuesten Erkenntnisse der Neurowissenschaft des Schmerzes und beantwortet eine wichtige Frage: Wie können Erlebnisse und Erfahrungen wie Freundschaft, Dankbarkeit, Glück und angenehme Aktivitäten, die scheinbar überhaupt nichts mit Schmerzen zu tun haben, die Schmerzverarbeitung im Gehirn beeinflussen? Diese wissenschaftlich fundierten Informationen sind kurz gefasst und in leicht verständlicher, ja sogar in unterhaltsamer Form geschrieben. Bitte überspringe dieses Kapitel nicht! Dazwischen hat die Autorin immer wieder ganz besondere kleine Schätze eingestreut – Geschichten von Menschen wie dir, die unter chronischen Schmerzen leiden. Diese Überlegungen und Erfahrungsberichte sind lehrreich, bewegend und inspirierend, und ich hoffe, dass sie dir genauso gut gefallen werden wie mir!

Im zweiten Teil des Buches möchte dich Dr. Hassett zu einem Experiment mit dir selbst anleiten: Dabei wirst du 30 Tage lang täglich eine neue Aktivität, Übung oder Fähigkeit kennenlernen und ausprobieren. Zum Schluss wirst du dann anhand deiner persönlichen Erfahrungen mit diesen Strategien entscheiden, welche du dauerhaft in dein Leben integrieren möchtest und welche nicht. Und in den letzten beiden Kapiteln wirst du unter Anleitung von Dr. Hassett einen »Wohlfühlplan« erstellen, um deine Schmerzen zu lindern und langfristig mehr Freude in dein Leben zu bringen.

Mit seinem beeindruckenden Informationsgehalt und seinen inspirierenden Botschaften zeigt dir dieses Buch, wie du deinen Schmerz aus einer neuen Perspektive betrachten kannst. Wenn du zu den Millionen Menschen gehörst, die unter chronischen Schmerzen leiden, kannst du dich glücklich schätzen, die Erkenntnisse und Ratschläge einer echten Expertin für positive Gesundheit kennenzulernen und nutzen zu können. Mit etwas Übung – und dank der einfühlsamen Anleitung von Dr. Hassett – wirst du endlich neue Wege entdecken, um dein tägliches Leben mit mehr Leichtigkeit zu führen und darin trotz deiner Schmerzen jede Menge Freiräume zu genießen.

Dr. Barbara L. Fredrickson

EINFÜHRUNG

Wenn man ihn nicht in die Schranken weist, ist chronischer Schmerz ein Lügner, Betrüger und Dieb. Er kann dich um das Leben betrügen, das du dir vorgestellt hattest, bevor er auf der Bildfläche erschien. Er kann dir Lügen auftischen: zum Beispiel, dass du ein völlig kaputter Mensch bist – wertlos oder womöglich sogar in ständiger Gefahr. Und er stiehlt dir nicht nur oft die wichtigsten Aktivitäten, Ziele und Menschen, die in deinem Leben eine Rolle spielen, sondern auch dein Gefühl von Selbstständigkeit, Sicherheit und Wohlbefinden. Doch die Tatsache, dass du dieses Buch liest, verrät mir, dass du bereit bist, dir dein Leben zurückzuerobern.

Als Schmerzpsychologin habe ich mit vielen chronischen Schmerzpatienten gearbeitet und dabei aus erster Hand erfahren, wie solche Schmerzen einen belasten können. Doch während meiner über 20-jährigen Forschungsarbeit habe ich außerdem gelernt, dass viele Menschen Wege finden, trotz der chronischen Schmerzen, die sie oft jeden Tag quälen, ein produktives, interessantes und angenehmes Leben zu führen. Sie haben sich ihr Leben zurückerobert und vor den irreführenden Botschaften des chronischen Schmerzes die Ohren verschlossen – und das kannst du auch.

Dieses Buch besteht aus drei Teilen, die alle gleich wichtig sind. Im ersten Teil erfährst du etwas über die Entwicklung der Schmerzforschung in den letzten 30 Jahren und die erstaunlichen Erkenntnisse, die sie während dieser Zeit gewonnen hat: Schmerz entsteht im Gehirn. Dein chronisches Schmerzerleben könnte also teilweise (oder vielleicht sogar fast völlig) auf Veränderungen in der Struktur und Funktion deines Gehirns zurückzuführen sein. Dein Gehirn behält zeit deines Lebens die Fähigkeit, sich zu verändern und neu zu vernetzen – ein Prozess, den man als Neuroplastizität bezeichnet. Genauso wie dein Gehirn die Weiterleitung von Schmerzsignalen »zu gut gelernt« hat, kannst du ihm also auch wieder neue, adaptivere Funktionsweisen beibringen. Diese Strategie könnte man als eine Art *Neustart* für dein Gehirn bezeichnen.

Im ersten Teil meines Buches möchte ich dir in ein paar kurzen Kapiteln erklären, warum viele Aktivitäten, die du in Teil zwei ausprobieren wirst, dir tatsächlich helfen können, obwohl sie auf den ersten Blick eigentlich gar nichts mit dem Thema Schmerz zu tun haben. Denn wenn du verstehst, wie oder warum eine bestimmte Schmerzbewältigungsstrategie funktioniert, kann sie dir *noch besser* helfen. Deshalb habe ich versucht, die Erkenntnisse der Neurowissenschaft in möglichst leicht verständliche Worte zu fassen. Jedes Kapitel endet mit einer Zusammenfassung von ein paar wichtigen Ideen, die du dir merken solltest. Was du in Teil eins dieses Buches lernen wirst, kann dir als Entscheidungshilfe dienen: Dadurch wird dir klarer werden, welche in Teil zwei beschriebenen Aktivitäten, Praktiken und Fähigkeiten dir am meisten helfen könnten. Jeder Mensch hat andere Bedürfnisse und Präferenzen. Was dem einen aufgrund seiner Weltsicht und seines Schmerzverständnisses vollkommen einleuchtet, quittiert der andere vielleicht nur mit einem ungläubigen Augenverdrehen. Dagegen ist auch gar nichts einzuwenden. Menschen sind nun einmal verschieden. Also konzentriere dich einfach auf die Strategien, die *dir* plausibel erscheinen.

Mit allen Aktivitäten und Praktiken, die ich in Teil zwei beschreibe, kannst du bestimmte Regionen deines Gehirns beeinflussen und neue neuronale Verbindungen aufbauen, die deinen Schmerz »aushungern«, statt ihm immer wieder neue Nahrung zu geben. Egal, ob du ein experimentierfreudiger Mensch oder ein augenverdrehender Skeptiker bist – bitte lass dich auf dieses Abenteuer im zweiten Teil meines Buches ein und sei während dieser 30-tägigen Erkundungsphase nicht nur für altbewährte, sondern auch für neue Ideen aufgeschlossen.

Denn in dieser Phase wirst du tatsächlich jeden Tag etwas Neues ausprobieren. All diese Vorschläge basieren auf wissenschaftlichen Erkenntnissen; das heißt, es wurde bereits nachgewiesen, dass sie für Menschen mit den verschiedensten chronischen Erkrankungen (einschließlich chronischer Schmerzen) hilfreich sind. Lies dir die Beschreibungen dieser Aktivitäten durch und denke darüber nach – aber was noch wichtiger ist: Du musst sie auch *ausprobieren*. Selbst wenn du die betreffende Aktivität (oder etwas Ähnliches) schon einmal praktiziert hast, solltest du das im Rahmen dieses 30-tägigen Erkundungszeitraums nochmals tun. Am Ende jedes Tages kannst du dann Bilanz ziehen, wie es gelaufen ist und ob du diese Aktivität dauerhaft in dein Leben einbauen möchtest. Wenn ja, dann markiere sie, damit du sie später bei der Erstellung deines Wohlfühlplans leichter wiederfinden kannst. All diese Aktivitäten bauen aufeinander auf, also halte dich bitte genau an die Reihenfolge und praktiziere jede Aktivität genau an dem Tag, an dem ich sie dir vorschlage.

Dieser Neustart für dein Gehirn wird nur dann funktionieren, wenn du aktiv und engagiert daran mitwirkst. Im Buchhandel findet man ganze Regale voller Selbsthilferatgeber. *Aber trotzdem lassen sich die Leser dadurch nur selten zu echten Verhaltensänderungen motivieren*. Das liegt daran, dass die meisten dieser Ratgeber keine praktischen Fähigkeiten vermitteln – ganz im Gegensatz zu dem Programm, das ich in diesem Buch vorstelle. Denn wenn du zu Teil zwei meines Buches kommst, werde ich dich bitten, nicht nur die empfohlenen Aktivitäten auszuprobieren (und zwar *alle*), sondern auch regelmäßige Erinnerungen daran auf deinem Smartphone einzurichten oder visuelle Erinnerungshilfen zu verwenden. (Du kannst dieses Buch zum Beispiel neben deinen Wecker oder deine Kaffeemaschine legen, damit du es gleich morgens siehst und daran denkst, meine Empfehlungen in die Praxis umzusetzen.) Vielleicht möchtest du sogar zusammen mit anderen Menschen, die ebenfalls unter chronischen Schmerzen leiden, einen »Neustart für euer Gehirn«-Wettbewerb veranstalten. Lade ruhig ein paar Freunde und Bekannte, die du magst und denen du vertraust, dazu ein, dich als Teil deines »Neustart«-Teams auf dieser Reise zu begleiten. Und du kannst dir auch gern eine kleine Belohnung gönnen, nachdem du alle Aktivitäten dieser 30-tägigen Erkundungsphase ausprobiert hast. Das kann zum Beispiel irgendein Gegenstand, den du dir wünschst, oder auch ein besonderes Erlebnis sein, auf das du dich schon lange freust. Egal, womit du dich belohnen möchtest: Mir ist alles recht, solange du dir mindestens 15 Minuten pro Tag Zeit nimmst, die empfohlenen Aktivitäten auszuprobieren und zu bewerten – und anschließend deinen Wohlfühlplan zu erstellen und zu befolgen.

Dieser Plan unterscheidet sich von den meisten anderen Schmerzselbstmanagementprogrammen dadurch, dass er nicht nur hilfreich, sondern auch ganz persönlich auf dich und deine Bedürfnisse zugeschnitten ist und Spaß macht. Er wird aus Aktivitäten und Praktiken bestehen, die du als sinnvoll empfindest, die dir helfen und an denen du Freude hast. Wenn du zum Beispiel nicht gern ins Fitnessstudio gehst, dann *musst* du das auch nicht tun! Na, wie hört sich das an? Am Ende dieser Erkundungsphase wirst du genau wissen, welche Aktivitäten du in deinen Wohlfühlplan aufnehmen sollst, weil du alle 30 Vorschläge ausprobiert und dadurch ein gutes Gespür dafür entwickelt hast, welche Aktivitäten dich persönlich ansprechen und welche nicht.

Allerdings sind an dieser Stelle auch ein paar wichtige Warnhinweise angebracht. Dieses Programm ist nämlich kein Ersatz für eine medizinische Behandlung oder psychologische Betreuung; also befolge es bitte *zusätzlich* zu der Therapie, die du ohnehin bereits erhältst. Bei den körperlichen Aktivitäten oder Übungen, die ich dir im Rahmen dieses Programms vorschlage, solltest du dir stets von deinem Arzt bestätigen lassen, dass sie auch wirklich für dich geeignet sind. Dieses Programm ist für Patienten mit chronischen Schmerzen gedacht, die *nicht* auf Krebs zurückzuführen sind (obwohl einige Aktivitäten und Übungen auch bei der Bewältigung von Krebsschmerzen helfen können). Alle Aktivitäten, die ich darin empfehle, zielen darauf ab, dein Glücksempfinden zu steigern. Manche Menschen, die unter chronischen Schmerzen leiden, sind aber vielleicht depressiv und brauchen eine psychotherapeutische Betreuung. Wenn das bei dir der Fall sein sollte, dann schlage bitte unter »Weiterführende Informationen« im Anhang auf Seite 326 nach und suche dir professionelle Hilfe.

Negative Gedanken und Gefühle sind bei Menschen, die unter chronischen Schmerzen leiden, völlig normal und vorhersehbar. Also lass diese Gedanken und Emotionen ruhig zu, ohne dich deshalb zu verurteilen, weil sie eben einfach zum Menschsein dazugehören. Aber ich möchte, dass du in deinem Leben auch Raum für mehr positive Gedanken, Gefühle und Erfahrungen schaffst. Das kannst du doch tun, oder nicht?

Außer mir selbst wirst du in diesem Buch auch noch andere Ratgeber und Begleiter kennenlernen, die dir den Weg in eine bessere Zukunft zeigen. Unter der Rubrik »Erfahrungsbericht« werden faszinierende Menschen dir ihre Geschichten erzählen, dich zum Nachdenken anregen und dir Tipps dazu geben, wie man trotz chronischer Schmerzen ein besseres, erfüllteres Leben führen kann.

Bist du bereit, mit mir auf die Reise zu gehen? Na, dann nichts wie los! Atme einmal tief durch und schlage die nächste Seite dieses Buches – und das nächste Kapitel deines Lebens – auf.

TEIL 1

DU KANNST AUF DIE NEUSTARTTASTE DEINES GEHIRNS DRÜCKEN!

1

SCHMERZ ENTSTEHT IM GEHIRN

Die Schmerzen, die du empfindest, haben vielleicht gar nicht so viel mit Schäden an deinen Geweben oder Gelenken zu tun. Viele wissenschaftliche Untersuchungen zeigen, dass die Röntgen- oder MRT-Aufnahmen (zum Beispiel des Nackens, Rückens oder Knies) bei manchen Menschen völlig normal aussehen, diese Menschen aber trotzdem über starke Schmerzen in den betreffenden Körperteilen klagen. Bei anderen Menschen zeigen bildgebende Untersuchungen eindeutige Probleme, sodass sie eigentlich furchtbare Schmerzen haben müssten; und trotzdem tut ihnen nichts weh – was ich übrigens aus eigener Erfahrung sehr gut nachvollziehen kann.

Als ich ängstlich auf dem Untersuchungstisch saß, schaute sich der Arztassistent gerade eine MRT-Untersuchung meiner rechten Kniescheibe an. Das sah wirklich nicht gut aus. »Die Kniescheibe ist gebrochen«, sagte er.

Bis dahin hatte ich mir noch nie in meinem Leben etwas gebrochen. Doch vor zwei Tagen war ich in meinem Lieblingscafé mit dem Stiefel an einer Allwetterfußmatte hängen geblieben. Wie in Zeitlupe flog mein Milchkaffee in die Luft, meine Laptoptasche folgte in hohem Bogen, dann ein dumpfer Aufprall – und schon lag ich auf der Nase. Mein rechtes Knie prallte mit einem unheimlichen Knacksen auf dem Fliesenboden auf – und schon war es um meine Kniescheibe geschehen.

»Wie fühlt sich denn Ihr *linkes* Knie an?«, fragte der Arztassistent mit besorgtem Stirnrunzeln.

Mein linkes Knie? »Gut«, sagte ich.

»Tja, Sie haben da eine ziemlich starke Arthrose im linken Knie. Ihr rechtes Kniegelenk ist auch schon ziemlich geschädigt, und das hat wahrscheinlich zu dem Bruch beigetragen, aber das linke Knie ... Sind Sie ganz sicher, dass es Ihnen nicht wehtut?«

Nein, es tat nicht weh, was ich dem Assistenten auch sofort bewies, indem ich mein linkes Bein leicht in alle Richtungen bewegte.

»Hm«, machte er mit halb neugierigem, halb skeptischem Blick.

Tja, wie konnte das sein?

Es liegt am Gehirn! Das Gehirn kann Schmerzen verstärken, die von einer Verletzung, Nervenschädigung oder Entzündung herrühren, und es kann sogar *ganz selbstständig* Schmerzen erzeugen.[1] Vielleicht müsstest du aufgrund bestimmter physischer Schäden oder Verletzungen also eigentlich Schmerzen im Nacken, Rücken oder Knie spüren; doch der Schmerz existiert nur dann an dieser Stelle, wenn dein Gehirn ihn als solchen *interpretiert*. Außerdem gibt es nicht nur einen einzigen Bereich im Gehirn, der Schmerzsignale verarbeitet, sondern mehrere; und diese Hirnregionen sind über komplexe neuronale Netzwerke miteinander verbunden, an denen wiederum *noch mehr* Hirnareale beteiligt sind. Du kannst dir diese enge Vernetzung deines Gehirns wie eine Karte einer Fluggesellschaft vorstellen, auf der alle Orte verzeichnet sind, die die Maschinen dieser Fluglinie anfliegen. Bestimmte Bereiche sind besonders stark frequentiert und vernetzt. Diese Regionen dienen als wichtige Knotenpunkte. Wenn du unter chronischen Schmerzen leidest, weist dein zentrales Nervensystem andere Knotenpunkte auf als bei Menschen ohne chronische Schmerzen.[2] Es ist so, als ob deine Flugzeuge die falschen Ziele anfliegen würden! Und das kann nicht gut sein.

Erschwerend kommt noch hinzu, dass bestimmte Strukturen, Knotenpunkte und Netzwerke des Gehirns, die Schmerzen verarbeiten, sich mit den Strukturen, Knotenpunkten und Netzwerken überschneiden, die für die Verarbeitung deiner Gedanken und Gefühle zuständig sind. Aufgrund dieser engen Vernetzung fühlen deine Schmerzen sich oft viel schlimmer an, wenn dir beunruhigende Gedanken durch den Kopf gehen oder wenn du dir Sorgen machst, gestresst oder deprimiert bist. Ohne dein Gehirn, das Schmerzempfindungen interpretiert, gäbe es keinen Schmerz. Wirklich nicht! Stell dir mal einen Patienten vor, der unter Vollnarkose steht und bei dem gerade eine größere Operation durchgeführt wird. Der Chirurg schneidet ein riesiges Loch in den Körper dieses Patienten, doch der empfindet erst dann Schmerzen, wenn er im Aufwachraum allmählich zu sich kommt und sein Gehirn wieder anfängt, Informationen zu verarbeiten. Und dann … aua!

Oder um es mithilfe einer anderen Metapher auszudrücken: Dein Gehirn funktioniert genauso wie der Dirigent eines Sinfonieorchesters. Ein Orchester besteht aus vielen verschiedenen Musikinstrumenten, die ein breites Spektrum an Klängen erzeugen. Wenn die Musiker ihre Instrumente stimmen, entsteht zunächst mal ein dissonantes Durcheinander aus Hup- und Flötentönen und sirrenden Saitenklängen. Doch sobald der Dirigent den Taktstock hebt, kehrt Ordnung in diese Kakofonie ein. Nach kurzer Stille entlockt er dem Orchester mit den zielgerichteten Bewegungen seines Taktstocks eine genau synchronisierte, wunderschöne Musik. Er gibt seinen Musikern das Tempo vor, kontrolliert und koordiniert ihr Spiel. Und manchmal geben die Musiker dem Dirigenten auch Feedback, machen Fehler, schwatzen während des Musizierens miteinander oder verweigern ihm vielleicht sogar den Gehorsam. Genau das Gleiche gilt auch für deinen Körper – aber der Dirigent (dein Gehirn) überwacht und steuert trotzdem alles, was dein Körper tut.

Bevor wir näher darauf eingehen, welche Rolle dein Gehirn bei der Schmerzentstehung spielt, muss ich zunächst einmal etwas sehr Wichtiges klarstellen: *Dein Schmerz existiert tatsächlich.* Hier kommt die gleiche Botschaft sicherheitshalber noch einmal, und zwar mit Nachdruck: Dein Schmerz existiert tatsächlich! Ich möchte dir in diesem Buch lediglich die Erkenntnis vermitteln, dass du die Schmerzsignale, die zwischen deinem Gehirn und deinem Körper hin und her fließen, beeinflussen kannst – und zwar so, dass deine Schmerzen sich bessern, sich weniger unangenehm anfühlen oder vielleicht gar für eine Zeit lang (wenn nicht sogar für immer) verschwinden. Wenn wir die Schmerzschaltkreise in unserem Gehirn mit Stress, Angst, Verbitterung, Hoffnungslosigkeit, Wut oder Traurigkeit überfrachten, verschlimmert sich der Schmerz dadurch. Wenn wir uns dagegen für einen emotionalen Cocktail aus Freude, freundschaftlichen Gefühlen, innerer Ruhe und Liebe entscheiden – wenn wir Beschäftigungen nachgehen, die uns Spaß machen und unserem Leben einen Sinn geben –, können wir die Schmerzsignale beeinflussen und unseren Schmerz deutlich bessern.

Neueste Forschungsergebnisse – frisch vom Bauernhof

Ich bin Forschungsleiterin am Chronic Pain and Fatigue Research Center (CPFRC) in der Abteilung für Anästhesiologie der University of Michigan. Das CPFRC liegt in einem sehr hübschen Bürokomplex, der an die Architektur Frank Lloyd Wrights erinnert, und ist von einer Farm mit einer großen Bisonherde umgeben – im Ernst! Unser Team besteht aus ungefähr einem Dutzend hervorragender Wissenschaftler und rund 20 Programmmanagern, Studienkoordinatoren, Forschungsassistenten und vor allem Praktikanten, die einen Großteil der eigentlichen Arbeit leisten. Das CPFRC steht unter der Leitung des Mediziners Dan Clauw, des Schmerzpsychologen Dave Williams und des Neurowissenschaftlers Steve Harte. Ich selbst leite das Schmerz- und Opioidforschungsteam der Abteilung für Anästhesiologie und das klinische Studienteam im Back & Pain Center unserer Ambulanz.*

Die Forscher des CPFRC vertreten einen Standpunkt, der für sie nicht verhandelbar ist: Chronische Schmerzen sind keine psychische Erkrankung. Es ist falsch, den chronischen Schmerz für eine maskierte Depression oder für reine Hypochondrie zu halten. Diese antiquierten Vorstellungen entsprechen nicht mehr dem neuesten neurowissenschaftlichen Kenntnisstand zum Thema Schmerzen. Inzwischen ist man sich weitgehend darüber einig, dass das Schmerzverarbeitungssystem im Gehirn bei vielen Menschen mit chronischen Schmerzen zu empfindlich und reaktionsfreudig ist. Man geht davon aus, dass diese Schmerzempfindlichkeit teils auf genetische und biologische Ursachen, teils aber auch auf Umweltfaktoren zurückzuführen ist, die Belastungen für Gehirn und Körper darstellen – beispielsweise negative Kindheitserfahrungen, systembedingter Rassismus, Sexismus, Traumata, ein toxisches Arbeitsumfeld, finanzieller Stress, Infektionserkrankungen, Bewegungsmangel, Schlafstörungen, Drogenkonsum, Einsamkeit und vieles andere mehr.

---

* Wenn du mehr über unsere Forschungsgruppe erfahren möchtest, höre dir meinen *Chronic Pain Reset*-Podcast unter AftonHassett.com (nur in englischer Sprache) an. Dann erfährst du mehr über die faszinierende Arbeit der verschiedenen Wissenschaftler unseres Teams und über die Tiere, die wir von unseren Bürofenstern aus sehen (zum Beispiel das Murmeltier Bernie), über Affenschädel-Sitzungen, unerhörte Gespräche beim Mittagessen, Fleischessen am Montag und unseren Abschied vom Eisessen.

Viele besonders schmerzempfindliche Menschen leiden gleichzeitig auch an einer allgemeinen sensorischen Sensibilität, das heißt, sie reagieren sehr empfindlich auf helles Licht, laute Geräusche, starke Gerüche und intensive soziale Reize (zum Beispiel starke Emotionen, Ablehnung, Konflikte und zwischenmenschliche Gewalt).[3] Diese sensorische Sensibilität kann die Nebenwirkungen von Medikamenten verschlimmern und die Behandlung von Schmerzen und anderen Erkrankungen erschweren. Könnte das eventuell auch auf dich zutreffen?

Ein solches übersensibles Gehirn reagiert oft auch übermäßig empfindlich auf innere Reize wie beispielsweise Herzschlag, Puls, Atmung, Verdauung, Harndrang oder Muskelkrämpfe. Diese gesteigerte Sensibilität für Aktivitäten, die in deinem Körper stattfinden, bezeichnet man als »Interozeption« – ein etwas extravaganter Begriff für deine Fähigkeit, innere körperliche Prozesse wahrzunehmen und zu spüren. Auf all diese Wahrnehmungen scheint dein zentrales Nervensystem (also Gehirn und Rückenmark) besonders sensibel zu reagieren, das heißt, dein Gehirn *verstärkt* die Informationen, die dir aus deinem äußeren Umfeld und deinem eigenen Körper zufließen. Dann hört sich leises Flüstern womöglich wie ein Schrei an, süßer Duft wird zu einem Gestank, der dir den Atem nimmt, und wenn du Muskelschmerzen hast, kommt es dir so vor, als wärst du gerade von einem Bus überfahren worden. Und was noch viel schlimmer ist: Dein Gehirn kann diese verstärkten sensorischen Informationen als potenzielle Bedrohung interpretieren. Dann aktiviert es dein Stressreaktionssystem und löst eine völlig unnötige Kampf-, Flucht- oder Erstarrungsreaktion aus. Auf diese Fehlalarme deines Gehirns werde ich in den nächsten Kapiteln noch näher eingehen.

Menschen mit so einer sensorischen Überempfindlichkeit bezeichnen sich manchmal als »hochsensibel«. Es gibt immer mehr wissenschaftliche Untersuchungen, aber auch Bücher und Zeitschriftenartikel für Laien, die beschreiben, wie das Leben solcher hochsensibler Menschen aussieht – ein Zeichen dafür, dass dieses Phänomen allmählich akzeptiert und ernst genommen wird. Wenn du hochsensibel bist, stehst du damit also nicht allein da. Von nun an werde ich für dieses Phänomen den Begriff »generalisierte sensorische Sensibilität« verwenden, weil er einen Prozess im Gehirn beschreibt, an dem sich etwas ändern lässt, statt den Eindruck zu erwecken, dass mit dir als Mensch womöglich etwas nicht stimmt.

Eine bahnbrechende Studie, die von Mitgliedern unseres Teams geleitet wurde, hat erste Beweise für das Vorliegen einer besonders starken sensorischen Sensibilität bei Menschen mit chronischen Schmerzen erbracht. In dieser Studie wurden bei Fibromyalgiepatienten und gesunden Probanden (also Menschen ohne chronische Schmerzen) Tests zur Schmerzempfindlichkeit durchgeführt; außerdem untersuchten die Wissenschaftler, wie stark das Gehirn der Studienteilnehmer als Reaktion auf Schmerzen aktiviert wurde. Zu diesem Zweck übten sie mithilfe eines Geräts einen dumpfen Druck auf das Nagelbett des Daumens aus, um bei den Testpersonen, die währenddessen ruhig in einem funktionellen Magnetresonanztomografen (fMRT) lagen, mittelstarke Schmerzen zu erzeugen. Dabei machte unser Team eine interessante Entdeckung: Das Gerät musste fast *doppelt* so starken Druck auf das Nagelbett der schmerzfreien Probanden ausüben, um die gleiche verbale Schmerzbewertung und ein ähnliches Gehirnaktivierungsmuster hervorzurufen wie bei den Studienteilnehmern, die unter chronischen Schmerzen litten. Somit konnte unsere Studie zeigen, dass das Gehirn chronischer Schmerzpatienten Schmerzsignale verstärkt, sodass diese Reize als *noch* schmerzhafter empfunden werden. Seit dem Erscheinen dieser Studie haben viele Forscher umfangreiche Belege für eine höhere Schmerzempfindlichkeit bei Fibromyalgie und anderen chronischen Schmerzerkrankungen gefunden – zum Beispiel bei chronischen Kreuzschmerzen, Beckenschmerzen, Reizdarmsyndrom (IBS), Kiefergelenkschmerzen, Migräne, Arthrose und rheumatoider Arthritis.[4]

Neuvernetzung

Das Konzept der Sensibilisierung geht auf ein altes neuropsychiatrisches Axiom zurück: Neuronen, die gemeinsam feuern, vernetzen sich auch miteinander. Das heißt, je öfter unser Gehirn ein bestimmtes Signal (oder eine ganze Serie von Signalen) aktiviert und verarbeitet, mit umso größerer Wahrscheinlichkeit wird sich das Gehirn an dieses Signal »erinnern« und es dann beim nächsten Mal wieder auf die gleiche Weise verarbeiten – vielleicht sogar ganz automatisch. Das ist so ähnlich wie mit dem Rad- oder Autofahren: Selbst wenn du schon seit Jahren keines dieser beiden Fahrzeuge mehr gelenkt hast, könntest du es jetzt ohne große Probleme wieder tun. Das liegt daran, dass dein zentrales Nervensystem automatisierte motorische Gedächtnisinhalte speichert.

Bei chronischen Schmerzen vergrößert sich die Fläche, die für die Schmerzverarbeitung in deinem Gehirn vorgesehen ist. Und diese Hirnregionen werden nicht nur größer, sondern es sind auch mehr Nervenzellen darin aktiv. Diese Neuronen werden mit der Zeit immer empfindlicher, und ihre Bereitschaft, gemeinsam zu feuern und auf diese Weise ein Schmerzsignal zu übermitteln, nimmt zu. Dein Schmerz wird zu einem Automatismus – so ähnlich wie beim Fahrradfahren. Das kommt daher, dass unser Gehirn plastisch ist und unser ganzes Leben lang flexibel bleibt. Diese Art von Schmerz ist also auf die Fähigkeit unseres Gehirns zurückzuführen, sich neu zu vernetzen, und zwar so, dass Schmerzen besonders intensiv verarbeitet werden. Deshalb bezeichnet man diesen Schmerz auch als »noziplastischen« Schmerz.[5] *Nozi* kommt aus dem Lateinischen und bedeutet »Schmerz«, der Begriff *plastisch* leitet sich vom altgriechischen Wort für »formen« her. Wenn du unter noziplastischen Schmerzen leidest, hat sich dein Gehirn im Lauf der Zeit neu vernetzt und kann Schmerzsignale jetzt sehr gut verarbeiten – *zu* gut. Unser Gehirn kann viele nutzlose oder auch kontraproduktive Fähigkeiten erlernen (zum Beispiel, ganz eigenständig Schmerzen zu erzeugen). Du musst nun also lernen, deinem Gehirn etwas Neues und Besseres beizubringen. Meine Aufgabe ist es, dir dabei zu helfen.

Ein cleveres Experiment hat gezeigt, wie schnell sich unser Gehirn neu vernetzen kann. In einer Neuroimaging-Studie unter der Leitung von Dillan Newbold legte ein Forscherteam von der Washington University in St. Louis (Missouri) Probanden für zwei Wochen Gipsverbände an, sodass sie einen ihrer beiden Arme nicht mehr benutzen konnten. Anschließend führten die Wissenschaftler täglich mehrere (insgesamt 152) Gehirnscans durch, um zu sehen, wie die Gehirne der Probanden darauf reagierten. Dadurch, dass sie ihren Arm nicht mehr so gebrauchten wie sonst, kam es sehr schnell zu Veränderungen in den motorischen und bewegungsverarbeitenden Bereichen des Gehirns, die für die Steuerung des unbeweglichen Arms zuständig waren. Die Nervenzellen, die von diesem Arm jetzt nicht mehr benutzt wurden, traten in den Ruhezustand. Die Forscher beobachteten aber auch spontane Aktivitätspulse in den ungenutzten Hirnregionen, die dazu beitrugen, dass diese ruhenden Neuronen wieder aktiv wurden, sobald man den Probanden die Gipsverbände abnahm, sodass sie ihre Arme wieder benutzen konnten. Diese Studie zeigt nicht nur, wie schnell unser Gehirn sich neu verknüpfen kann, sondern auch (und das ist sehr wichtig), dass es wieder in seinen vorherigen Zustand zurückkehren kann.[6] Was bedeutet das für dich? Ganz einfach: Wenn du eine dauerhafte Besserung deiner Schmerzen erreichen möchtest, musst du ein Programm entwickeln, mit dessen Hilfe sich die gewünschten Veränderungen über einen längeren Zeitraum aufrechterhalten lassen. Du brauchst also einen langfristigen Wohlfühlplan, mit dessen Hilfe dein Gehirn neue Nervenverbindungen schaffen kann, um Schmerzsignale abzupuffern, statt sie zu verstärken.

Von oben nach unten, von unten nach oben – oder beides

Ein weiteres Prinzip, das für dich hilfreich sein könnte, ist die Idee, dass es zwei verschiedene Richtungsverläufe von Schmerzen gibt. Mit »oben« ist das Gehirn gemeint, während »unten« sich auf den Rest des Körpers – vom Hals bis zu den Zehen – bezieht. Schmerzen von unten nach oben (englisch *bottom-up*) entstehen durch Schmerzgeneratoren im Körper, zum Beispiel durch Entzündungen bei rheumatoider Arthritis, das Reiben von Knochen auf Knochen bei Arthrose oder Nervenschäden nach einer Verletzung. Schmerzen können aber auch von oben nach unten (englisch *top-down*) im Gehirn entstehen. Sie benötigen also keine ständigen Signale von Schmerzgeneratoren, die sich irgendwo in deinem Körper befinden.[7] Zu den typischen Top-down-Schmerzzuständen gehören unter anderem Fibromyalgie, chronische Kreuzschmerzen, Kiefergelenkschmerzen, interstitielle Zystitis, Reizdarmsyndrom, Spannungskopfschmerzen und chronische Prostatitis. Von nun an werde ich noziplastische Schmerzen in diesem Buch der Einfachheit halber meist als »Top-down-Schmerzen« bezeichnen.

Aber warum, wirst du dich jetzt vielleicht fragen, spielt der Ursprung des Schmerzes überhaupt eine Rolle? Schmerz ist schließlich Schmerz, oder nicht? Nun ja, die wichtigste Antwort auf diese Frage lautet, dass verschiedene Arten von Schmerzen eben auch unterschiedliche Behandlungsmethoden erfordern. Bei Schmerzen, die von unten nach oben verlaufen, versuchen wir nach Möglichkeit, das Problem im Körper zu beheben, das den Schmerz verursacht – wir setzen also zum Beispiel ein künstliches Kniegelenk ein, reparieren die Bandscheibe, tun etwas gegen den Entzündungsprozess in den Handgelenken oder stärken zu schwache Muskeln. Wenn du die schmerzhaften Bereiche deines Körpers (zum Beispiel durch einen Knieersatz oder eine Rückenoperation) »repariert« hast und die Schmerzen trotzdem nicht verschwinden, handelt es sich dabei wahrscheinlich um Top-down-Schmerzen.

Eigenschaften	**Bottom-up**	**Top-down**
Das Schmerzsignal wird vom Gehirn verstärkt.	nein	ja
Der Schmerz bessert sich, wenn der Schmerzgenerator behoben wird (Gelenkersatz, Rückenoperation).	ja	nein
In der Familie des Patienten kommen Schmerzen gehäuft vor.	manchmal	oft
Erhöhte Empfindlichkeit gegenüber Sinnesreizen	nein	oft
Schlechter Schlaf, Missstimmung, Energielosigkeit und Konzentrationsstörungen	manchmal	oft
Es liegen mehrere Schmerzzustände gleichzeitig vor.	nein	ja
Die Schmerzen lassen sich durch Selbstmanagementstrategien lindern.	manchmal	ja
Der Schmerz existiert tatsächlich.	ja	ja

Die wirksamste Behandlungsmethode für Top-down-Schmerzen besteht darin, das Gehirn mit Medikamenten zu behandeln, die die Spiegel bestimmter Neurotransmitter verändern. Eine zweite gute Behandlungsoption sind Verhaltenstherapien, durch die sich das Schmerzempfinden verändert, und zwar durch Bewegung und andere körperliche Aktivitäten mit dem Ziel, etwas an den Emotionen zu verändern, die sich mit den Schmerzsignalen überlappen, die Denkweise des Patienten zu ändern und negative Gedanken durch positive zu ersetzen und ihn zu neuen Verhaltensweisen zu motivieren, die das Wohlbefinden fördern.

All diese Strategien können funktionelle und strukturelle Veränderungen im Gehirn bewirken. Die Tabelle auf Seite 27 bietet einen Überblick über einige typische Eigenschaften dieser beiden verschiedenen Schmerztypen.

Und hier kommt noch ein weiterer wichtiger Punkt: Schmerz ist nichts Binäres, das heißt, er muss nicht entweder von oben nach unten oder von unten nach oben verlaufen. Unsere Forschungsarbeit und die wissenschaftlichen Untersuchungen anderer Experten haben gezeigt, dass die meisten chronischen Schmerzpatienten wahrscheinlich an einer Kombination aus diesen beiden verschiedenen Schmerzarten leiden (ein Phänomen, das wir als »gemischte Schmerzen« bezeichnen). Solche Patienten können von beiden Behandlungsstrategien profitieren. Zum Beispiel kann ein Patient mit rheumatoider Arthritis gleichzeitig auch an Fibromyalgie leiden. Dann helfen ihm vielleicht nicht nur entzündungshemmende Medikamente, sondern auch Arzneimittel, die bei den Schmerzneurotransmittern ansetzen. Außerdem kann er von Maßnahmen zur Verbesserung seiner Schlafqualität und von körperlichen Aktivitäten profitieren, die ihm Freude machen.

Bitte nimm dir nun ein bisschen Zeit, um dir die Zusammenfassung der wichtigsten Punkte dieses Kapitels durchzulesen. Dies ist bei Weitem das fachlichste Kapitel meines Buches. Doch gerade bei diesen ziemlich theoretischen Ausführungen ist es mir sehr wichtig, dass du sie auch wirklich verstehst. Deshalb solltest du das Kapitel noch einmal lesen und die Abschnitte markieren, die dich besonders ansprechen.

Wichtige Punkte, die du dir merken solltest

- Das Gehirn kann Schmerzsignale des Körpers verstärken und sogar völlig selbstständig Schmerzen erzeugen.
- Bei vielen besonders schmerzempfindlichen Menschen liegt eine generalisierte sensorische Sensibilität vor, das heißt, sie reagieren sehr empfindlich auf helles Licht, laute Geräusche, starke Gerüche, Medikamente und intensive soziale Reize (zum Beispiel, wenn sie sich abgelehnt oder beobachtet fühlen).
- Dein Gehirn kann Schmerzen und andere sensorische Signale verstärken und als physische Bedrohung wahrnehmen, wodurch dein Stressreaktionssystem unnötig aktiviert wird. (Das kann man sich so ähnlich vorstellen wie einen Fehlalarm).
- Hirnregionen zur Verarbeitung von Schmerzsignalen verarbeiten gleichzeitig auch Gedanken und Emotionen, und zwar so, dass negative Gedanken und Emotionen den Schmerz verschlimmern können (und umgekehrt). Positivere Gedanken und Emotionen können das Schmerzempfinden dagegen verringern.
- Unser Gehirn ist plastisch, das heißt, es kann sich in seiner Struktur und Funktion so verändern, dass dein Schmerzempfinden nachlässt.
- Um eine dauerhafte Besserung deiner Schmerzen zu erzielen, brauchst du einen langfristigen Plan. Sobald du am Ende dieses Buches angelangt bist, wirst du über die nötigen Werkzeuge dazu verfügen: Dann kannst du deinem Gehirn helfen, neue neuronale Schaltkreise zu erzeugen und aufrechtzuerhalten, die Schmerzsignale abpuffern, statt sie zu verstärken.

Erfahrungsbericht: Ben

Als ich auf meinem Surfbrett saß, auf die richtige Welle wartete und spürte, wie sich der Ozean unter mir hob und senkte, wäre ich nie auf die Idee gekommen, dass mein Leben sich bald von Grund auf verändern würde. Schließlich war ich damals erst 25 Jahre alt und kerngesund: stark und fit – ein semiprofessioneller Surfer, der in New York als Krankengymnast arbeitete. Doch dann kam die Borreliose und stellte mein Leben total auf den Kopf.

Vor acht Jahren war ich drei Jahre lang mit chronischer Borreliose ans Bett gefesselt. Ich habe alles versucht: Antibiotika-Infusionen, Kaffeeeinläufe und Kristallbett-Therapie. Westliche Medizin, fernöstliche Medizin – es gab nichts, was ich in meiner Verzweiflung nicht ausprobiert hätte. Nachdem die Infektion abgeklungen war, steckte ich jahrelang in einem Teufelskreis aus chronischen Schmerzen, Fatigue, Angstzuständen und Depressionen fest. Jedes Mal, wenn es mir ein bisschen besser ging und ich versuchte, wieder ein normales Leben zu führen, traten die Beschwerden erneut auf, ohne dass irgendjemand eine Erklärung dafür hatte. Die Ärzte waren ratlos, also nahm ich meine Heilung selbst in die Hand.

Beim Drehen eines Eis passiert etwas Komisches: Wenn man ein rohes Ei dreht, dann damit aufhört und es wieder loslässt, dreht es sich von allein weiter, weil das Eigelb und das Eiweiß im Inneren des Eis immer noch in Bewegung sind. Genauso erging es mir damals: Ich konnte nur für kurze Augenblicke während der Meditation, beim tiefen Atmen oder bei Entspannungsübungen zur Ruhe kommen; doch sobald ich mich in die Welt hinauswagte, war es, als würde ein seltsamer innerer Verdrahtungsmechanismus mich wieder ins Trudeln bringen, genau wie ein rohes Ei.

Wie ich einer Freundin erklärte, erinnerte mich das an die Zeit, als ich noch regelmäßig surfen ging. Manchmal landet man dabei tief unter Wasser, kann aber immer noch nach oben schauen und die Wasseroberfläche sehen – das Licht und den blauen Himmel darüber. Genauso fühlte ich mich damals: Es war, als säße ich 15 Meter tief unter Wasser fest, während sich an der Oberfläche das Leben abspielte. Manchmal schaffte ich es bis nach oben, doch in dem Augenblick, in dem ich aufhörte zu kämpfen und zu strampeln, sank ich wieder ganz nach unten. Und was noch schlimmer war: Es fühlte sich so an, als trüge ich einen Gürtel mit Gewichten um die Taille, der mir diesen Kampf erschwerte. Ich erklärte ihr, wie sehr ich mich nach einer Möglichkeit sehnte, die Gewichte abnehmen und nach oben steigen zu können.

»Tja, Ben«, sagte sie, »was sind das denn für Gewichte?«

Erst als ich anfing, mich intensiver mit dem Gehirn und dem Thema Neurowissenschaften zu beschäftigen, um zu verstehen, was mit mir los war, begriff ich, dass es sich bei diesen Gewichten um alte Vernetzungen und längst überholte Programmierungen in wichtigen Regionen meines Gehirns handelte. Wenn man eine längere Stressphase hinter sich hat und dann ein starker Umweltauslöser (in meinem Fall war das eine bakterielle Infektion) dazukommt, können diese beiden Ereignisse zusammen eine überaktive Stressreaktion und andere biologische Veränderungen hervorrufen – ein Phänomen, auf das Dr. Hassett in diesem Buch immer wieder eingeht. Ich habe aber auch gelernt, dass das Gehirn die erstaunliche Fähigkeit besitzt, auf die Neustarttaste zu drücken und sich wieder zu normalisieren. Ungefähr 86 Milliarden Neuronen, die man früher für ziemlich statisch hielt, können sich – wie man inzwischen weiß – neu verbinden. Das heißt, dein Gehirn kann seine Struktur und Funktion verändern. Das gilt vor allem für die Arbeitsweise unseres Stressreaktionssystems. Und das Beste daran ist, dass du die Fähigkeit besitzt, diese Veränderungen selbst in Gang zu setzen.

Nach zehnmonatigem engagiertem, eigenständigem Neuroplastizitätstraining, so wie Dr. Hassett es in diesem Buch beschreibt, haben meine Symptome sich vollständig zurückgebildet, und ich bin jetzt wieder gesund. In einem TEDx-Vortrag habe ich erzählt, welche Erkenntnis für mich am allerwichtigsten war: nämlich die Tatsache, dass Körper und Geist bereits über alle Ressourcen verfügen, die sie brauchen, um gesund zu sein und sich in einen Zustand innerer Ruhe zu versetzen. Wir brauchen diese Ressourcen nur zu erkennen und zu nutzen.

Ben Ahrens ist TEDx-Redner, Experte für die Heilung chronischer Erkrankungen und Mitbegründer von re-orgin.com. Unter re-origin.com/program erfährst du mehr über seine Geschichte und sein wissenschaftlich fundiertes Gehirntrainingsprogramm.

2

BEGLEITSYMPTOME UND -ERKRANKUNGEN

Schon bevor ich in das Forschungsteam der University of Michigan eintrat, faszinierte mich die originelle Perspektive, aus der Daniel Clauw – der Leiter des Chronic Pain and Fatigue Research Center – Schmerzen betrachtete. In der rheumatologischen Forschung nahm Dr. Clauw aufgrund seiner Einschätzung der Ursache von Schmerzzuständen wie Fibromyalgie und chronischen Kreuzschmerzen eine Sonderstellung ein: Er vertrat als einer der ersten Wissenschaftler den Standpunkt, dass es sich bei der Fibromyalgie nicht (wie ursprünglich angenommen) um ein Problem mit den Muskeln handelt, sondern um eine Besonderheit in der Art und Weise, wie das Gehirn Schmerzen verarbeitet (nämlich top-down). Außerdem war er der Ansicht, dass diese von oben nach unten verlaufenden, vom Gehirn gesteuerten Schmerzprozesse auch bei anderen chronischen Schmerzzuständen auftreten können – zum Beispiel bei Arthrose, Lupus und rheumatoider Arthritis. Dr. Clauw wies auch darauf hin, dass begleitend zu chronischen Schmerzen andere Symptome wie beispielsweise Müdigkeit, schlechter Schlaf und Konzentrationsschwierigkeiten auftreten können, die das Leben der Patienten oft noch stärker beeinträchtigen als der Schmerz selbst. Aber der Clou von alldem war, dass Dan es wagte, eine damals weitverbreitete Meinung infrage zu stellen: dass hinter den meisten chronischen Schmerzen eine (möglicherweise maskierte) psychische Erkrankung steckt. In den ersten Jahren machte Dan sich mit seinem Bestreben, eine biologische Erklärung für Schmerzerkrankungen zu finden, bei seinen Kollegen nicht sonderlich beliebt.

Die Behandlung chronischer Schmerzen: eine hässliche Geschichte

Seien wir ehrlich: Wenn du unter chronischen Schmerzen leidest, bist du wahrscheinlich auch schon mal einem Arzt begegnet, der deine Beschwerden nicht ernst nahm und sich vielleicht sogar ziemlich geringschätzig darüber äußerte. Damit meine ich nicht den freundlichen, aber falsch informierten Arzt, sondern eher jemanden, der ausgesprochen unprofessionell mit deinen Schmerzen und sonstigen Symptomen umgegangen ist. Du fühlst dich hundeelend, hoffst verzweifelt auf Hilfe – nur um wieder mal von den Reaktionen deines Arztes enttäuscht zu werden. Vielleicht grinst er einfach nur süffisant, vielleicht bescheidet er dich mit einem knappen »Ihnen fehlt nichts« oder er füllt einen Überweisungsschein an einen Psychiater aus – eine ebenso häufige wie nervige Reaktion, mit der er dir stillschweigend zu verstehen gibt, dass deine Schmerzen rein psychisch bedingt sind. Vielleicht stellt er dir aber auch nach höchstens fünfminütigem Gespräch ein Rezept für irgendein süchtig machendes Schmerzmittel aus. Für manche Patienten sind solche Medikamente ein Geschenk des Himmels, doch für viele werden sie zu einem finsteren Kaninchenbau, aus dem sie nie wieder herausfinden.

Dan ist bekannt dafür, dass er solchen uninformierten oder herablassenden Medizinern auf wissenschaftlichen Kongressen gnadenlos die Stirn bietet. Nach wissenschaftlichen Vorträgen beantworten die Referenten meistens noch ein paar Fragen aus dem Publikum. Und nun stell dir einmal folgendes Szenario vor: Der Referent (in diesem Fall Dan) steht auf einem Podium, und hinter ihm werden Folien auf eine viereinhalb mal neun Meter große Leinwand projiziert. Scheinwerfer beleuchten ihn und die Gesichter von Hunderten, manchmal sogar Tausenden von Zuhörern. Die Zuhörer, die noch etwas auf dem Herzen haben, begeben sich an die zwischen den Sitzreihen aufgestellten Mikrofone. Nach einigen wohlüberlegten Fragen engagierter Experten tritt garantiert irgendjemand mit arrogantem Gesichtsausdruck und herablassender Attitüde ans Mikrofon. Das Publikum wendet seine Aufmerksamkeit diesem neuen Fragesteller zu, der sich zwar diplomatisch ausdrückt, dem Referenten aber trotzdem deutlich zu verstehen gibt, dass Schmerzpatienten für ihn lediglich wehleidige Jammerlappen sind, mit deren Behandlung man als Arzt nur seine Zeit verschwendet. Die Blicke aller Zuhörer richten sich gespannt wieder auf Dan, denn wer ihn kennt, weiß genau, was jetzt kommt: ein messerscharfer Schlagabtausch. Dan geht stets sanft und freundlich mit Menschen um, die einfach nicht über die neuesten wissenschaftlichen Daten oder Erkenntnisse Bescheid wissen. Doch wenn diese mangelnde Fachkenntnis mit Arroganz oder Herablassung gegenüber dem Leiden von Patienten einhergeht – nun, dann steht dem Publikum ein spannendes Schauspiel bevor. Holt schon mal das Popcorn raus, Leute! Dan weiß, wie wichtig es ist, dass Wissenschaftler sich für das Wohl der Patienten einsetzen. Und zum Glück verfügt er über ein eindrucksvolles Arsenal an neurowissenschaftlichen Erkenntnissen, die wir dem unermüdlichen Engagement von Rick Harris und Steve Harte (den führenden Neurowissenschaftlern unseres Teams) und der wertvollen Arbeit vieler anderer Experten verdanken.[8] Deshalb fällt es ihm nicht schwer, mit überholten Vorstellungen aufzuräumen, und das tut er mit unerschütterlicher Gelassenheit und Souveränität. Hier drei seiner wichtigsten Gegenargumente:

1. Chronische Schmerzen sind keine psychische Erkrankung

Es stimmt zwar, dass Depressionen und Angstzustände bei Patienten mit Schmerzerkrankungen (beispielsweise chronischen Kreuzschmerzen oder Fibromyalgie) häufig vorkommen. Bis zu 50 Prozent aller Menschen mit chronischen Schmerzen hatten in ihrem Leben schon einmal mit Depressionen zu kämpfen. Diese Quote ist sicherlich hoch, aber sie macht weder 100 Prozent dieser Patienten aus, noch erklärt sie die Schmerzen. Außerdem machen fast 30 Prozent aller Amerikaner irgendwann in ihrem Leben eine depressive Episode durch. Bei Menschen, die einen Herzinfarkt erleiden, beträgt das Risiko, irgendwann in ihrem Leben an einer Depression zu erkranken, sogar 40 Prozent, und trotzdem käme niemand auf die Idee zu behaupten, dass ihr Herzinfarkt eine rein psychische Erkrankung ist, oder?[9] (Laut einer Studie aus dem Jahr 2016 erkranken in Deutschland circa 8,7 Prozent der 18- bis 79-Jährigen im Laufe eines Jahres an einer Depression. Kinder und Jugendliche sowie Erwachsene über 79 Jahre fehlen in dieser Studie.[10]) Wenn also chronische Schmerzen tatsächlich eine psychische Erkrankung wären, warum haben dann ungefähr 50 Prozent aller chronischen Schmerzpatienten noch nie in ihrem Leben unter einer psychischen Erkrankung gelitten?

Einige neuere Studien unseres Teams geben Aufschluss darüber, welche Faktoren das Risiko für chronische Schmerzen erhöhen. Chelsea Kaplan und

Andrew Schrepf (zwei exzellente junge Forscher aus unserem Team) konnten in zwei eleganten Studien, in denen Kinder über mehrere Jahre hinweg beobachtet wurden, zeigen, dass Depressionen und Angstzustände keineswegs das Risiko erhöhen, dass ein Kind in seinem späteren Leben chronische Schmerzen entwickeln wird. Es gibt ganz andere Prädiktoren dafür, bei welchen Kindern später einmal chronische Schmerzen auftreten könnten: schlechter Schlaf, verschiedene körperliche Symptome, kognitive Probleme (Aufmerksamkeits- und Konzentrationsschwierigkeiten) und *starke Veränderungen in der Struktur und Funktion des Gehirns*. Diese Daten deuten darauf hin, dass Depressionen und Angstzustände chronischen Schmerzen weder vorausgehen noch Vorboten einer solchen Schmerzerkrankung sind.[11]

2. Andere Beschwerden, die zusätzlich zu den chronischen Schmerzen bestehen, bedeuten nicht, dass der Patient bei der Schilderung seines Problems übertreibt

Wie bereits erwähnt, gibt es fünf zusätzliche Symptome, unter denen Schmerzpatienten häufig leiden. Und daran ist gar nichts so Ungewöhnliches. Wenn du erkältet bist, machen dir schließlich auch oft verschiedene Beschwerden das Leben schwer, zum Beispiel Husten, Schnupfen, Kopfschmerzen, Müdigkeit und Abgeschlagenheit, Konzentrationsschwierigkeiten und das Gefühl, irgendwie »neben sich zu stehen«. (Normalerweise ist man bei einer Erkältung entweder unleidlich oder apathisch.) Auch bei chronischen Schmerzen gibt es häufige Begleitsymptome: beispielsweise schlechten Schlaf, Müdigkeit und Abgeschlagenheit, Konzentrationsschwierigkeiten und schlechte Laune. Fällt dir da ein ähnliches Muster auf? Wenn es dir nicht gut geht (zum Beispiel bei einer Erkältung oder Grippe), fühlst du dich müde und abgeschlagen, bist schlecht gelaunt und kannst nicht mehr klar denken. Dafür sorgt das geniale Design deines Immunsystems.

Wenn du dich mit einem Virus oder Bakterium infizierst, beginnt dein Immunsystem auf Hochtouren zu laufen und schüttet Zytokine aus – das Kommunikationsteam und die Kampftruppe deines Immunsystems, deren Aufgabe es ist, nach Eindringlingen zu suchen und sie zu vernichten. Zytokine lösen normalerweise Entzündungen aus – ein sicheres Zeichen dafür, dass dein Körper versucht, unerwünschte Gäste unschädlich zu machen. Die Ausschüttung bestimmter Zytokine (sogenannter »Krankheitszytokine«) erklärt übrigens auch, warum man sich so elend fühlt, wenn man krank wird. Dieser Verhaltensaspekt deiner Immunreaktion ist aus evolutionärer Sicht gleich in zweierlei Hinsicht sinnvoll: Er erleichtert dir das Überleben (du ziehst dich in eine Höhle zurück, um nicht von einem riesigen Raubtier gefressen werden) und sorgt dafür, dass du den Rest deines Stammes nicht mit deiner Krankheit ansteckst. Bestimmte Symptome treten also tatsächlich immer (oder jedenfalls häufig) zusammen auf und ihre Manifestation und Ausprägung kann einen wichtigen Zweck erfüllen. Leider kann dieses Cluster aus Symptomen dazu führen, dass du dich noch viel elender fühlst, als wenn du einfach nur Schmerzen hättest. Aber keine Sorge, gleich kommen ein paar gute Nachrichten!

3. Nur weil ein Patient über mehrere verschiedene chronische Schmerzzustände klagt und viele Fachärzte aufsucht, ist er deshalb noch lange kein Hypochonder

Oft sehen Mediziner das Gesamtbild nicht. Wahrscheinlich hast du auch schon mal von diesem alten indischen Gleichnis gehört: Eine Gruppe blinder Männer begegnet zum ersten Mal in ihrem Leben einem Elefanten. Anhand dessen, was sie mit ihren Händen ertasten können, versuchen die Männer nun herauszufinden, um was für ein Geschöpf es sich dabei handelt. Jeder Mann berührt ein anderes Körperteil des Elefanten und beschreibt dann seinen Eindruck. Der Mann, der ein Bein des Tiers berührt, meint, er habe eine neue Baumart entdeckt. Ein anderer Mann, der den Rüssel ertastet, ist überzeugt davon, eine riesige Schlange vor sich zu haben. Jeder der Männer hält seine Interpretation für die einzig wahre und ist nicht bereit, einen Blick auf das Gesamtbild zu werfen. Einige der Männer werden sogar wütend und sind überzeugt davon, dass ihre Gefährten lügen, weil die richtige Antwort doch schließlich auf der Hand liege. In manchen Versionen dieses Gleichnisses endet die Meinungsverschiedenheit sogar mit einem Blutvergießen. Und wie lautet die Moral dieser Geschichte? Wir Menschen neigen zu der Überzeugung, im alleinigen Besitz der Wahrheit zu sein, obwohl unsere Erfahrung der Welt begrenzt und subjektiv ist.

Diese typisch menschliche Neigung erklärt auch, warum jedes medizinische Fachgebiet seine eigene chronische Schmerzkrankheit hat. In der Rheumatologie, die den ganzen Körper mit all seinen Systemen betrachtet, wird häufig eine Fibromyalgie diagnostiziert. In der Orthopädie wird chronischer Kreuzschmerz als Erklärung für Schmerzzustände herangezogen, während man sie in der Zahnmedizin auf eine kraniomandibuläre Dysfunktion (Kieferschmerzen) zurückführt. Oft fragt ein Arzt, der bei seinem Patienten Schmerzen im unteren Rückenbereich diagnostiziert, ihn gar nicht nach anderen, größere Körperregionen betreffende Schmerzzuständen wie beispielsweise einer Fibromyalgie. Ebenso fragt ein Arzt, der Fibromyalgie diagnostiziert, seinen Patienten möglicherweise nicht nach einem Reizdarmsyndrom (Bauchschmerzen) oder nach chronischen Kopfschmerzen. Folglich erhalten Menschen mit chronischen Schmerzen im Lauf ihres Lebens oft mehrere Diagnosen, weil sie zu verschiedenen Ärzten gehen, die auf der Grundlage des Körperteils, den sie kennen und lieben, jeweils eine ganz bestimmte Diagnose stellen. Doch leider geht diese Diagnostik am Gesamtbild vorbei: Es handelt sich um einen Elefanten!

Chronische Schmerzzustände sind etwas sehr Komplexes. Sie stellen das Leben des Patienten auf den Kopf und erfordern eine respektvolle Herangehensweise. In dem Maße, in dem die Neurowissenschaft des Schmerzes allmählich Einzug in die medizinische Praxis hält, erübrigt Dans entschlossener Widerstand gegen Ärzte und Wissenschaftler mit antiquierten Vorstellungen sich zum Glück immer mehr. Trotzdem erhalten die meisten Medizinstudenten und Assistenzärzte leider immer noch keine angemessene Ausbildung über die Ursachen von Schmerzen und die Notwendigkeit einer umfassenderen, interdisziplinären Schmerztherapie. Und es wäre auch wichtig, dass Ärzte und Therapeuten die Menschen, die auf ihrem Untersuchungstisch sitzen, sich verletzlich fühlen und Hilfe suchen, mitsamt ihrem menschlichen Potenzial nicht aus den Augen verlieren.

Wenn wir neue Medizinstudenten und Assistenzärzte über Krankheiten und Beschwerdebilder unterrichten, ist es oft sinnvoll, ihnen die Symptome und Krankheitskonzepte anhand eines Fallbeispiels zu veranschaulichen. Genau das möchte ich nun auch in diesem Buch tun. Dabei geht es um den Fall eines 44-jährigen europäischstämmigen, weißen Mannes, der unter starken chronischen Kreuzschmerzen leidet. Die Schmerzen begannen schon während seines Studiums, wahrscheinlich aufgrund einer Football-Verletzung. Seitdem hat er sich mehreren Rückenoperationen unterzogen, von denen jedoch keine zu einer ausreichenden Schmerzlinderung führte. Bei seiner letzten Operation kam es zu einer Sepsis – einer Ganzkörperinfektion, die so schwerwiegend war, dass er beinahe daran gestorben wäre. Im Laufe der Jahre hat sich dieser Patient von vielen Ärzten und Therapeuten behandeln lassen und nimmt verschiedene

Schmerzmittel und andere Medikamente ein. Doch seine starken Schmerzen lassen trotzdem nicht nach und machen ihn manchmal völlig handlungsunfähig. Einige Fachärzte sind der Meinung, dass seine Schmerzen verschiedene Ursachen haben und von verschiedenen Körperregionen ausgehen. Er ist bei einem Orthopäden (Wirbelsäule), einem Urologen (Prostata), einem HNO-Arzt (Hals, Nase, Ohren) und einem Endokrinologen (Morbus Addison) in Behandlung. Im Lauf seines Lebens wurden bei ihm mehrere chronische Schmerzerkrankungen diagnostiziert. Eine dieser Krankheiten ist das Reizdarmsyndrom, das bereits in seiner Kindheit begann. Im Erwachsenenalter kamen dann noch weitere Diagnosen hinzu: chronische Prostatitis, chronische Kreuzschmerzen, Kopfschmerzen und myofasziale Schmerzen (Ganzkörperschmerz). Außerdem leidet er an Schlafstörungen und Depressionen. Manchmal sind seine Reizdarmbeschwerden so stark, dass sie ihn völlig außer Gefecht setzen. Noch störender aber sind die Kreuzschmerzen, die ihn jeden Tag plagen.

Vielleicht kommt dir dieser Fall irgendwie bekannt vor? Leider wäre es gar nicht so ungewöhnlich, wenn ein Arzt, der diese Fallbeschreibung liest, bedauernd die Achseln zucken und denken würde: ein hoffnungsloser Fall. Vielleicht empfindest du die gleiche Hoffnungslosigkeit für diesen Mann oder womöglich auch im Hinblick auf dein eigenes Leben. Aber was wäre, wenn ich dir jetzt sagen würde, dass dieser Patient Präsident John F. Kennedy war? Würde das etwas ändern? Was sagen seine erstaunlichen Leistungen und sein nachhaltiger Einfluss – nicht nur auf die amerikanische Geschichte, sondern auch auf die Weltgeschichte – über die Macht der Resilienz aus? Man kann auch mit chronischen Krankheiten und Schmerzen ein sinnvolles, einflussreiches und produktives Leben führen![12]

SPACE: die letzte Grenze

Was ist also nun mit den vielen Begleitsymptomen, die chronischen Schmerzpatienten das Leben schwer machen? Ein weiterer Kollege und Freund des CPFRC, den ich dir gern vorstellen möchte, ist David Williams. Dave ist Psychologe, Schmerzforscher und außerdem ein begabter Musiker. Aufgrund seiner langjährigen Tätigkeit als Schmerzforscher hat er das Akronym SPACE geschaffen, das für ein Cluster typischer Symptome bei chronischen Schmerzen steht:

Sleep (Schlaf)
Pain (Schmerz)
Affect (Affekt: Angstzustände, Depressionen, Missstimmung)
Cognition (Kognition: Konzentrationsschwäche, Gedächtnisprobleme, Gehirnnebel)
Energy (Energie: Fatigue)[13]

Dave und andere Mitglieder unseres Teams (darunter auch Andrew Schrepf und Steve Harte) haben zu zeigen versucht, dass diese Symptome alle miteinander zusammenhängen. Wahrscheinlich sind sie die Folge einer den ganzen Körper betreffenden Übersensibilität des zentralen Nervensystems und/oder einer anhaltenden niederschwelligen Entzündung im Körper.

Bei jedem Betroffenen sieht das SPACE-Symptommuster ein bisschen anders aus. Bei manchen sind alle Symptome gleich stark ausgeprägt. Bei anderen ist ein Symptom stärker als die anderen, und das störendste Symptom muss nicht unbedingt immer der Schmerz sein. Ich habe einmal eine Studie zusammen mit Elizabeth Hale (einer Kollegin aus Großbritannien) durchgeführt, die mir bei der Befragung von Lupus-Patienten half. Wir wollten mehr über die Schmerzen dieser Patienten erfahren und herausfinden, wie das Leben mit so einer Krankheit sich auf ihr Selbstbild auswirkt. Dabei stellten wir fest, dass die Krankheit das Selbst- und Körperbild der Patienten tatsächlich beeinträchtigt, dass aber – entgegen unserer Hypothese – nicht der Schmerz, sondern die Fatigue das belastendste Symptom für sie darstellt.[14]

Unter welchen SPACE-Symptomen leidest du? Wenn du möchtest, kannst du eine Liste deiner Beschwerden aufstellen. Normalerweise verändert sich der Schweregrad dieser Beschwerden im Lauf der Zeit, aber welches Symptom macht dir im Großen und Ganzen am meisten zu schaffen? Was kannst du jetzt in diesem Augenblick tun, damit es sich bessert (falls es *überhaupt* eine Maßnahme gibt, die dagegen hilft)? Vielleicht hast du mehr Erfolg bei der Bekämpfung deiner Schmerzen, wenn du dich auf Umwegen an sie heranschleichst, indem du zunächst mal ein anderes Symptom zu lindern versuchst. (Pssst, diese Methode ist eine Art Geheimwaffe – also verrate deinem Schmerz bloß nichts davon!)

Das funktioniert folgendermaßen: Angenommen, dein Schmerz ist für dich das schlimmste Symptom, aber du kannst nicht viel tun, um ihn zu lindern. Als »guter Patient« hältst du dich normalerweise an die Anweisungen deines Arztes: Du ernährst dich gesund und treibst jeden Tag ein bisschen Sport, aber die Schmerzen gehen trotzdem nicht weg. Vielleicht sind deine anderen wichtigen SPACE-Symptombereiche der Schlaf und der Affekt (depressive Beschwerden). Also könntest du versuchen, deine Schmerzen mit einer hinterhältigen Strategie zu überlisten: Wenn du besser schläfst, werden sich wahrscheinlich auch deine Schmerzen und deine Stimmung bessern. Das Gleiche gilt für das Symptom der Missstimmung: Wenn du ein bisschen mehr Freude in deinen Tag bringst, wirst du wahrscheinlich auch besser schlafen und weniger Schmerzen haben. Und wenn du besser schläfst und glücklicher bist, wirst du dir sicherlich auch mehr Aktivitäten vornehmen, die dir Freude machen, und dich ganz allgemein mehr bewegen. Wir wissen, dass diese Strategie funktioniert, weil unsere Probanden während ihrer Teilnahme an unserer Studie Aktivitätsmonitore (das ist so etwas Ähnliches wie schicke Fitnesstracker) trugen und ihre Symptome auch immer wieder bewerteten. Dabei zeichneten sich eindeutige Muster ab: Wenn ein bestimmtes Symptom sich bessert, dann lassen auch die anderen Beschwerden nach. Bessere Stimmung führt zu besserem Schlaf, besserer Schlaf führt zu weniger Fatigue, weniger Fatigue erleichtert die Konzentration, und durch bessere Stimmung und besseren Schlaf nimmt wiederum die Schmerzstärke ab. Es gibt viele Symptomkombinationen, aber die Ergebnisse laufen immer wieder auf das Gleiche hinaus: Dein körperliches und seelisches Wohlbefinden kann sich schon allein dadurch verbessern, dass du nur eine einzige dieser Beschwerden besser in den Griff bekommst.

Und nun wollen wir mal eine Bestandsaufnahme deines SPACE-Profils machen. Bewerte alle deine Beschwerden danach, wie unangenehm du sie empfindest. Das unangenehmste Symptom bekommt eine Eins und das am wenigsten unangenehme Symptom eine Fünf.

____ Schlaf
____ Schmerz
____ Affekt (Angstzustände, Depressionen, Missstimmung)
____ Kognition (Konzentrationsschwäche, Gedächtnisprobleme, Gehirnnebel)
____ Energie (Fatigue)

SPACE-Symptome sprechen sehr gut auf viele der Aktivitäten an, die du in Teil zwei dieses Buches ausprobieren wirst. Bei deiner Erkundung dieser Aktivitäten und der Entwicklung deines Wohlfühlplans kannst du dich von deinem SPACE-Profil leiten lassen. Und in der Zwischenzeit kannst du dir eine hinterhältige Strategie zur Überlistung deiner Schmerzen überlegen. Zum Beispiel können deine Schmerzen sich bessern, wenn du etwas an deinem Schlaf, deinem körperlichen Aktivitätsniveau oder deinem emotionalen Wohlbefinden verbesserst – ein echter Überraschungsangriff!

Wichtige Punkte, die du dir merken solltest

- Chronische Schmerzen sind keine psychische Erkrankung, aber ein Leben mit chronischen Schmerzen kann zur Entstehung psychischer Erkrankungen führen. Depressionen, Ängste, Stress und Traumata kommen bei Menschen mit chronischen Schmerzen (ebenso wie bei den meisten medizinischen Erkrankungen) häufig vor.
- Top-down-Schmerzzustände überlappen sich (das gilt zum Beispiel für Fibromyalgie und Reizdarmsyndrom) und sie können sich auch mit entzündlichen und mechanisch bedingten Schmerzzuständen (rheumatoider Arthritis, Arthrose) überschneiden.
- Das Akroynm SPACE steht für **S**leep (Schlaf), **P**ain (Schmerz), **A**ffect (Affekt), **C**ognition (Kognition) und **E**nergy (Energie) und bezeichnet Symptome, die häufig in Clustern auftreten, wenn Menschen an bestimmten Krankheiten leiden.
- Du kannst deinen Schmerz überlisten, indem du andere Beschwerden (beispielsweise schlechten Schlaf, Angstzustände oder Depressionen) linderst.

3

STRESS – UND DER PREIS, DEN DEIN KÖRPER DAFÜR ZAHLEN MUSS

Kein Forscher kann etwas Sinnvolles zustande bringen, wenn er kein kompetentes, engagiertes Team hat. Ich habe das beste Team der Welt – angeführt von Sana Shaikh, meiner großartigen Programmkoordinatorin. Sana hat zwar Medizin studiert, sich dann aber für eine hochrangige Karriere in der Forschung entschieden: als Koordinatorin wissenschaftlicher Studien. (Es ist ein großes Glück für mich, sie zu haben.) Ungefähr ein Jahr nach dem Abschluss ihres Medizinstudiums unterhielt sich ihre Schwester – eine Psychologin – mit Sana über den extremen Stress, unter dem sie während ihres Medizinstudiums offenbar gelitten hatte.

»Das soll *Stress* gewesen sein?«, fragte Sana. »Ich hatte einfach nur das Gefühl, viel Arbeit zu haben. Manchmal hatte ich das Gefühl, das alles nicht so gut zu schaffen wie die anderen.«

»Ist das dein Ernst?«, fragte die Schwester zurück. »Du hast gar nicht gemerkt, wie gestresst du warst? Und ich habe mir solche Sorgen um dich gemacht …«

Daraufhin versuchte Sana diese Phase ihres Lebens aus einer anderen Perspektive zu betrachten. *Womöglich stimmt das tatsächlich?*, fragte sie sich – und prompt fiel ihr ein Abend in ihrem dritten Studienjahr ein, als ihr Verlobter sie anrief und sie gar nicht mehr richtig sprechen, sondern nur noch ins Telefon schluchzen und keuchen konnte.

»Bitte sag mir, was los ist, Schatz«, flehte er sie an.

Schließlich erklärte sie ihm den Grund ihres Kummers. Aber sie sprach nicht von einer bevorstehenden Prüfung oder dem erbarmungslosen Stress des Medizinstudiums, sondern stieß zwischen Schluchzern und Schniefen hervor: »In der Spüle … steht lauter … Geschirr!«

Selbst wenn wir ihn (oder seine vielen Ursachen) nicht immer erkennen, ist Stress doch mächtig, überwältigend und unbestreitbar ein fester Bestandteil unseres Lebens. Ich werde oft gefragt, welche Rolle Stress bei chronischen Schmerzen spielt. Und tatsächlich spielt er nicht nur bei Schmerzen, sondern auch bei den meisten anderen chronischen Erkrankungen viele wichtige Rollen.[15] Erstens kann Stress bei hierfür besonders anfälligen Menschen zum Ausbruch bestimmter Krankheiten führen. Außerdem kann Dauerstress im Lauf der Zeit physiologische Veränderungen in Körper und Gehirn herbeiführen, die den Boden für die Entstehung vieler Erkrankungen – nicht nur chronischer Schmerzen – bereiten. Zu diesen Veränderungen gehört auch, dass er das Immunsystem durcheinanderbringen und ein gesundes Stressreaktionssystem stören kann. Letztlich beeinträchtigt Stress auch unser Gesundheitsverhalten, also das, was wir für unsere Gesundheit tun: Gestresste Menschen schlafen nicht nur schlechter, sondern ernähren sich auch ungesünder, treiben weniger Sport, nehmen sich seltener Zeit zum Entspannen, treffen sich nicht so oft mit Freunden und halten sich auch nicht so genau an die Empfehlungen ihrer Ärzte.

Da Stress eine so wichtige Rolle spielt und sich auf so vielen verschiedenen Ebenen auf deine Schmerzen auswirken kann, kannst du mit vielen Strategien, die du in diesem Buch erlernen und ausprobieren wirst, einen besseren Umgang mit Stress erlernen. Denn wenn du lernst, besser auf die unvermeidlichen Missgeschicke des Lebens zu reagieren, kann sich deine Lebensqualität und dein allgemeiner Gesundheitszustand von Grund auf verbessern. Und nun wollen wir uns einmal überlegen, wie Stress unsere Gesundheit beeinträchtigen und was man dagegen tun kann.

Rolle Nummer 1: Stress als Auslöser

Das Vulnerabilitäts-Stress-Modell geht davon aus, dass die meisten Krankheiten und Beschwerden auf eine Kombination aus genetischen Faktoren (Vulnerabilität) und Umweltfaktoren (Auslösern) zurückzuführen sind, die den Krankheitsprozess in Gang setzen. Krankheiten und Beschwerden, die in diese Kategorie fallen, bezeichnet man als multifaktorielle Erkrankungen. (Keine Sorge: Danach wird man dich in keinem Quiz fragen!) Dazu gehören zum Beispiel Herz-Kreislauf-Erkrankungen, Bluthochdruck, Diabetes, Krebs,

Fettleibigkeit und Arthrose. Diese Krankheiten machen den Großteil unserer chronischen Gesundheitsprobleme aus. Auch die meisten Top-down-Schmerzzustände fallen in diese Kategorie.

Viele Studien deuten darauf hin, dass es wahrscheinlich eine genetische Anfälligkeit für chronische Schmerzen gibt. So zeigen Familienstudien zum Beispiel, dass chronische Schmerzpatienten oft biologische Verwandte ersten Grades haben, die ebenfalls an solchen Schmerzen leiden.[16] Andere Studien haben gezeigt, dass es viele genetische Mutationen gibt, die eine besondere Anfälligkeit für chronische Schmerzen verursachen könnten.[17] Aber auch Umweltfaktoren spielen eine Rolle: Menschen mit chronischen Schmerzen berichten oft von einem auslösenden Ereignis, das unmittelbar vor dem Ausbruch ihrer Schmerzkrankheit stattfand. Solche umweltbedingten Stressoren oder Auslöser können zum Beispiel körperliche Traumata (Autounfall, Knochenbruch, Operation), psychische Traumata (emotionale Misshandlung, ein lebensbedrohliches Ereignis, ein großer Verlust), Infektionskrankheiten (dazu später mehr) oder anhaltender Alltagsstress (toxische Familienverhältnisse, gefährlicher Weg zur Arbeit, scheußlicher Job) sein. Chronische Schmerzen beginnen oft mit einer besonderen genetischen Anfälligkeit, und wenn dann auch noch einer dieser starken Umweltstressoren (oder eine Kombination aus mehreren Umweltstressoren) hinzukommt, kann die Schmerzkrankheit dadurch ausgelöst werden.

Rolle Nummer 2: Dein Körper zahlt den Preis

Zunächst einmal wollen wir uns vor Augen halten, dass dein Stressreaktionssystem etwas Gutes ist. Wie fast alles, was mit unserem Körper und unserem Geist zu tun hat, entsteht es im Gehirn und erfüllt einen ganz bestimmten Zweck. Wenn du eine potenzielle Bedrohung in deiner Umgebung wahrnimmst (»Oh Gott, eine Schlange!«), wird deine Amygdala – eine primitive Hirnregion, die der Verarbeitung von Gefühlen dient – aktiviert. Diese aktivierte Amygdala sendet dann ein heftiges Alarmsignal (Bedrohung!) an den Hypothalamus, die Kommandozentrale deines Gehirns. Daraufhin löst der Hypothalamus eine Kampf-, Flucht- oder Erstarrungsreaktion aus, bei der auch dein sympathisches Nervensystem (ein etwas eleganterer Ausdruck für dein körperliches »Ausrastsystem«) aktiviert wird. Das fühlt sich ungefähr so an, als würdest du das Gaspedal eines Autos durchdrücken: Von einer Sekunde zur anderen fängt dein Herz an zu rasen, deine Atmung beschleunigt sich, deine Pupillen werden weiter, dein Mund wird trocken, deine Haut fängt an zu kribbeln, deine Verdauung verlangsamt sich und dein Immunsystem bereitet sich auf mögliche Verletzungen vor. Adrenalin und andere Stresshormone schießen wie wild durch deinen Körper und sorgen dafür, dass du notfalls blitzschnell handeln kannst. Binnen Millisekunden bist du bereit, auf die Bedrohung zu reagieren.

Sobald die Gefahr vorüber ist (»Hahaha, das war ja gar keine Schlange, sondern nur ein Gartenschlauch. Puh!«), bringt dein *para*sympathisches Nervensystem diesen Erregungs- und Aktivierungszustand wieder zum Abklingen. Es macht alle physiologischen Veränderungen, die das sympathische Nervensystem ausgelöst hat, rückgängig. Dein Körper kehrt wieder in den Normalzustand zurück und das Gleichgewicht wird wiederhergestellt. Wenn dein parasympathisches Nervensystem aktiviert ist, bist du normalerweise ruhig und entspannt und vielleicht sogar bereit für ein kleines Nickerchen. Das folgende Diagramm zeigt eine vereinfachte Darstellung der Arbeitsteilung in deinem Nervensystem.

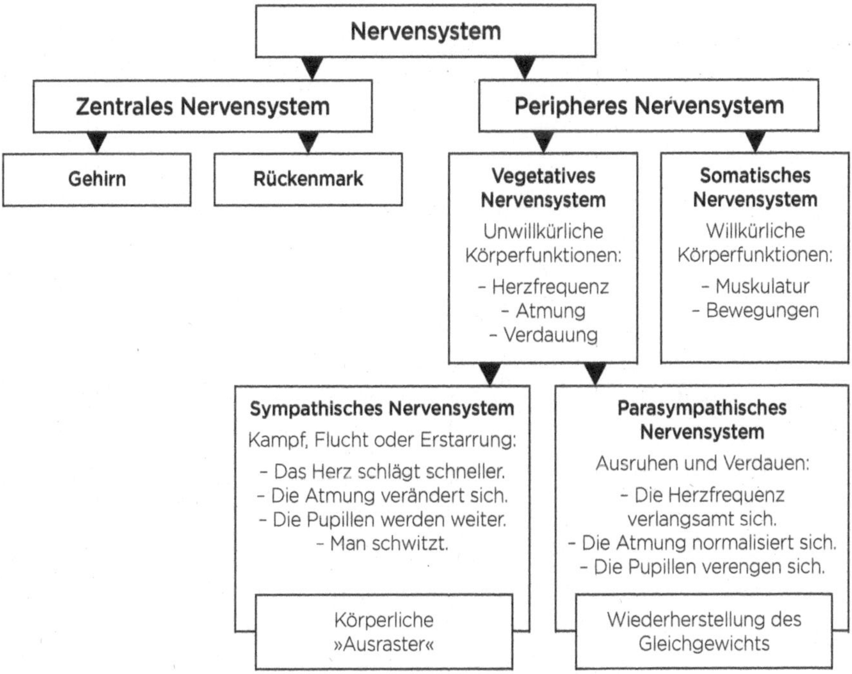

Dein Stressreaktionssystem wird gestört

Bei vielen Menschen mit chronischen Schmerzen aktiviert sich das sympathische Nervensystem zu leicht. Oft befindet es sich sogar ständig in diesem Aktivierungszustand, so als würden sie die meiste Zeit im Kampf-, Flucht- oder Erstarrungsmodus leben. Warum ist das so? Daran sind die vielen Fehlalarme schuld. Dein Kampf-, Flucht- oder Erstarrungssystem schaltet sich ein, um dich vor Bedrohungen zu schützen. Das Problem bei uns modernen Menschen ist aber, dass unser Gehirn viele Stresssituationen, die nicht lebensbedrohlich sind, als lebensbedrohlich interpretiert. Denn unser Körper kennt den Unterschied nicht. Und bei manchen chronischen Schmerzpatienten wird eben auch das Schmerzsignal als ständige (oder fast ständige) Bedrohung wahrgenommen. Das ist kontraproduktiv! Auch andere, normalerweise nicht bedrohliche Reize wie laute Geräusche, starke Gerüche, ja sogar negative soziale Interaktionen können als Bedrohung aufgefasst werden.

Und als ob Fehlalarme, die zu einer ständigen Kampf-, Flucht- oder Erstarrungsreaktion führen, nicht schon problematisch genug wären, haben Menschen mit chronischen Schmerzen oft auch Schwierigkeiten damit, anschließend wieder ins Gleichgewicht zurückzukommen. Ihrem parasympathischen Nervensystem fällt es sehr schwer, den Ruhezustand wiederherzustellen. Aber zum Glück gibt es viele einfache Entspannungstechniken, die dir dabei helfen können, nach solchen »Ausrastern«, bei denen der Motor deines Körpers auf Hochtouren läuft, wieder einen Gang zurückzuschalten und dein beruhigendes parasympathisches Nervensystem zu stärken, damit du leichter wieder ins Gleichgewicht kommst.

Dein Immunsystem wird gestört

Wenn sich dein Körper zu oft im Kampf-, Flucht- oder Erstarrungsmodus befindet, wirkt sich das auch negativ auf dein Immunsystem aus. Denn dein Stressreaktionssystem und dein Immunsystem kommunizieren ständig miteinander. Und wenn das Stressreaktionssystem permanent *»Notfall!«* schreit, löst das beim Immunsystem gleich mehrere Reaktionen aus: Es fährt die Produktion von Antikörpern herunter, die zur Bekämpfung von Infektionskrankheiten dienen. Diese Reaktion erklärt, warum du bei starkem Stress anfälliger für Erkältungen, Grippe und andere Infektionen bist. Das Immunsystem reagiert auf übermäßigen Stress aber auch mit einer niederschwelligen chronischen

Entzündung im Körper. Und das ist nicht gut für dich, denn solche Entzündungsprozesse gehen mit Herz-Kreislauf-Erkrankungen, Autoimmunkrankheiten, Depressionen, geistigem Abbau (einschließlich Demenz), Typ-1-Diabetes, Krebs und – ja, du hast es erraten – chronischen Schmerzen einher.

Aber das ist noch lange nicht alles. Es gibt nämlich eine ganze Reihe von bakteriellen Infektionen und Virusinfektionen, in deren Folge sich chronische Schmerzen entwickeln können, zum Beispiel das Epstein-Barr-Virus, Herpesviren, Viren, die Magen-Darm-Grippen verursachen, Hepatitis-B- und -C-Viren und durch Zecken übertragene Viren. Bei fast allen Arten von Infektionskrankheiten klagen ungefähr 5 bis 15 Prozent der Betroffenen immer noch über anhaltende Beschwerden, nachdem die Infektion schon längst abgeklungen ist. Long COVID könnte ebenfalls in diese Kategorie fallen.[18]

Warum eine Infektionskrankheit häufig Top-down-Schmerzen und andere Beschwerden wie Fatigue, allgemeines Krankheitsgefühl, Gehirnnebel und Schlafstörungen nach sich zieht, weiß man noch nicht genau. Die Theorie, die zurzeit am meisten Befürworter hat, hält eine niederschwellige Entzündung für die Ursache: Man geht davon aus, dass manche Viren zu einer leichten, aber anhaltenden Aktivierung des Immunsystems führen, die Monate oder gar Jahre andauern kann. Du kannst dir das Immunsystem in diesem Fall wie einen Topf mit Wasser vorstellen, der zwar köchelt, aber nie richtig zum Kochen kommt. Wenn das Immunsystem (und wenn auch nur niederschwellig) aktiviert ist, zirkulieren Zytokine (Botenstoffe des Immunsystems) im ganzen Körper und verursachen chronische Entzündungsprozesse und Krankheitsverhalten wie Lethargie, sozialen Rückzug, Freudlosigkeit und Angstzustände.

Sicherlich erinnerst du dich noch daran, dass Krankheitsverhalten eine wichtige Überlebensfunktion hat: Es hält dich im Bett – fern von anderen Menschen – und hilft dir auf diese Weise, dich wieder zu erholen.[19] Die Ausschüttung von Krankheitszytokinen durch das Immunsystem könnte eine Erklärung dafür sein, warum Menschen mit chronischen Schmerzen oft erschöpft, demotiviert und desinteressiert sind, keine Lust zu sozialen Kontakten haben und sich einfach nur hundeelend fühlen. Auch Fettleibigkeit und schlechter Schlaf, ja sogar anhaltender oder toxischer Stress können solche Veränderungen im Immunsystem verursachen, bei denen es zu einer niederschwelligen Entzündung und zur Ausschüttung von Krankheitszytokinen kommt. Auf dieses Thema werde ich gleich noch näher eingehen.

Rolle Nummer 3: Verschiedene Formen von Stress haben unterschiedliche Auswirkungen auf deine Gesundheit

Bis jetzt haben wir nur über die Gefahren von Stress gesprochen; aber nicht jeder Stress ist etwas Schlechtes. Mein Mentor und Freund Bruce McEwen, ein hoch angesehener Wissenschaftler, hat sein ganzes Lebenswerk der Stressforschung gewidmet. Er wollte herausfinden, warum Stress sich negativ auf Körper und Gehirn auswirkt (und zwar bis zur Ebene der Zellen hinunter), und hat fast 1000 Forschungsartikel darüber verfasst. Mit seiner Pionierarbeit an der Rockefeller University hat er die Wissenschaft um einige der Konzepte bereichert, über die wir in diesem Kapitel gesprochen haben. In seinem Buch *The End of Stress as We Know It* erklärt Bruce, dass wir normalerweise drei verschiedene Arten von Stress erleben und dass jede dieser Stressformen mit bestimmten physiologischen und verhaltensbezogenen Prozessen einhergeht.[20]

Guter, normaler Stress

Diese Art von Stress erlebst du, wenn du dich einer Herausforderung stellst und dabei Erfolg hast – zum Beispiel, wenn du einen Wettbewerb gewinnst, an deinem Arbeitsplatz eine überzeugende Präsentation hältst, bei einem Vorstellungsgespräch gut abschneidest oder eine gelungene Hochzeitsfeier organisierst.

Bei solchen Ereignissen wird das Stressreaktionssystem aktiviert und das Stresshormon Cortisol ausgeschüttet. In dieser Situation erfüllt das Cortisol eine adaptive Funktion: Es hilft dir, all deine Kräfte für die Herausforderung zu mobilisieren und Höchstleistungen zu erbringen. Dein Stressreaktionssystem schüttet aber auch in alltäglichen Stresssituationen Cortisol aus: zum Beispiel bei einem Stau, einer Frist für ein wichtiges berufliches Projekt, die du einhalten musst, oder wenn deine Kinder sich streiten. Sobald das stressige Ereignis überstanden ist, sorgt dein parasympathisches Nervensystem dafür, dass wieder Ruhe einkehrt, und lässt dich ins Gleichgewicht zurückkommen. Bei gutem, normalem Stress verändert sich auch kaum etwas an deinem allgemeinen Gesundheitsverhalten. Mit anderen Worten: Du ernährst dich weiterhin genauso wie immer, treibst regelmäßig Sport und schläfst gut.

Erträglicher Stress

Diese Art von Stress erlebst du, wenn dich ein Schicksalsschlag trifft, zum Beispiel eine schmerzhafte Trennung, der Verlust eines Arbeitsplatzes oder der Tod eines geliebten Menschen. In solchen Situationen passiert zwar etwas Schlimmes; aber du verfügst über die nötigen persönlichen Ressourcen, um dich allmählich wieder davon zu erholen. Diese Ressourcen bestehen vor allem darin, dass du eine liebevolle Familie und einen Freundeskreis hast, die dir in deinem seelischen Schmerz eine Stütze sind. Außerdem verfügst du über gute Bewältigungsstrategien, mit deren Hilfe du normale Emotionen spüren und benennen, den Rückschlag verarbeiten und im Zusammenhang mit diesem Ereignis vielleicht sogar einen Sinn oder einen neuen Lebenszweck finden kannst. Bei erträglichem Stress wird das Stressreaktionssystem aktiviert und bleibt vielleicht auch eine Zeit lang aktiv – möglicherweise sogar über lange Zeit. Dieser Stress kann dazu führen, dass du zunimmst oder vielleicht sogar dein Blutdruck steigt. Doch sobald du das Schlimmste überstanden hast, geht dein Leben wieder weiter, dein Stressreaktionssystem beruhigt sich, und du kehrst zur Normalität zurück – und das bedeutet auch, dass du dein typisches Gesundheitsverhalten beibehältst. Bei dieser Form von Stress besteht dein Ziel darin, den negativen Auswirkungen der Stresssituation standzuhalten, damit du dich wieder davon erholen und zu deinem vorherigen ausgewogenen Zustand zurückkehren kannst.

Toxischer Stress

Bei dieser dritten Art von Stress passiert irgendetwas Schreckliches, und du verfügst *nicht* über die persönlichen Ressourcen (ausreichende gesunde Bewältigungsstrategien und soziale Unterstützung), die du bräuchtest, um dich davon zu erholen. Wenn du früher schon einmal ein Trauma erlebt hast, bist du möglicherweise anfälliger für toxischen Stress. Denn negative Kindheitserlebnisse können die Funktionsweise deines Stressreaktionssystems im Erwachsenenalter beeinträchtigen. Bei toxischem Stress hast du vielleicht das Gefühl, keine Kontrolle über die Situation zu haben: Du fühlst dich hilf- und hoffnungslos, siehst keinen Ausweg mehr. In emotionaler Hinsicht bist du jetzt besonders anfällig für Depressionen und Angstzustände, und auf physiologischer Ebene läuft das Stressreaktionssystem deines Körpers ständig auf Hochtouren. Wenn du dich so hundeelend fühlst, bist du auch kaum noch dazu fähig, dich gut um deine Gesundheit zu kümmern. Dann neigst du womöglich zu ungesunden Essgewohnheiten, bewegst dich zu wenig, schläfst schlecht, nimmst deine Medikamente nicht mehr regelmäßig ein und gehst auch nicht mehr zum Arzt. Dadurch kannst du sehr leicht krank werden oder bereits bestehende Krankheiten und Beschwerden können sich verschlimmern. Unter anderem steigt dadurch dein Risiko für die Entstehung oder Verschlimmerung chronischer Schmerzen.

Stress gehört zu unserem täglichen Leben, und nicht jeder Stress ist etwas Schlechtes. Manche Stressbelastungen können uns sogar dazu verhelfen, leistungsfähiger und erfolgreicher zu werden. Jeglichen Stress vermeiden zu wollen, ist sehr stressig! Und das muss auch gar nicht sein. Nur wenn wir *zu viel* Stress haben und nicht über ausreichende Bewältigungsstrategien verfügen (oder nicht genug Zeit haben, um uns wieder von diesem Stress zu erholen), sind Anzeichen für ein Phänomen zu beobachten, das Bruce McEwen als allostatische Belastung (stressbedingte Verschleißerscheinungen an Körper und Gehirn) bezeichnet. Der Schlüssel zu dauerhafter Resilienz liegt darin, zu erkennen, wann dein Stress toxisch geworden ist, und die Strategien und Ressourcen zu stärken, die du brauchst, um deinen Körper und Geist wieder ins Gleichgewicht zu bringen.

Um deinen Wohlfühlplan umsetzen zu können, musst du dir darüber klar werden, welche Arten und Ursachen von Stress es in deinem Leben gibt. Als Nächstes solltest du mindestens drei verschiedene Stressbewältigungstechniken erlernen und einsetzen, um zu verhindern, dass dein Stress toxisch wird.

Mache dir nun einmal Gedanken über die Stressfaktoren in deinem Leben. Erstelle eine Liste dieser Stressoren und teile sie in drei verschiedene Kategorien ein: 1.) gut und normal, 2.) erträglich und 3.) toxisch. Diese Liste sieht bei jedem Menschen anders aus. Was für den einen ein Stressfaktor ist, bereitet dem anderen vielleicht große Freude. Als Nächstes solltest du dir überlegen, auf welche Weise du die aufgelisteten Stressoren bewältigst (oder nicht bewältigst). Denk einmal über folgende Fragen nach:

1. Welche Aspekte dieses Stressfaktors kannst du unter Kontrolle bekommen und bekämpfen?
2. Bittest du Freunde oder Familienangehörige um Unterstützung? Sie müssen das Problem nicht unbedingt für dich lösen, aber sie können die Last zumindest mit dir teilen und dir beim Brainstorming auf der Suche nach Lösungen helfen.
3. Empfindest du den Stressor als so überwältigend, dass du seine negativen Auswirkungen mit kontraproduktiven Verhaltensweisen wie beispielsweise dem Verzehr von Junkfood oder Drogenkonsum/-missbrauch betäubst (oder am liebsten betäuben *würdest*)?
4. Sorgst du gut für dich selbst und dein Wohlbefinden, wenn du unter starkem Stress stehst? Wenn wir gestresst sind, verzichten wir oft auf gesunde Aktivitäten und Verhaltensweisen wie beispielsweise regelmäßige körperliche Aktivität, gesunde Ernährung und genügend Schlaf. Wir nehmen uns dann auch keine Zeit mehr für Entspannung und Spaß.

Hier kommt das Fazit aus all diesen Erläuterungen zum Thema Stress: Jede Entscheidung, die du im Umgang mit deinem Stress triffst, hat Konsequenzen, durch die sich deine Gesundheit verbessern oder verschlechtern kann. Im zweiten Teil dieses Buches wirst du viele Strategien und Kompetenzen kennenlernen, durch die du gesünder und resilienter werden kannst. Jede dieser Aktivitäten, die du tagtäglich praktizierst, ist ein potenzieller Stresskiller. Also mache dir während der Lektüre dieses Buches Notizen und schreibe auf, welche Strategien dir deiner Meinung nach am besten bei der Bewältigung deines persönlichen Stresses helfen können.

Wichtige Punkte, die du dir merken solltest

- Es gibt verschiedene Arten von Stress: von gutem und gesundem bis hin zu problematischem, toxischem Stress. Je nach Art und Dauer hat Stress unterschiedliche Auswirkungen auf deine körperliche und psychische Gesundheit.
- Auch wenn der Stress deine chronischen Schmerzen wahrscheinlich nicht verursacht hat, werden sie dadurch vermutlich doch sehr viel schlimmer.
- Bei vielen chronischen Schmerzpatienten wird das Stressreaktionssystem zu oft durch »Fehlalarme« aktiviert.
- Diese ständige Aktivierung des Stressreaktionssystems hat negative Auswirkungen auf das Immunsystem und macht dich anfälliger für Krankheiten.
- Gestresste Menschen schlafen schlecht, ernähren sich ungesünder, treiben weniger Sport und sind anfälliger für Depressionen und Angstzustände.
- Du solltest Fähigkeiten und Techniken erlernen, die dir helfen, besser mit Stress umzugehen. Das ist der Schlüssel zu einem glücklicheren Leben mit weniger Schmerzen.

Erfahrungsbericht: Cassandra

Der Lehrer forderte mich auf, mich auf ein Kissen zu setzen, das auf dem Boden lag. Angesichts der pochenden Schmerzen in meinem Körper war ich mir nicht sicher, ob ich das schaffen würde. Als könne er meine Gedanken lesen, schlug er mir vor, mich dabei mit dem Rücken an die Wand zu lehnen, um meine Wirbelsäule abzustützen. Na gut, warum nicht? Das konnte ich zumindest einmal versuchen.

Ich war an diesen wunderschönen Ort gereist, um Meditation zu lernen und Yoga zu praktizieren. Als meine Krankheit zum ersten Mal ausbrach, konnte nur Yoga meine Beschwerden lindern. Meditiert hatte ich noch nie. Eigentlich glaubte ich auch nicht daran, dass es ein Nirwana gibt oder dass ich in der Lage sein würde, an gar nichts zu denken. Dazu beschäftigten meine Schmerzen mich viel zu sehr. Neun Monate lang hatte ich Dutzende von Medikamenten ausprobiert, aber keines hatte mir geholfen, oder die Nebenwirkungen hatten mich genauso stark außer Gefecht gesetzt wie die Schmerzen, denen ich zu entgehen versuchte. Doch bei einer meiner Meditationssitzungen verschwanden zu meinem großen Erstaunen die Schmerzen.

Während dieses zehntägigen Retreats gewann ich eine Kontrolle über meinen Körper, wie ich sie schon seit mehr als zwei Jahren nicht mehr gehabt hatte. Das war eine enorme Erleichterung für mich: Jetzt hatte ich Hoffnung, vielleicht doch irgendwann wieder so etwas wie ein normales Leben führen zu können. Denn noch bis vor Kurzem war von meinem Leben nicht mehr viel übrig gewesen. Meine Erkrankung hatte alles zunichtegemacht – selbst die Hoffnung war zu schmerzhaft für mich geworden. Bei dem Retreat lernte ich, dass Essen Medizin (oder auch Gift) sein kann. Ich erfuhr, wie ich den Körper, der mich verraten hatte, wieder zu meinem Zuhause machen, mich in einen Zustand tiefer innerer Ruhe versetzen und selbst unter dem Ansturm von Schmerzen immer noch achtsam bleiben konnte. Daraufhin begann ich meine Beziehung zu meiner Krankheit nicht mehr als Kampf, sondern als eine Art Tanz zu betrachten, denn die Metapher von der Bekämpfung einer Krankheit – und die Einnahme von Schmerzmitteln – hatte mich bisher stets zur Verliererin gemacht. In diesem Retreat fand ich heraus, was ich tun musste, um mich so sicher zu fühlen, dass ich einen Waffenstillstand mit meinem Schmerz aushandeln konnte, weil eine chronische Krankheit nun mal per definitionem nicht so einfach verschwindet.

Dank der großartigen Erfahrungen, die ich damals machen durfte, bin ich Yogatherapeutin geworden. Wenn ich Umkehrstellungen wie beispielsweise Kopf- oder Handstände unterrichte, erkläre ich meinen Schülern, wie man dabei mit der Schwerkraft tanzt. Die Schwerkraft ist weder gut noch schlecht, sie ist einfach eine Gegebenheit. Inzwischen bin ich so weit, meine Krankheit mit ähnlichen Augen zu betrachten wie die Schwerkraft, nämlich als Gegebenheit, mit der ich zu tanzen gelernt habe. Und nach über zwei Jahrzehnten bin ich eine immer geschicktere Tänzerin geworden. Ich habe gelernt, wie man den Schmerz durch Meditation verändern kann. Ich habe gelernt, mit meinem Körper Freundschaft zu schließen und unangenehme Gefühle zu akzeptieren, statt davor wegzulaufen. Inzwischen kann ich meine Empfindungen und meinen Schmerz in einer Haltung der Neugier bewusst und behutsam erforschen, ohne Werturteile.

Zu Beginn meiner Krankheit war ich wie ein Kleinkind gewesen, das lernt, sich in seiner neuen Welt zurechtzufinden – ein Kind, das verwirrt war, Fragen stellte und das Gefühl hatte, noch nicht sehr viel zu verstehen. Als mir dann schließlich klar wurde, dass diese Krankheit mich für den Rest meines Lebens begleiten würde, verspürte ich jetzt die Wut und den Trotz eines Teenagers. Was sollte ich denn nun tun? Was konnte ich tun? Welche Art von Schmerz konnte ich zum Verschwinden bringen, indem ich einfach still dasaß und tief durchatmete? Das gelang mir zwar nicht immer, aber die Tatsache, dass es passieren *konnte* und auch passiert *ist*, hat mir Kraft gegeben.

Ich beschloss also, gar nichts zu tun, sondern einfach durchzuhalten. Nicht gegen die Schwerkraft anzukämpfen. Keine Angst vor meinen Gefühlen zu haben. So laut zu schreien und zu weinen, wie ich musste. Ich erlebte wochenlange stechende Schmerzen, die mich zu einem Zombie machten. Ich machte Zeiten durch, in denen ich aufgrund der Nebenwirkungen meiner Schmerzmittel an unerträglicher Übelkeit litt und nur noch ein zitterndes Bündel Elend war; und manchmal fesselte meine Fatigue mich tagelang ans Bett. Das machte mich wütend. Aber so schwer diese Augenblicke auch waren und so unendlich lang sie mir manchmal erschienen – es waren doch immer nur Augenblicke, die irgendwann wieder vorübergehen würden.

Ich musste nur so lange durchhalten, bis wieder etwas mehr Licht in mein Leben einkehrte. Das ist es, was die Meditation mich gelehrt hat. Dadurch wurde mir klar, dass ich jetzt über neue Erfahrungen und Perspektiven verfügte, die ich vorher nicht gehabt hatte. Ich war über das Stadium der rebellierenden Jugendlichen hinausgewachsen. Ich wusste, dass mein Leben besser werden konnte, dass es besser werden würde, und schließlich wurde es auch tatsächlich besser. Das hat der Pas de deux mit dem Schmerz mich gelehrt.

Cassandra Metzger ist die Begründerin von Premier Wellness Travel. Mehr über dieses Unternehmen erfährst du unter PremierWellnessTravel.com.

4

GEDANKEN SIND AKTIVITÄTEN DEINES GEHIRNS

Deine Gedanken sind der Schlüssel zu *allem*. Bisher haben wir uns darüber unterhalten, dass dein Gehirn wie ein Dirigent ist, der ein komplexes Orchester (deinen Körper) führt und koordiniert: Wie du dich fühlst und was du tust, hängt hauptsächlich von bestimmten Signalen ab, die in deinem Gehirn entstehen. Als Nächstes haben wir uns mit den Auswirkungen von Dauerstress beschäftigt, der deine Schmerzen oder sonstigen Beschwerden zwar nicht direkt verursacht, aber doch verschlimmern kann. Wenn wir all diese Erkenntnisse nun unter der Fragestellung betrachten, wie du sie nutzen kannst, um gesünder zu werden und dich wohler zu fühlen, so lautet unser Fazit, dass deine Gedanken das wichtigste Werkzeug sind. Du hast dieses Werkzeug, um dein Schmerzempfinden zu lindern *und* gleichzeitig dein Leben zu verbessern. Wenn du nur eine einzige Botschaft aus diesem Buch mitnimmst (wobei ich natürlich hoffe, dass noch viele weitere Botschaften in deinem Gedächtnis hängen bleiben werden), dann solltest du folgenden Gedanken verinnerlichen:

Deine Gedanken über ein schlimmes Ereignis haben mehr Einfluss auf deine Gesundheit als das Ereignis selbst.

Du hast keinen Einfluss auf die Ereignisse in deinem Leben, und du hast auch keinen Einfluss auf andere Menschen. Aber wie du über sie denkst, wie du auf sie reagierst und wie viel Macht du an sie abgibst, *daran* kannst du etwas ändern. Um in deinem Leben weiterzukommen, musst du wissen und akzeptieren, was außerhalb deines Einflussbereichs liegt, und dich auf die Aktivitäten,

Menschen und Ziele konzentrieren, die dein Leben bereichern. Wenn du im Einklang mit deinen Wertvorstellungen leben möchtest, fängt das bei deinen Gedanken an.

Was ist überhaupt ein Gedanke?

Gute Frage! Auch wenn mittlerweile die brillantesten Wissenschaftler daran arbeiten, die Struktur und Funktion des Gehirns zu erforschen, wissen wir immer noch nicht genau, wie das Gehirn Gedanken bildet. Wir kennen noch nicht einmal die wahre Beschaffenheit unseres Geistes oder Bewusstseins. Aber wir wissen, dass bestimmte Bereiche unseres Gehirns aktiviert werden, wenn wir denken. Außerdem werden je nach Art unserer Gedanken immer wieder andere Hirnregionen aktiviert. Zum Beispiel sehen die Aktivierungsmuster unseres Gehirns bei glücklichen Gedanken anders aus als bei traurigen oder ängstlichen. Und *ein* Teil dieses Puzzles ist für Menschen mit chronischen Schmerzen am allerwichtigsten: nämlich die Tatsache, dass unsere Denkinhalte damit zusammenhängen, wie wir körperliche Schmerzen wahrnehmen und darauf reagieren. Manche Gedanken lindern das Schmerzempfinden, während andere unsere Schmerzintensität, unser Leid und den Grad unserer Beeinträchtigung durch den Schmerz verschlimmern.

Gedanken führen zu emotionalen, physiologischen und verhaltensbezogenen Reaktionen

Als ich dieses Buch schrieb, habe ich darüber nachgedacht, ob ich das Kapitel über die Gefühle vor das Kapitel über die Gedanken setzen soll. Vom Standpunkt der Evolution aus betrachtet, kommen die Emotionen zuerst. Die emotionsverarbeitenden Bereiche unseres Gehirns sind uralt: Sie existierten in den Gehirnen unserer Vorfahren schon lange, bevor unser Verstand und unser Urteilsvermögen entstanden sind. Außerdem beeinflussen die Emotionszentren des Gehirns einen Großteil unseres Verhaltens. Die emotionsverarbeitenden Areale und neuronalen Schaltkreise deines Gehirns überlappen sich oft mit den schmerzverarbeitenden Hirnregionen und Schaltkreisen. Trotzdem stammen viele Prinzipien und Techniken, die ich in diesem Buch beschreiben werde, aus der kognitiven Verhaltenstherapie (KVT). Wenn wir in der kognitiven Verhaltenstherapie über die zeitliche Abfolge (was kommt zuerst, was kommt später?) und über die Kausalität (was wird wodurch verursacht?) sprechen, stehen die Gedanken an erster Stelle.

Die KVT ist wahrscheinlich die am häufigsten praktizierte Methode zur Behandlung von Schmerzen, Depressionen, Ängsten, Drogenkonsum, Traumata, Essstörungen und anderen Problemen, und es gibt auch die besten wissenschaftlichen Beweise für ihre Wirksamkeit. Diese Therapie geht davon aus, dass unsere Gedanken im Mittelpunkt unseres Leidens *und* unseres Wohlbefindens stehen. Wie und was du über eine bestimmte Sache denkst, bestimmt deine Reaktionen darauf. Das können emotionale, verhaltensbezogene und physiologische Reaktionen sein, und diese Reaktionen können sich auch gegenseitig beeinflussen. Zum Beispiel kann deine Wut (emotionale Reaktion) über irgendein Misserfolgserlebnis (negativer Gedanke) dazu führen, dass du deinen Hund anschreist (Verhalten), was wiederum dazu führt, dass dein Herz schneller zu schlagen beginnt und deine Muskeln sich anspannen (physiologische Reaktion). Als Nächstes bekommst du ein schlechtes Gewissen, weil du den Hund angeschrien hast, und deine Muskelverspannungen und Schmerzen werden noch schlimmer. »Wie blöd von mir. Jetzt habe ich mit meinem Verhalten auch noch einen Schmerzschub ausgelöst«, denkst du daraufhin, bist traurig und hast noch schlimmere Schuldgefühle als vorher, obwohl der Hund dir schon längst verziehen hat – aber du bist meilenweit davon entfernt, dir selbst zu verzeihen. Was für ein Schlamassel …

Dieses Beispiel zeigt, was für eine wichtige Rolle dieser Prozess für Menschen mit chronischen Schmerzen spielt: Deine sich ständig verändernden Gedanken, Emotionen, Verhaltensweisen und physiologischen Reaktionen beeinflussen dein Schmerzempfinden (siehe Abbildung unten).

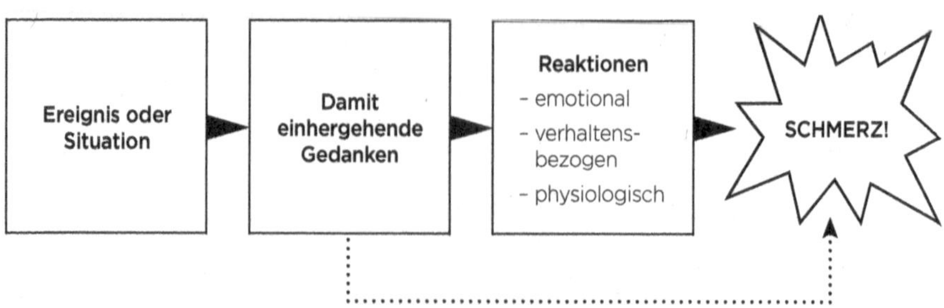

All diese Reaktionen finden in deinem Gehirn statt oder werden zumindest von ihm in Gang gesetzt. Es gibt aber auch eine gute Nachricht: Wissenschaftlichen Untersuchungen zufolge kann eine KVT dazu beitragen, schmerzbedingte Gehirnreaktionen bei chronischen Schmerzpatienten zu normalisieren, indem sie übermäßig negative Gedankenmuster verändert.[21] Noch einmal: Deine Gedanken stehen im Mittelpunkt von allem und sind der Schlüssel zu allem.

Nun wollen wir uns als weiteres Beispiel dafür, wie negative Gedanken unsere Emotionen und unser Verhalten beeinflussen können, einmal eine schmerzhafte soziale Begegnung anschauen. Angenommen, eine Freundin verletzt dich mit einer ihrer Äußerungen. Egal, ob sie dich absichtlich gekränkt hat oder nicht – du fühlst dich dadurch völlig am Boden zerstört und fragst dich, ob an dem, was sie gesagt hat, wohl tatsächlich etwas Wahres dran sein könnte. Du machst dir Gedanken darüber, ob andere Menschen dich womöglich auch in einem so negativen Licht sehen. Und als Nächstes regst du dich über dich selbst auf: »Warum mache ich mir überhaupt solche Gedanken darüber, was für ein Mensch ich bin und wie meine Freunde – und alle anderen Leute – mich sehen?« Wie dunkle Gewitterwolken, die am Horizont aufziehen, steigen nach und nach immer mehr kontraproduktive Gedanken in dir auf: Wer will schon mit mir befreundet sein? Ich bin kein liebenswerter Mensch. »Irgendwann werde ich als einsame alte Frau enden und mit 32 Katzen zusammenleben!«*

Solche negativen Gedanken machen dich noch depressiver und jagen dir noch mehr Angst ein. Vielleicht stören sie deinen Schlaf, verderben dir die Freude am Sport und zwingen dich dazu, Junkfood zu essen, um deine gequälte Seele zu trösten. Dadurch fühlst du dich *noch* unwohler in deiner Haut, bist gereizt, weil du zu wenig schläfst, und – ach ja, jetzt sind zu allem Überfluss auch deine chronischen Schmerzen wieder aufgeflammt. Du fühlst dich also rundum hundeelend, und das kann langfristig dazu führen, dass du deinen Freunden – und sozialen Situationen an sich – aus dem Weg gehst. Dieses Vermeidungsverhalten, das aus Ängsten und Sorgen entstanden ist, wird dann wiederum zu einer selbsterfüllenden Prophezeiung: Du bist allein. Ängste und beunruhigende Gedanken veranlassen dich zu einem ganz bestimmten Verhalten. Dieses Verhalten führt dazu, dass das, was du eigentlich vermeiden wolltest, *mit umso größerer Wahrscheinlichkeit eintritt.*

* Katzen sind wunderbare Tiere, aber 32 sind einfach zu viel!

Wie wäre die Situation wohl verlaufen, wenn du nach anderen Erklärungen gesucht hättest als der, dass du ein schlechter Mensch bist, der keine Liebe verdient? Vielleicht hatte deine Freundin einfach nur einen schlechten Tag und hat dich ganz ohne böse Absicht so scharf kritisiert. Vielleicht ruft sie dich später an und bittet dich um Verzeihung, dann wären all deine Sorgen umsonst gewesen. Oder eine andere Lösung: Statt deinen Ärger die ganze Nacht in dich hineinzufressen, könntest du ihr eine SMS schicken, um herauszufinden, was los ist. Vielleicht ist sie ja auch gar keine gute Freundin und hat dich auch schon bei anderen Gelegenheiten mit ihren Worten verletzt, ohne dass es ihr anschließend leidgetan hätte. Du hast keinen Einfluss auf ihr Verhalten, aber du kannst entscheiden, ob sie deine Freundin bleiben soll oder nicht. Vielleicht entdeckst du bei nüchterner Betrachtung aber auch ein Körnchen Wahrheit in dem, was sie gesagt hat. Womöglich hat sie dich für ein Verhalten kritisiert, das du *tatsächlich* ändern und verbessern möchtest. Unvollkommenheit macht dich nicht zu einem unsympathischen Menschen – ganz im Gegenteil! Im Idealfall gehen wir alle einen Weg, der uns die Möglichkeit bietet, uns zu verändern und innerlich zu wachsen. Man sollte nicht nach Perfektion, sondern nach Fortschritt streben. Wenn du in deinen Gedanken flexibel bleibst und das Geschehen sachlich und objektiv interpretierst, öffnest du dir damit eine Tür zu neuen Möglichkeiten, die oft mit weniger Traurigkeit, Sorgen, Schlafmangel, Junkfood-Konsum und Schmerzen einhergehen.

Kontraproduktive Gedanken – und unsere Reaktionen darauf

Wir alle haben solche Gedanken. Sie entstehen ganz plötzlich, so wie Läufer an der Startlinie eines Marathons von einer Sekunde auf die andere losrennen. Der Startschuss ertönt (etwas Negatives passiert) – und schon sind unsere Gedanken außer Rand und Band! »Das ist ja furchtbar. Das verkrafte ich einfach nicht. Die Leute werden mich für (dumm, inkompetent, unvorbereitet, unbegabt) halten.«

Solche kontraproduktiven Gedanken steigen meist ganz plötzlich und unwillkürlich in deinem Kopf auf. Negative, automatische Gedanken wie diese wurden uns oft schon in der Kindheit einprogrammiert, jetzt lauern sie immer noch in deinem Gehirn und warten nur auf die richtige Situation, um an die Oberfläche zu steigen und dir den Tag zu vermiesen. Oft bezeichnen wir diese automatischen Gedanken als kognitive Verzerrungen. Sie lösen fast immer starke negative Emotionen und maladaptive (fehlangepasste) Verhaltensweisen aus. Um Verzerrungen handelt es sich dabei deshalb, weil sie keine realistische Grundlage haben – vor allem aber sind sie *absolut kontraproduktiv*!

Solche Gedanken führen normalerweise auch zu kontraproduktiven Verhaltensweisen: falschen Entscheidungen oder unangebrachter Untätigkeit wie beispielsweise Vermeidungsverhalten und »Aufschieberitis«. Bei vielen Menschen stehen negative Gedanken im Mittelpunkt der ständigen heftigen Dialoge, die in ihrem Kopf stattfinden, sie in übermäßigen Stress versetzen und davon abhalten, etwas zustande zu bringen und mit ihrem Leben zufrieden zu sein. Oft sind diese Gedanken aus negativen Interaktionen zwischen dir als Kind und einem Erwachsenen entstanden, der sich dir gegenüber unangemessen verhalten hat. Manche dieser Gedanken waren damals vielleicht tatsächlich sinnvoll (das heißt, sie haben dir weitergeholfen), doch inzwischen sind sie längst überholt und nicht mehr hilfreich. Jetzt besteht deine Aufgabe darin, diese Gedanken als kontraproduktiv zu erkennen, sie aus deinem Leben zu verbannen und Maßnahmen zu ergreifen, mit deren Hilfe du ein sinnvolles, erfülltes Leben führen kannst. Genau darum geht es in diesem Buch!

Ethan Kross, der als Psychologieprofessor und Forscher an der University of Michigan arbeitet, erörtert in seinem sehr treffend betitelten Buch *Chatter* das Phänomen des inneren Dialogs und zeigt hilfreiche Maßnahmen dagegen auf.[22] Es ist wichtig, über sich selbst nachzudenken und auf seine innere Stimme zu hören, denn dadurch wird man sich über seine eigenen Gefühle klar und kann innerlich wachsen. Doch das ständige nervige Gerede deines inneren Kritikers kann dich innerlich schwächen. Denn negative Selbstgespräche verleiten dich normalerweise dazu, dein Augenmerk auf unwichtige Details zu richten und die größeren Zusammenhänge aus den Augen zu verlieren. Außerdem können sie zu Sorgen und ständigen Grübeleien führen.

Was kannst du also tun, um deinen inneren Kritiker zum Schweigen zu bringen? Sicherlich ist es verlockend, diese inneren Dialoge komplett zu ignorieren. Doch viel effektiver ist es, deine Gedanken aus einer gewissen inneren Distanz zu betrachten. Distanziere dich von deinen emotionalen Verstrickungen und betrachte deine Gedanken wie eine außenstehende Person, so wie ein Wissenschaftler es tun würde – in einer Haltung der Neugier und Objektivität.

Treffen diese Gedanken zu? Sind sie hilfreich? Eine sehr sinnvolle Bewältigungsstrategie besteht darin, dich selbst über den Umgang mit diesen inneren Dialogen (deinem inneren Kritiker) zu beraten, so wie du einem guten Freund Ratschläge geben würdest – also gewissermaßen dein eigener Coach zu sein. In solchen Situationen kann dir Selbstmitgefühl sehr weiterhelfen. Wenn du deine Perspektive erweiterst, dich selbst mit Liebe und Respekt behandelst (so wie du mit deinen besten Freunden umgehen würdest) und negative Gefühle und irrationale Gedanken beiseiteschiebst, scheinen die Lösungen manchmal von einer Sekunde zur anderen auf der Hand zu liegen.

Du leidest unter chronischen Schmerzen, also gehen dir wahrscheinlich ständig irgendwelche Kommentare über dich selbst und deine Schmerzen im Kopf herum. Tritt einmal einen Schritt zurück und versuche ein bisschen Abstand dazu zu gewinnen. Wie denkst du über deinen Schmerz? Ist er einfach nur ein Teil von dir, macht aber nicht dich als ganzen Menschen aus? Oder ist er ein unwillkommener Eindringling, gegen den du tagtäglich ankämpfst? Ist dein Schmerz ein brutaler Diktator, der versucht, dir die Kontrolle über dein Leben zu entreißen, oder ein alter, streitsüchtiger Freund, den du eigentlich nicht besonders magst, der deinem Leben aber Sinn und Ordnung gibt? Hast du schon mal darüber nachgedacht, was dein Schmerz dir sagen will? Fragst du dich manchmal: *Warum gerade ich?* Hast du dir schon mal überlegt, wie du lernen kannst, mit deinem Schmerz zu tanzen, so wie Kassandra es in ihrem Erfahrungsbericht im letzten Kapitel beschrieben hat? Deine Gedanken über deinen Schmerz sind wichtig. Wenn du sie benennst und verstehst, gewinnst du viel mehr Macht über deinen Schmerz und dein Leben.

Die wissenschaftlich am besten erforschte Art kontraproduktiver schmerzbezogener Gedanken ist das »Katastrophisieren«. Alle chronischen Schmerzpatienten sind manchmal frustriert, weil sie diesem ständigen Schmerz, der ihnen das Leben kaputtmacht, scheinbar machtlos gegenüberstehen – weil es nichts gibt, was sie dagegen tun können. Aber wenn du deine Schmerzen katastrophisierst, stürzt dich das nur in einen emotionalen Abgrund der Hoffnungslosigkeit, Hilflosigkeit und Depressionen. Deine Schmerzen und der dadurch entstehende Funktionsverlust werden noch schlimmer. Hier ein paar Beispiele für solches Katastrophendenken: *»Meine Schmerzen sind furchtbar, und sie werden nie besser werden. Ich kann nichts tun, um sie zu lindern. Diese Schmerzen haben mein ganzes Leben ruiniert.«* Kommen dir diese Gedanken bekannt vor? Wenn ja, dann mach dir deshalb keine Vorwürfe! An diesem Punkt unserer Reise sollst du einfach nur ganz objektiv sein – wie ein Wissenschaftler, ohne Gefühle oder Werturteile. Mach dir diese negativen Gedanken schlicht bewusster als bisher. Schreibe sie auf und denke darüber nach, ob diese Gedanken dich bei der Verwirklichung deiner Ziele und Wertvorstellungen unterstützen oder ob sie dir im Weg stehen.

Dieses Katastrophisieren kommt übrigens sehr häufig vor und ist dementsprechend gut untersucht. Daher wissen wir einiges darüber, wie ein solch negatives Denkmuster mit Veränderungen im Gehirn zusammenhängt. Wissenschaftliche Untersuchungen zeigen, dass es einen Zusammenhang zwischen Katastrophendenken und Veränderungen in der Gehirnstruktur (Dicke der grauen Substanz), der Konnektivität neuronaler Netze und der Aktivierung von Hirnregionen gibt, die an der Verarbeitung von Schmerzen, Gedanken und Gefühlen beteiligt sind.[23] Genauer gesagt, scheint das Katastrophisieren die Schmerzwahrnehmung zu beeinflussen. Es führt dazu, dass wir von vornherein mit Schmerzen rechnen und ihnen besonders große Aufmerksamkeit widmen. Dieses intensive Bedrohungsgefühl löst starke negative emotionale Reaktionen aus, die oft zu kontraproduktivem Verhalten führen. Angenommen, du denkst, dass deine Schmerzen furchtbar sind und sich nie bessern werden. Stell dir einmal vor, wie dieser Gedanke sich auf deine Bereitschaft auswirkt, zur Physiotherapie zu gehen, Sport zu treiben oder ein neues Selbstmanagementverfahren auszuprobieren! Wahrscheinlich würdest du dann höchstens denken: »Was bringt das schon? Warum soll ich mir die Mühe machen?«

Ein weiterer häufiger Gedanke bei chronischen Schmerzen ist die Vermeidungshaltung: »*Wenn ich dies oder jenes tue, bekomme ich Schmerzen – also versuche ich es lieber gar nicht erst.*« Viele chronische Schmerzzustände beginnen mit einer körperlichen Verletzung, die inzwischen längst abgeklungen ist, doch im Lauf der Zeit ist aus einem Bottom-up-Schmerz (aufgrund der Verletzung) ein Top-down-Schmerz geworden (das heißt, der Schmerz wird jetzt von deinem Gehirn erzeugt und aufrechterhalten). Und du und dein Gehirn, ihr beide seid euch verdammt sicher, dass eine bestimmte Aktivität oder Übung, die man dir empfohlen hat, nur wieder zu einer erneuten Schädigung oder Verletzung führen wird – also machst du sie ganz einfach nicht. Vielleicht ist dir klar, dass dieser Gedanke irrational ist. Aber warum solltest du ein Risiko eingehen? Du vermeidest also genau die Übung oder Aktivität, die dir helfen könnte, deinen Schmerz zu überwinden oder ein erfüllteres Leben zu führen – und das nur aus lauter Angst, dass deine Schmerzen sich dadurch verschlimmern könnten. Kommt dir das bekannt vor? Falls ja, dann merke dir: *Schmerzvermeidung ist keine hilfreiche Strategie.*

Der Erfolg der KVT in der Behandlung vieler Krankheiten und Beschwerden hat Wissenschaftler und Therapeuten zur Entwicklung verschiedener ähnlicher Behandlungsverfahren inspiriert: zum Beispiel der achtsamkeitsbasierten Stressreduktion (MBSR), der Akzeptanz- und Commitment-Therapie (ACT), der positiven Psychologie, der dialektischen Verhaltenstherapie (DVT) und der emotionsfokussierten kognitiven Verhaltenstherapie zur Schmerzbewältigung. In meinem Buch wirst du Techniken aus all diesen verschiedenen Methoden der verhaltensorientierten Schmerztherapie kennenlernen.

Das Schöne am pragmatischen Optimismus

Bis zu 80 Prozent aller amerikanischen Soldaten kehren mit chronischen Schmerzen von ihren Einsätzen zurück. Wir haben eine Studie durchgeführt, um zu untersuchen, ob bestimmte Gedanken und Überzeugungen sie davor schützen können. Bei Auslandseinsätzen sind Soldaten oft extremen Härten ausgesetzt: zum Beispiel einer langen Trennung von ihren Angehörigen, menschenfeindlichen Lebensbedingungen oder kampfbedingten Verletzungen und Traumata. Wir haben mehr als 27 000 Soldaten über mehrere Einsätze hinweg beobachtet und dabei eine erstaunliche Entdeckung gemacht:[24] Je optimistischer die Soldaten *vor* dem Einsatz waren, desto geringer war die Wahrscheinlichkeit, dass sie mit chronischen Schmerzen davon zurückkehrten. Obwohl sie in direkte Kampfhandlungen verwickelt waren, traumatische Ereignisse wie beispielsweise eine IED-Explosion erlebten, Kameraden im Kampf fallen sahen oder selbst verletzt wurden, schien Optimismus sie vor chronischem Schmerz zu schützen. Diese Erkenntnis ist ein gutes Beispiel dafür, wie unsere Gedanken und unsere innere Einstellung sich auf unser Schmerzempfinden auswirken können.

Ein paar abschließende Überlegungen zu unseren Gedanken

Natürlich wollen wir keine naiven Optimisten sein, die leichtsinnig handeln und glauben, dass sie schon irgendwie unbeschadet davonkommen werden. Ergebnisse wissenschaftlicher Untersuchungen deuten eher darauf hin, dass man sich vor übergroßem Optimismus hüten sollte – im Leben geht unweigerlich irgendwann einmal etwas schief. Der Buchautor, Motivationsredner und Berater Denis Waitley empfiehlt eine sehr viel klügere Vorgehensweise: »Rechne mit dem Besten, plane für das Schlimmste voraus und sei auf Überraschungen vorbereitet.«

Wichtige Punkte, die du dir merken solltest

- Gedanken erzeugen Emotionen, und Gedanken und Emotionen bestimmen dein Verhalten. Deine Gedanken über ein bestimmtes Ereignis - egal ob gut oder schlecht - spielen eine wichtigere Rolle für dein Glücksempfinden und deine Gesundheit als das Ereignis selbst.
- Du kannst negative Umstände, Ereignisse oder Menschen nicht ändern, aber du kannst etwas daran ändern, was du über sie denkst und wie du auf sie reagierst.
- Selbstkritische automatische Gedanken gehen oft auf Erfahrungen zurück, die wir in unserer Jugend gemacht haben. Diese kognitiven Verzerrungen oder negativen Gedanken (Katastrophendenken) tauchen einfach in deinem Kopf auf. Oft haben sie keine realistische Grundlage und vor allem sind sie kontraproduktiv.
- Bei den meisten Menschen ist grundlegend die sogenannte Negativitätsverzerrung angelegt - nach potenziellen Bedrohungen Ausschau zu halten, könnte schließlich wichtig für unser Überleben sein. Doch übermäßig negative Gedanken führen normalerweise zu unklugem Verhalten oder völliger Inaktivität und beeinträchtigen unser emotionales und körperliches Wohlbefinden.
- Hab ein bisschen Mitgefühl mit dir selbst und bringe deinen inneren Kritiker mit seinem negativen Geschwätz zum Schweigen! Denn dieser Kritiker verurteilt dich übermäßig streng für alle deine Misserfolge und wertet deine Erfolge ab. Sprich lieber so mit dir selbst, wie du mit deinem besten Freund umgehen würdest: freundlich, liebevoll und respektvoll.
- Hab Mut und erlaube dir ein bisschen mehr pragmatischen Optimismus!

5

EMOTIONEN SIND PHYSIOLOGISCHE EREIGNISSE

Für chronische Schmerzpatienten sind negative Emotionen wie Depression, Angst, Wut, Schuldgefühle, Bedauern oder Furcht nichts Außergewöhnliches: Es ist völlig normal, solche Gefühle zu haben. Problematisch wird es erst dann, wenn du sie verdrängst oder zulässt, dass sie dich tage-, wochen-, monate- oder jahrelang innerlich auffressen, denn dann können sie deine Gesundheit und dein Wohlbefinden stark beeinträchtigen. Unter dem Einfluss negativer Emotionen schlafen Menschen nämlich normalerweise schlechter, ernähren sich ungesund und treiben weniger Sport. Sie trinken zu viel Alkohol oder nehmen Drogen, isolieren sich von ihren Mitmenschen und gehen weniger Aktivitäten nach, die ihnen Freude machen und Erfüllung schenken. Wenn wir traurig oder wütend sind oder Angst haben, achten wir normalerweise nicht so gut auf unsere Gesundheit wie sonst. Kommt dir da womöglich eines deiner eigenen Verhaltensmuster in den Sinn?

Anhaltende negative Emotionen haben aber auch direktere biologische Konsequenzen. Sie können nämlich toxischen Stress erzeugen, dessen verheerende physiologische Auswirkungen wir bereits in Kapitel 3 kennen gelernt haben. Durch negative Gefühle verschlechtert sich also nicht nur alles – unsere Schmerzen, unsere Funktionsfähigkeit, unser Medikamentenbedarf und unsere Lebensqualität –, sondern anhaltende negative Emotionen (beispielsweise Depressionen oder Angstzustände) erhöhen auch das Risiko für gesundheitliche Probleme wie Herz-Kreislauf-Erkrankungen und Bluthochdruck. Ab und zu ein paar negative Gefühle zu haben, ist jedoch normal, und man bekommt sie in der Regel in den Griff. Es gibt sogar noch eine zweite gute Nachricht: Positive Emotionen können die ungünstigen Auswirkungen negativer Emotionen abpuffern. Doch das ist gar nicht so einfach, wie es sich anhört. Viele Menschen mit chronischen Schmerzen sind nämlich überhaupt nicht mehr zu positiven Emotionen in der Lage, sie müssen ihr Gehirn erst wieder darauf trainieren. Doch wir wollen nun zunächst einmal darauf eingehen, wie das Gehirn negative Emotionen verarbeitet und was diese Verarbeitung mit Schmerzen zu tun hat.

Neuronale Schaltkreise

Unser Gehirn verarbeitet Schmerzen und negative Emotionen teilweise (aber nicht nur) über gemeinsame neuronale Schaltkreise. Wenn wir über die Rolle von Emotionen bei chronischen Schmerzen nachdenken, geraten wir nur allzu leicht in Versuchung, die Veränderungen im Gehirn, die die Schmerzentstehung fördern, auf Ängste und Depressionen zurückzuführen. Doch Felix Brandl und seine Kollegen von der Technischen Universität München konnten eindeutig zeigen, dass das nicht zutrifft.[25] Sie führten eine Metaanalyse durch – eine besonders aussagekräftige Untersuchung, die alle möglichen Studien zu einem ähnlichen Thema sammelt und so analysiert, als handle es sich dabei um eine einzige große, zusammenhängende Untersuchung. Dabei stießen Brandl und sein Team auf insgesamt 320 Neuroimaging-Studien, die sich mit einem der drei folgenden Zustände beschäftigten: Depressionen, Angstzuständen und chronischen Schmerzen. Das Forscherteam stellte fest, dass es bei allen drei Zuständen Gemeinsamkeiten in den Verarbeitungsmustern des Gehirns, aber eben auch eindeutige Unterschiede gab. Bei Patienten mit chronischen Schmerzen entdeckten sie eine unverwechselbare neuronale Signatur mit *weniger* Verbindungen zwischen zwei wichtigen Gehirnnetzwerken und ebenso charakteristischen strukturellen Veränderungen in den medialen Schläfenlappen, die bei der Verarbeitung von Erinnerungen und dem Schweregrad von Schmerzen eine wichtige Rolle spielen. Diese Forschungsergebnisse gehören zu den bisher überzeugendsten Beweisen dafür, dass Schmerzen mit anderen Gehirnaktivitäten einhergehen als Depressionen und Angstzustände. Um es also noch einmal zu wiederholen: Deine chronischen Schmerzen sind nicht einfach nur auf eine psychische Erkrankung zurückzuführen!

Das Bedrohungsgefühl ist eine sehr starke, primitive Reaktion

Obwohl Depressionen und Angstzustände also etwas ganz anderes sind als chronische Schmerzen, gibt es doch ein paar gemeinsame neuronale Schaltkreise im Gehirn, die erklären, warum deine Schmerzen sich durch negative Emotionen verschlimmern können. Wie wir im Kapitel über Stress bereits besprochen haben, setzt unser Gehirn, wenn wir uns bedroht fühlen, eine sehr intensive, unorganisierte, unreflektierte und primitive Reaktion in Gang: die Kampf-, Flucht- oder Erstarrungsreaktion. Wir erschrecken. Diese Reaktion gibt es bei allen Lebewesen, sie dient unserem Überleben. (Ein paar amüsante Beispiele zu diesem Thema findest du, wenn du auf YouTube nach »erschrockene Katzen« suchst).

Stell dir vor, du gehst nachts allein durch eine Straße in einem dir unbekannten Stadtviertel und dir ist dabei ziemlich unwohl zumute. Die Schatten sehen aus wie Menschen oder andere Kreaturen, die dir schaden könnten. Dein Herz schlägt immer schneller, und dann tippt dir plötzlich jemand auf die Schulter. Was passiert als Nächstes? Tja, jetzt siehst du wahrscheinlich genauso aus wie eine von diesen erschrockenen Katzen in den YouTube-Videos! Du kippst vor Schreck fast aus den Schuhen und fängst laut zu schreien an. Vielleicht setzt dein Verstand sogar für kurze Zeit aus, dein Herz fängt an zu rasen, und du drehst dich um, um zu sehen, wer oder was dich da bedroht, damit du entweder kämpfen oder weglaufen kannst. Dein ganzer Körper ist darauf vorbereitet, mit einer Gefahrensituation fertigzuwerden. Doch sobald du feststellst, dass einfach nur ein Freund hinter dir steht, der dir Hallo sagen möchte, seufzt du erleichtert auf, und dein parasympathisches Nervensystem versetzt dein System zur Erkennung von Bedrohungen allmählich wieder in den Ruhezustand – obwohl du vielleicht immer noch wütend auf deinen Freund bist und ihn anschreist, weil er sich im Dunkeln so heimlich, still und leise an dich herangeschlichen hat.

Diese Kampf-, Flucht- oder Erstarrungsreaktion wird von der Amygdala – einem kleinen mandelförmigen Gebilde im Gehirn – gesteuert. Die vielen heftigen Emotionen, die bei einer wahrgenommenen Bedrohung auf dich einstürmen, sind in einer echten Gefahrensituation überlebenswichtig. Doch wenn sie durch falschen Alarm ausgelöst werden (zum Beispiel durch einen Streit mit dem Partner, eine kritische Bemerkung eines anderen Menschen oder einen Fehler, der dir bei der Arbeit unterlaufen ist), sind sie absolut kontraproduktiv. Daniel Goleman bezeichnet diese emotionale Überflutungsreaktion auf alltägliche Ereignisse oder Rückschläge als Amygdala-Hijack.[26] Wenn es uns nicht gelingt, unsere ängstlichen Gedanken und negativen Emotionen in den Griff zu bekommen, dann kann es passieren, dass unser Gehirn und unser Körper alltägliche Stressfaktoren als lebensbedrohliche Ereignisse verarbeiten und eine dementsprechende biologische Alarmreaktion auslösen. Das Gefühl der Bedrohung ist eine sehr starke, primitive Reaktion, die sich äußerst negativ auf deine Schmerzen auswirkt. Wie man inzwischen weiß, hat chronischer Stress negative psychische und physiologische Folgen, durch die sich unter anderem auch deine Schmerzen verschlimmern können.

Benennen, Zusammenhänge herstellen und auf die Neustarttaste drücken

Manche Lebensereignisse wecken Gedanken und Gefühle in uns, die uns überwältigen oder die wir als inakzeptabel empfinden. (»So etwas darf ich doch nicht denken oder fühlen!«) Die neueren KVT-Schmerztherapien zielen darauf ab, dass der Patient sich schmerzhafte Erfahrungen und die damit einhergehenden Gefühle bewusster macht, sie zu verstehen versucht und dann durch adaptivere Gedanken und Gefühle ersetzt, damit diese in seinem Gehirn ablaufenden Prozesse den Schmerz nicht verstärken oder überhaupt erst verursachen.

Was ist damit gemeint? Das möchte ich nun an einem sehr persönlichen Beispiel erklären.

Mein Ehemann Will ist der Deckel, der genau auf meinen Topf passt – das Yin zu meinem Yang. Anhand dieser Beschreibung kannst du dir sicherlich vorstellen, wie viel er mir bedeutet. Eines Tages bekam mein normalerweise kerngesunder, topfitter und glücklicher Mann aus heiterem Himmel plötzlich quälende Rückenschmerzen. Und mit einem Mal war ich nicht mehr die Schmerztherapeutin, sondern hatte selbst ein chronisches Schmerzproblem – und zwar mit meinem Mann! Wills Schmerzen begannen im unteren Rücken und strahlten bis in sein rechtes Bein aus. Immer wenn sie einsetzten, waren sie so schlimm, dass er alles stehen und liegen lassen und sich hinsetzen musste, um wieder zu Atem zu kommen. Unser Hausarzt konnte keine Erklärung dafür finden. Die Ergebnisse seiner körperlichen Untersuchung und die MRTs waren alle unauffällig. Und doch: Wenn seine Schmerzen zuschlugen, waren sie verheerend. Es gab Tage, an denen Will kaum oder gar keine Schmerzen hatte, aber auch Tage mit plötzlichen extremen Schmerzschüben, die Minuten oder auch Stunden dauern konnten.

Dieses seltsame Problem tauchte auf, als ich gerade ein Psychologiepraktikum an der Robert Wood Johnson Medical School absolvierte. Ich schilderte meiner psychologischen Supervisorin Marian Stuart die Schmerzen meines Mannes und sie lächelte verständnisvoll und mit wissendem Kopfnicken. Dann fragte sie mich, ob die Tatsache, dass beide Eltern von Will an Krebs im Endstadium litten, meiner Meinung nach etwas damit zu tun haben könnte. Ich konnte da zwar keinen offensichtlichen Zusammenhang erkennen, aber – na ja, wer weiß – vielleicht doch? Will liebte seine Eltern abgöttisch (genau wie ich), und der Horror, den wir jetzt tagtäglich mit ihnen durchmachten, bereitete ihm eindeutig schlaflose Nächte und zehrte an seiner Energie. Marian forderte mich auf, ihn bei seinem nächsten Schmerzschub zu fragen, was ihm gerade durch den Kopf gegangen sei, bevor die Schmerzen einsetzten.

Seinen nächsten Schmerzanfall hatte Will, als wir uns gerade in einem Einkaufszentrum befanden. Diesmal war der Schmerz so schlimm, dass er darunter fast zusammengebrochen wäre. Vorsichtig humpelte er zur nächsten Bank. Als ich schließlich neben ihm saß und seine Hand hielt, fragte ich ihn, woran er kurz vor dem Einsetzen der Schmerzen gedacht habe.

Er warf mir einen verständnislosen Blick zu. »An Mama und ihren Krebs«, sagte er.

Nach einigem Zureden schilderte er mir seine Wut auf diese Krankheit, aber auch auf seine Mutter, weil sie so schwach und so starrsinnig war – gar nicht mehr die starke, kämpferische und selbstbewusste Frau, als die er sie gekannt hatte. Will war wütend und ängstlich zugleich – und das, obwohl er solche Gefühle eigentlich gar nicht haben sollte. Er schämte sich furchtbar dafür. Wie konnte er nur so herzlos sein, in dieser furchtbaren Situation Wut auf seine Mutter zu empfinden? Und genau in dem Augenblick, in dem er diese problematischen Gefühle benannte und mit seinen Gedanken in Zusammenhang brachte, ließ sein Schmerz zu unserem großen Erstaunen nach und hörte schließlich sogar ganz auf. Es war, als hätte sein Gehirn auf die Neustarttaste gedrückt. Will sah dem schmerzlichen Ereignis in die Augen, ging seinen inakzeptablen Gedanken auf den Grund, regulierte die Gefühle von Angst und Bedrohung, die sowohl von seinem Schmerz als auch von der Sorge um seine Mutter herrührten, herunter und erlaubte sich, diese schwierigen Emotionen zu erleben und anschließend loszulassen.

Natürlich traten die Schmerzen im Verlauf der Krankheit seiner Eltern und auch in den Jahren danach immer wieder auf. Doch sobald Will seine inakzeptablen Gedanken und Gefühle aussprach und mit den Umständen in Zusammenhang brachte, hörten sie jedes Mal wieder auf.

Bedeutet das womöglich, dass dieser Schmerz gar nicht real war, sondern dass Will ihn sich nur ausgedacht hat? Keineswegs. Was er erlebt hat, war einfach nur eine von vielen Möglichkeiten, wie unser Gehirn *von selbst* Schmerzen erzeugen kann. Es gibt ein paar ziemlich plausible neurowissenschaftliche Theorien, die erklären, was bei solchen Schmerzen im Gehirn passiert, aber ganz genau wissen wir es leider immer noch nicht. Könnte hinter deinen Schmerzen auch so etwas Ähnliches stecken? Vielleicht. Rund 20 bis 30 Prozent aller chronischen Schmerzpatienten leiden an dieser Art von Schmerz, der vom Gehirn erzeugt wird, aber Top-down-Schmerzen haben viele verschiedene Erscheinungsformen. Die Form, die ich gerade beschrieben habe, ist nur eine davon.

Emotionsfokussierte kognitive Verhaltenstherapien

In den 1880er-Jahren stellte William James, der Vater der amerikanischen Psychologie, fest: »Wir erleben Emotionen oft nicht nur im Kopf, sondern auch im Körper – und diese körperlichen Empfindungen können sogar ein wesentlicher Bestandteil unseres emotionalen Erlebens sein.« Neuere emotionsfokussierte Ansätze zur Behandlung chronischer Schmerzen – zum Beispiel die Pain-Reprocessing-Therapie (PRT) und die Emotional-Awareness-and-Expression-Therapie (EAET) – scheinen fast allen chronischen Schmerzpatienten zu helfen. Bei Menschen, deren Schmerzen durch negative Gefühle und Gedanken ausgelöst werden, sind sie aber oft besonders wirksam. Die PRT und die EAET haben etliche Gemeinsamkeiten und entsprechen in vielerlei Hinsicht dem Ansatz, den ich in diesem Buch verfolge. Diese emotionsfokussierten kognitiven

Verhaltenstherapien zur Behandlung von Schmerzen umfassen vier wichtige Elemente:

- Sei dir darüber im Klaren, wie dein Gehirn Schmerzen verstärkt oder sogar selbst erzeugen kann. (Deshalb haben wir uns an dieser Stelle so intensiv mit der Neurowissenschaft des Schmerzes beschäftigt.)
- Halte dir vor Augen, welche Rolle Gedanken und Emotionen bei der Verstärkung oder Verringerung von Schmerzsignalen spielen. Du kannst etwas an deinen Gedanken und Emotionen (und somit auch an der Art und Weise, wie dein Gehirn Schmerzen verarbeitet) ändern.
- Lerne, Gedanken und Gefühle zu benennen, Zusammenhänge herzustellen und auf die Neustarttaste zu drücken. Entwickle Techniken und Strategien, mit deren Hilfe du belastende Gedanken und Gefühle identifizieren (Benennen), Zusammenhänge zwischen deinem Schmerzempfinden und den damit einhergehenden Gedanken und Gefühlen herstellen (Verbinden) und den Fehlalarm deaktivieren kannst (Neustart), um deinen Körper und dein Gehirn wieder ins Gleichgewicht zu bringen.
- Übe Techniken zur Förderung positiver Emotionen, Handlungen und Beziehungen – den Eckpfeilern der Resilienz – ein. Sei dir bewusst, dass positive Emotionen so etwas wie eine gute Medizin sind.

Bei der Entwicklung deines Wohlfühlplans wirst du Lebenskompetenzen erlernen, mit deren Hilfe du eine Emotion verstehen, akzeptieren und schließlich regulieren kannst, damit die Emotion nicht anfängt, *dich* zu regulieren.

Die Vorteile positiver Emotionen

Zu den positiven Emotionen gehören bestimmte Formen des Glücksempfindens – Freude, Überraschung, Begeisterung, Fröhlichkeit – und des inneren Friedens: Ruhe, Dankbarkeit, Zuversicht, Entspannung und Liebe. Diese positiven Emotionen spielen auch im Hinblick auf dein Schmerzempfinden eine wichtige Rolle. Wissenschaftliche Untersuchungen zum Zusammenhang zwischen positiven Emotionen und Schmerzen (auf denen ein besonderer

Schwerpunkt meiner Forschungsarbeit liegt) haben gezeigt, dass Freude, Lachen, ein sinnerfülltes Leben und enge soziale Kontakte die Auswirkungen negativer Emotionen abpuffern und das Schmerzerleben im Gehirn eindämmen. Menschen mit chronischen Schmerzen, die viele positive Emotionen erleben, funktionieren in ihrem täglichen Leben besser und haben eher weniger Schmerzen. Außerdem schlafen sie normalerweise auch besser, haben weniger psychische Probleme und führen ein erfüllteres Leben.[27] Warum ist das so?

Dafür könnte die »Broaden and Build«-Theorie der renommierten Psychologin Dr. Barbara Fredrickson eine gute Erklärung sein.[28] Als Dr. Fredrickson als Professorin an der University of Michigan forschte und lehrte, war sie eine der Ersten, die uns klarmachte, dass positive Emotionen unser Denk- und Verhaltensrepertoire erweitern können. Womöglich liegt gerade darin die besondere Macht dieser Gefühle. Wenn wir negative Emotionen erleben, fokussieren wir unsere Aufmerksamkeit, unser Blickfeld und unsere Gedanken sehr stark darauf. Wir engen den Spielraum unserer Handlungs- und Reaktionsmöglichkeiten ein. Diese Fokussierung bringt uns einen wichtigen Überlebensvorteil, denn mit ihrer Hilfe können wir Gefahren erkennen und uns verteidigen. Im Gegensatz dazu erweitern sich bei positiven Emotionen unser Blickfeld, unsere Denkprozesse und unser Aufmerksamkeitsspektrum: Wir werden innerlich offener, flexibler und kreativer. Außerdem wirken wir durch positive Emotionen anziehender auf andere Menschen, was uns hilft, wichtige soziale Ressourcen aufzubauen. Unter dem Einfluss positiver Emotionen sind wir auch eher bereit, uns gut um unsere Gesundheit und unser Wohlbefinden zu kümmern: Wir ernähren uns gesünder, treiben mehr Sport, widmen uns angenehmen Aktivitäten, bauen soziale Beziehungen auf und schlafen gut. Kurz gesagt: Positive Emotionen können sich positiv auf unsere seelische und körperliche Gesundheit auswirken.

Positive Emotionen lindern Schmerzen

Dein Gehirn steht in direkter Verbindung mit dem endokrinen System, das deine Hormone reguliert. Wenn du glücklich, beschwingt oder zufrieden bist, werden biochemische Substanzen ausgeschüttet und fließen durch deinen Körper hindurch – hurra![29] Wenn du glücklich und freudig erregt bist, werden verschiedene Hirnregionen aktiviert und plaudern miteinander wie gute Freunde auf einer Party. Zusammen bilden diese Hirnareale dein Belohnungssystem. Wenn du also eine positive soziale Erfahrung machst, bei einem Spiel gewinnst oder irgendetwas Schönes siehst, registriert dein Gehirn das als Belohnung und schüttet Glücksbotenstoffe wie beispielsweise Dopamin aus. Das ist so, wie wenn alle Gäste auf einer Party gleichzeitig über eine lustige Geschichte lachen. Deine Belohnungsverarbeitung und deine Dopaminausschüttung erklären, warum du vor Freude, Stolz oder freudiger Erregung förmlich sprühst, wenn du irgendein Objekt oder Ereignis großartig findest.

Andere Glücksbotenstoffe sind der Neurotransmitter Serotonin und die Hormone Oxytocin und Endorphine. Von Serotonin hast du wahrscheinlich schon gehört, weil dieser Botenstoff für unsere Stimmung und für die Übertragung von Schmerzsignalen eine so wichtige Rolle spielt. Menschen, die unter Depressionen, Ängsten, Traumata und chronischen Schmerzen leiden, haben oft einen niedrigeren Serotoninspiegel. Das Bindungshormon Oxytocin zirkuliert in unserem Körper, wenn wir lieben und uns geliebt fühlen, und Endorphine sind unsere körpereigenen Opioide. Wenn dein Gehirn Endorphine ausschüttet, ist dir vor lauter Freude vielleicht fast schon ein bisschen schwindelig – so wie beim berühmten »Runner's High« des Läufers. Endorphine verursachen dieses Hochgefühl, um dem körperlichen Stress des Laufens entgegenzuwirken. Diese Glückshormone werden aber auch in anderen Situationen ausgeschüttet. Erinnerst du dich noch an ein Erlebnis, bei dem du so sehr lachen musstest, dass dir die Tränen übers Gesicht liefen und du kaum noch Luft bekamst? Danach hast du dich wahrscheinlich wie berauscht gefühlt, oder nicht? Ein Hoch auf unser körpereigenes, hundertprozentig natürliches Opioidsystem! Ich würde dir am liebsten noch viel mehr von diesem atemberaubenden Gelächter verschreiben. Und jetzt kommt der Clou: Alle vier dieser Glücksbotenstoffe verringern das Schmerzempfinden – *ähnlich wie ein Medikament, nur auf natürliche Weise.*

Kleiner Warnhinweis zu positiven Emotionen bei chronischen Schmerzpatienten

Viele wissenschaftliche Untersuchungen zeigen, dass manche Menschen, die unter chronischen Schmerzen, Depressionen, Angstzuständen, Traumata oder Substanzabhängigkeit leiden, Probleme mit dem Belohnungssystem ihres Gehirns haben. Das kann dazu führen, dass sie positive Ereignisse nicht mehr als solche erkennen. Stell dir einmal eine Party vor, auf der die Gäste sich nicht miteinander unterhalten, ja nicht einmal Notiz voneinander nehmen. Was für eine besch... Party! Wenn ein solches Problem sich in die neuronalen Schaltkreise unseres Belohnungssystems eingeschlichen hat, wirkt es sich ebenfalls negativ auf unsere Motivation aus und führt dazu, dass wir weniger aktiv nach positiven Erfahrungen suchen. Wenn du unter chronischen Schmerzen leidest, kann dieses Phänomen dazu führen, dass dir irgendwie »fad« zumute ist und du dich über nichts freuen kannst – selbst dann nicht, wenn etwas Schönes passiert.

Doch das ist kein Grund zum Verzweifeln! Es gibt nämlich überzeugende wissenschaftliche Beweise dafür, dass die Funktion unseres Belohnungssystems sich durch Achtsamkeit, Ausdauersport, Kontakte zu anderen Menschen, den Genuss der schönen Seiten des Lebens, Dankbarkeit und bewusste Ausübung angenehmer Aktivitäten verbessern lässt.[30] Bei unserem Neustart für dein Gehirn, mit dem du deine chronischen Schmerzen besser in den Griff bekommen sollst, wird es also vor allem darum gehen, positive Emotionen zu fördern und zu verstärken. Dazu musst du zunächst einmal lernen, bereichernde Erlebnisse, Erfahrungen und Menschen zu erkennen und gezielt danach zu suchen.

Wichtige Punkte, die du dir merken solltest

- Das Gehirn verarbeitet Emotionen und Schmerzen teilweise (aber nicht nur) über gemeinsame neuronale Schaltkreise. Deshalb verschlimmern negative Emotionen den Schmerz, während positive Emotionen eine Pufferfunktion erfüllen und das Schmerzerleben lindern können.
- Wenn es uns nicht gelingt, als bedrohlich empfundene Gedanken und negative Emotionen zu regulieren, stufen unser Gehirn und unser Körper diese Gedanken und Gefühle als lebensbedrohlich ein und lösen Fehlalarme in unserem Stressreaktionssystem aus.
- Deshalb ist es so wichtig, belastende Gedanken und Emotionen genau zu benennen und Zusammenhänge zwischen Ereignissen, Gedanken, Gefühlen und Schmerzen herzustellen. Deaktiviere Fehlalarme und stelle auf diese Weise dein inneres Gleichgewicht wieder her.
- Deine körpereigenen Glücksbotenstoffe (Dopamin, Endorphine, Oxytocin und Serotonin), die bei positiven Emotionen ausgeschüttet werden, lindern Schmerzen auf natürliche Weise.
- Bei vielen chronischen Schmerzpatienten ist die Belohnungsverarbeitung im Gehirn gestört. Doch durch positive Erfahrungen lässt sich diese Fehlprogrammierung wieder rückgängig machen. Also versuche möglichst viel Spaß im Leben zu haben!
- Eine Metaanalyse ist eine besonders aussagekräftige Untersuchung, die Daten aus vielen verschiedenen Studien zum selben Thema so analysiert, als ob all diese Daten aus einer einzigen großen, zusammenhängenden Untersuchung stammen würden.

Erfahrungsbericht: Christin

Ich sah das Auto nicht kommen – und dann nahm ich eine Millisekunde lang nur noch Stahl, Chrom, Glas und unerträgliche Schmerzen wahr. Als ich im Alter von 15 Jahren mit dem Fahrrad von einem Basketballcamp nach Hause fuhr, wurde ich von einem Auto angefahren und schwer verletzt. Die Ärzte prophezeiten meiner Familie, dass ich die Nacht wahrscheinlich nicht überleben würde. Zum Glück haben sie sich geirrt.

In den nächsten Tagen wurde ich mehrfach operiert und verbrachte anschließend einen Monat im Krankenhaus. Durch anstrengende Physiotherapie und weitere Operationen im Lauf des nächsten Jahres konnten meine körperlichen Funktionen fast völlig wiederhergestellt werden. Ich kann mich glücklich schätzen, dass ich nicht nur am Leben bin, sondern sogar immer noch sprechen, gehen und »normalen« Tätigkeiten nachgehen kann. Trotzdem war mein Leben nach diesem Unfall nie wieder so wie vorher. Einerseits habe ich dadurch eine neue Perspektive gewonnen – ein Gefühl der Sinnhaftigkeit und eine Wertschätzung für das Geschenk des Lebens, die die meisten Menschen vielleicht nie verstehen werden. Andererseits haben mein Körper, mein Geist und meine Seele durch den Unfall und seine Folgen ein schweres Trauma erlitten, und seitdem gibt es einen täglichen Begleiter: chronische Schmerzen. Auch heute – 30 Jahre später – ist dieser grausame Gefährte immer noch an meiner Seite.

Und da man selbst heute immer noch viel zu wenig über chronische Schmerzen weiß und es auch nicht genügend Forschungsprojekte dazu gibt, fiel es mir – ebenso wie Millionen anderer Schmerzpatienten – schwer, kompetente Ärzte und Therapeuten und sichere, wirksame Behandlungsmethoden zu finden. Fast zehn Jahre lang habe ich mit verschiedenen medikamentösen und nichtmedikamentösen Schmerztherapien experimentiert, um eine Kombination aus beidem zu finden, die meine starken Schmerzen lindern kann, ohne unerträgliche Nebenwirkungen zu verursachen. Dieser alltägliche zermürbende Trott – der Versuch, irgendwie zu funktionieren und rein äußerlich so zu wirken, als gehe es mir eigentlich ganz gut, obwohl ich in Wirklichkeit dauernd Schmerzen habe – war nicht nur für mich selbst, sondern auch für die Menschen, die mir am nächsten stehen, eine ungeheure Belastung. Die lebensverändernden Auswirkungen dieser gravierenden gesundheitlichen Probleme, unter denen ich in meiner Jugend litt, motivierten mich dazu, ein naturwissenschaftliches Studium zu absolvieren. In den letzten 25 Jahren habe ich mich außerdem im gemeinnützigen Sektor für die Schmerzforschung engagiert. Aber das ist noch lange nicht alles.

In einer besonders schwierigen und düsteren Phase dieser Reise hat ausgerechnet eine Kamera mein Leben verändert, und inzwischen ist diese Kamera zu meinem zweiten täglichen Begleiter geworden. In einer Zeit, in der ich wenig Hoffnung auf eine sinnvolle Zukunft ohne ständige quälende Schmerzen hatte, begann ich meine Umgebung mit der Kamera in der Hand zu erkunden. Meine Liebe zum Meer zog mich an Orte, die in der Nähe meines Wohnorts lagen, mich von meinem physischen Leid ablenkten und allmählich auch meinen emotionalen Schmerz zu heilen begannen, sodass ich wieder neue Hoffnung für die Zukunft schöpfte.

Ich fühle mich vor allem zu visuellen Kompositionen hingezogen, in denen sich meine Lebenserfahrungen widerspiegeln – zu Bildern, die von Resilienz und Durchhaltevermögen trotz widriger Umstände zeugen: rostige, ramponierte Boote mit inspirierenden Namen wie *Determination* (Entschlossenheit) oder *Tenacity* (Zähigkeit), stämmige Leuchttürme, die den Menschen schon seit Jahrhunderten den Weg zur Küste weisen, Landungsstege, die dem Ansturm der tosenden See unerschütterlich standhalten, und Sonnenaufgänge über dem Meer, die selbst der müdesten Seele wieder Hoffnung geben. Die Fotografie war meine Rettung, und ich hoffe mit meinen Bildern auch anderen Menschen, die mit Not und Unglück jeglicher Art konfrontiert sind, zu zeigen, dass sie stärker sind, als sie glauben, und dass es Hoffnung für ihre Zukunft gibt – auch wenn ihre Gegenwart noch so hoffnungslos aussehen mag

Christin Veasley ist Mitbegründerin und Direktorin der Chronic Pain Research Alliance. Mehr darüber erfährst du unter ChronicPainResearch.org; Christins Fotos kannst du dir unter ResiliencePhotography.com anschauen.

6

TRAUMA, SCHMERZ UND HEILUNG

Im Leben passieren nun mal schlimme Dinge; das lässt sich nicht vermeiden. Jeder Mensch hat irgendwann einmal mit widrigen Umständen zu kämpfen. Manche dieser Erlebnisse (zum Beispiel ein verpasster Flug) stressen und frustrieren uns einfach nur; andere – wie beispielsweise der Verlust eines Arbeitsplatzes – sind problematischer und folgenschwerer. Und dann gibt es auch noch besonders verheerende Ereignisse, etwa einen schlimmen Autounfall, ein Gewaltverbrechen, den unerwarteten Tod eines geliebten Menschen, sexuellen Missbrauch und körperliche oder emotionale Misshandlung. Oft entsteht durch solche Erlebnisse, bei denen man sich in seinem Überleben bedroht fühlt, ein Trauma. Doch aus der Psychologie und den Neurowissenschaften wissen wir, dass deine Biologie, deine Lebensgeschichte, deine Denkmuster, ja sogar die Menschen in deinem Umfeld großen Einfluss darauf haben, wie du auf negative Ereignisse reagierst und welche emotionalen und physiologischen Auswirkungen diese Reaktionen wiederum auf dich haben können.

Nimm dir nun einmal kurz Zeit, dein Leben an deinem inneren Auge vorbeiziehen zu lassen. Wahrscheinlich kannst du mindestens drei wirklich *schreckliche* Ereignisse aufzählen, die du erlebt hast. Wenn du möchtest, kannst du diese Erlebnisse auch aufschreiben. Falls du dich dafür entscheiden solltest, kannst du sie entweder in einer Reihenfolge vom Schlimmen zum Allerschlimmsten oder chronologisch nach den Lebensphasen anordnen, in denen sie stattgefunden haben. Mit anderen Worten: Fällt das Ereignis in deine Kindheit, deine Jugend oder das Erwachsenenalter? Lass diese Erinnerungen objektiv wie ein Wissenschaftler an dir vorüberziehen – ohne Leidenschaft oder sonstige Emotionen. Blicke einfach aus der Sicherheit deiner Gegenwart auf eines dieser Erlebnisse zurück. Vielleicht hat es dich damals total überwältigt – die Zeit schien stillzustehen, womöglich wolltest du es anfangs gar nicht wahrhaben oder hast mit einer höheren Macht darüber verhandelt, ob sie es nicht wieder ungeschehen machen könnte. Wie auch immer du auf dieses Ereignis reagiert hast, es ist zu einem festen Bestandteil deiner Lebensgeschichte geworden. Vielleicht haben manche dieser traumatischen Erlebnisse dir großen Kummer bereitet und dein Leben durcheinandergebracht. Vielleicht hast du furchtbar darunter gelitten und dich gefragt, ob du es wohl jemals schaffen würdest, diesen Schmerz zu überwinden.

Und nun wollen wir dieses Gedankenexperiment einmal vorübergehend ad acta legen und uns darauf konzentrieren, wie du dich jetzt gerade fühlst. Auch wenn das betreffende Ereignis schon lange zurückliegt und du bei diesem Experiment versucht hast, eine gewisse emotionale Distanz zum Erlebten zu wahren, hattest du dabei wahrscheinlich trotzdem immer noch Gefühle – vielleicht sogar sehr starke Emotionen, wie beispielsweise heftige Angst. Denn die mit solchen Ereignissen einhergehenden Gefühle überdauern Jahre oder sogar Jahrzehnte. Dein Gehirn speichert bedrohliche Ereignisse oft mit außergewöhnlicher Präzision in deinem Gedächtnis, damit du ähnlichen Situationen in Zukunft aus dem Weg gehst, denn das ist wichtig für dein Überleben. Danke schön, liebes Gehirn!

Ein Trauma hinterlässt unverwechselbare Spuren in Gehirn und Körper. Extreme, dauerhafte widrige Umstände, Verlusterlebnisse, Ängste und Traumata können sogar zu DNA-Veränderungen führen. Wie wir im Kapitel über Stress bereits erfahren haben, zahlt unser Körper für jede anhaltende Aktivierung seines Stressreaktionssystems einen hohen Preis.

Atme nun einmal langsam und tief ein und lass diese negativen Ereignisse beim Ausatmen los. Ja, das ist ganz ernst gemeint: Atme tief ein, und beim Ausatmen lässt du die Erinnerungen daran los. Stell dir vor, wie du sie in einer Kiste verstaust und irgendwo auf ein verstecktes Regalbrett stellst. Und nun wollen wir uns ein bisschen über dieses Thema unterhalten.

Unglücksfälle und Traumata

Viele Menschen mit chronischen Schmerzen berichten, dass ihren Schmerzen ein traumatisches Ereignis – beispielsweise ein Autounfall, eine Notoperation oder ein schlimmer Verlust – vorausgegangen ist. Andere haben in ihrer Kindheit sexuellen Missbrauch, Misshandlung, Vernachlässigung oder soziale Entfremdung erlebt. Da Traumata oft wieder neue Traumata erzeugen, erleben viele dieser Menschen auch im Erwachsenenalter Missbrauch und andere traumatische Ereignisse. Dieses stressige Umfeld setzt allmähliche physiologische Veränderungen in Gang, die die biologische Grundlage für die Entstehung chronischer Schmerzen schaffen können.

Wissenschaftlichen Untersuchungen zufolge gehen Traumata, die man in der Kindheit oder im Erwachsenenalter erlebt hat, mit einer verstärkten körperlichen Empfindlichkeit für Schmerzreize einher.[31] Mit anderen Worten: Das Gehirn schreit bei solchen Menschen eher »Schmerz!« als bei anderen. Es gibt aber auch eine gute Nachricht: Die biologischen Systeme, die sich als Reaktion auf diese belastenden Ereignisse verändert haben, sind größtenteils formbar wie Ton und können sich daher auch wieder aufs Neue verändern. Und da wir in unserem Verständnis des Gehirns und seiner erstaunlichen Plastizität immer größere Fortschritte machen, entwickeln wir auch immer wieder neue Behandlungsmethoden und können darauf hoffen, dass diese verschiedenen Therapieansätze früher oder später immer besser gegen Schmerzen helfen und das Wohlbefinden der Patienten verbessern können. Und auch du selbst – ja, du! – kannst diese positiven Veränderungen durch dein zukünftiges Verhalten fördern.

Wir Menschen sind erstaunlich resilient. Die wissenschaftlichen Erkenntnisse über unsere Fähigkeit, nach traumatischen Ereignissen wieder auf die Beine zu kommen, sind beeindruckend. Anfangs fühlen wir uns vor Kummer vielleicht wie betäubt und von Gott und der Welt verlassen, doch meistens gelingt es uns mithilfe verschiedener persönlicher Ressourcen, unseren emotionalen Halt und unser inneres Gleichgewicht wiederzufinden. Wie bereits besprochen, hängt die Frage, wie gut wir uns von Rückschlägen erholen, davon ab, ob wir über ein zuverlässiges soziales Unterstützungsnetz und gesunde Bewältigungsstrategien verfügen. Wenn diese Resilienzressourcen kaum vorhanden oder dysfunktional sind (das heißt, wenn unsere Familienangehörigen oder Freunde uns nicht unterstützen, wenn wir Drogen nehmen oder unseren seelischen Schmerz verdrängen), werden wir mit größerer Wahrscheinlichkeit ein Trauma und toxischen Stress erleben.

Bevor wir nun auf die Frage eingehen, wie resiliente Menschen mit Missgeschicken und Unglücksfällen umgehen, möchte ich dir zunächst einmal ein paar Hinweise für deine Sicherheit geben. Manche Missgeschicke sind besonders schwer zu bewältigen und können zu einer Traumareaktion führen. Wenn du traumatische Ereignisse erlebt, deshalb bisher aber noch nie Hilfe gesucht hast, oder wenn du unter Symptomen einer posttraumatischen Belastungsstörung (PTBS) leidest, könnte dieses Buch dir zwar auch weiterhelfen, doch für solche Probleme gibt es wirksamere Behandlungsmethoden. Im Abschnitt »Weiterführende Informationen« auf Seite 326 sind Telefonnummern und Websites aufgelistet, mit deren Hilfe du einen Therapeuten in deiner Nähe finden kannst, der dir sicherlich eine bessere Hilfe sein wird als ich in diesem Buch.

Bewahre dir eine realistische Perspektive!

Wenn du etwas Traumatisches erlebt hast, lässt sich daran nichts mehr ändern. In dem Film *Superman* aus dem Jahr 1979 erfährt Clark Kent, dass seine große Liebe Lois Lane gestorben ist. Völlig aufgelöst nimmt er sie in die Arme, drückt ihren schlaffen Körper an seine Brust und beginnt dann als Superman gegen den Uhrzeigersinn um die Erde zu fliegen. Mit zunehmender Geschwindigkeit umkreist er unseren Planeten, bis er schließlich zum Stillstand kommt und die Zeit zurückdreht. Dank dieses Akts der Verzweiflung gelingt ihm ein Zeitsprung in die Vergangenheit: Er kann die letzten Minuten vor dem Tod der geliebten Frau noch einmal erleben und ihn auf diese Weise verhindern. Wir alle kennen diesen verzweifelten Wunsch, die Zeit zurückzudrehen und dadurch irgendein schlimmes Ereignis rückgängig zu machen, deshalb hat diese Filmszene Kultcharakter. Aber wir sind nun mal nicht Superman, also müssen wir andere Wege finden, mit Widrigkeiten, Verlusten, Traumata und Misserfolgen umzugehen und – wenn wir wirklich gut durchs Leben kommen wollen – vielleicht sogar innerlich daran zu wachsen.

Ein wichtiger Aspekt bei der Bewältigung schwieriger Lebensereignisse besteht darin, dass man mit der Zeit lernt, anders darüber zu denken. Ein Trauma kann deine Sichtweise der Welt tiefgreifend verändern. Doch mit der Zeit integrierst du neue Informationen und Erfahrungen in deine Lebenseinstellung, dadurch entwickeln sich deine Gedanken – und auch deine emotionalen Reaktionen – weiter. Wenn du zum Beispiel deinen Job verlierst, denkst du vielleicht zuallererst: »Wie furchtbar! Ich bin so ein Versager. Wie soll ich nur je wieder eine neue Stellung finden?« Wütende, mutlose Gedanken sind bei vielen Menschen die erste Reaktion auf ein negatives Ereignis. Oft verfallen wir dann in eine richtige Katastrophenstimmung, machen uns selbst runter und fühlen uns von dem

Schock wie betäubt. Doch mit einem klareren Kopf (und dank der Unterstützung von Freunden) kommen wir mit der Zeit vielleicht zu der Erkenntnis, dass diese allerersten Gedanken falsch waren. Dann verbessert sich auch unsere emotionale Verfassung, und wir sind eher in der Lage, uns einen neuen Job zu suchen – vielleicht sogar einen, der besser bezahlt wird und in dem wir mehr Wertschätzung erfahren und Erfüllung finden. Doch solange wir im Katastrophenmodus feststecken, erscheint uns die Möglichkeit, dass unsere Situation sich durch den Verlust dieser Stellung letztlich vielleicht sogar verbessern könnte, völlig absurd.

Wissenschaftlichen Untersuchungen zufolge hat das traumatische Ereignis selbst (egal, worum es sich dabei gehandelt hat) weniger starke Auswirkungen auf unseren Gesundheitszustand als der psychische Stress, den wir *nach* diesem Ereignis erleben. Und genau das Ausmaß dieser seelischen Belastung entscheidet darüber, ob dein Gehirn und dein Körper das betreffende Ereignis als erträglichen oder toxischen Stress empfinden.

Wieder in die Normalität zurückfinden

Selbst in der unglücklichsten Situation gibt es immer noch einen Weg zum Glück. Inmitten von Verlust und Verzweiflung fällt es dir sicherlich schwer zu glauben, dass du nicht für den Rest deines Lebens todunglücklich sein wirst, und doch entspricht das fast immer den Tatsachen. Deine Ängste können mit der Zeit nachlassen, aber das erfordert oft harte Arbeit und professionelle Betreuung durch einen geschulten Psychotherapeuten. Der Schmerz eines Verlusts kann ebenfalls vergehen, wenn wir uns Zeit nehmen, darüber zu trauern, und uns dabei liebevoll um uns selbst kümmern. Es ist sehr wichtig, sich in solchen Situationen in Selbstmitgefühl zu üben und bei Bedarf soziale Unterstützung oder sogar professionelle Hilfe in Anspruch zu nehmen. Auch dazu findest du im Abschnitt »Weiterführende Informationen« im Anhang auf Seite 326 nähere Informationen.

Manche Menschen erleben, nachdem sie schlimme Lebensereignisse akzeptiert und verarbeitet haben, sogar ein posttraumatisches *Wachstum*. Zu so einer persönlichen Weiterentwicklung kann es beispielsweise kommen, wenn man eine lebensbedrohliche Krankheit oder einen Unfall überlebt hat und das als Geschenk empfindet – als Chance, ein Leben zu führen, das sich sinnvoller und lohnender anfühlt als das vorherige. So erging es zum Beispiel Christin, die wir im letzten Kapitel kennengelernt haben und die sich von den Folgen eines schweren Autounfalls erholte. Manchmal ist dieses Phänomen auch bei Eltern zu beobachten, die ein Kind verloren haben und in diesem Ereignis einen Sinn oder sogar neue Kraft finden, indem sie sich dafür einsetzen, dass andere Kinder oder Eltern nichts Ähnliches erleiden müssen. Solche Menschen finden mutige Wege, sich ihrer Angst zu stellen, zu trauern und dann im Schatten der Katastrophe innerlich zu wachsen. Wissenschaftlichen Untersuchungen zufolge erleben Menschen mit starker sozialer Unterstützung, gesunden Bewältigungsstrategien und guter seelischer und körperlicher Gesundheit am ehesten ein solches posttraumatisches Wachstum.[32] Mit diesem Buch möchte ich dir dabei helfen, diese wichtigen Fähigkeiten und Ressourcen aufzubauen.

Nimm dich selbst an – mit allen Narben und Unvollkommenheiten!

Leonard Cohen singt, dass die Risse in Dingen wertvoll sind, weil sie das Licht hereinlassen. Ein Trauma kann dich auf vielerlei Weise verändern – und zwar für immer. Vielleicht siehst du, wenn du im Nachhinein auf einige der negativsten Ereignisse in deinem Leben zurückblickst, wie du emotional oder spirituell daran gewachsen bist. Vielleicht führt das, was du durch dieses Unglück gelernt hast, sogar dazu, dass du dich jetzt anders verhältst. Unsere Narben – ob verborgen oder deutlich sichtbar – machen uns zu etwas Einzigartigem. Ein typisch japanisches ästhetisches Prinzip namens Wabi-Sabi erkennt das Schöne in Asymmetrie, rauen Ecken und Kanten, unvollendeten Werken, ja sogar in kaputten oder geflickten Gegenständen. In der Natur wirken solche Objekte schön und faszinierend, oft sprechen sie uns sogar ganz besonders an. Die gleiche Ästhetik gilt auch für uns Menschen: Gerade deine Unvollkommenheiten verleihen dir eine ganz besondere Schönheit und Faszination. Also nimm deine Narben und Unvollkommenheiten an! Genieße es, etwas Unfertiges, noch im Wachstum Begriffenes zu sein. Du musst nicht perfekt sein, um etwas ganz Besonderes zu sein und geliebt zu werden.

Sei dankbar für deine Misserfolge und bewahre dir eine Wachstumsmentalität

Bei einer solchen Diskussion über die Widrigkeiten des Lebens sollte auch das Scheitern – eine sehr persönliche Form widriger Umstände – nicht unerwähnt bleiben. Manche Misserfolge können dich wirklich niederschmettern. Das bedeutet aber noch lange nicht, dass du unzulänglich oder inkompetent bist. Niemand kommt ohne ein paar spektakuläre Fehler und Missgriffe durchs Leben. Es kommt nur darauf an, wie du über diese Missgeschicke denkst und wie du dich in Zukunft verhältst. Wirst du dich zwanghaft mit diesen Misserfolgen beschäftigen, sie in Gedanken immer wieder durchspielen und deine Dummheit verfluchen? Oder wirst du in aller Ruhe darüber nachdenken, vielleicht erröten oder lachen, dir ein bisschen Selbstmitgefühl erlauben und etwas aus deinem Misserfolg lernen? Mit diesem Verhalten gehst du vielen kontraproduktiven Gedanken und negativen Gefühlen aus dem Weg, außerdem kann es dazu beitragen, dass du beim nächsten Mal mehr Erfolg hast. Und was ich beinahe vergessen hätte: Du wirst dann auch besser schlafen, glücklicher sein und weniger Schmerzen haben.

Carol Dweck beleuchtet unsere Reaktionen auf Misserfolge in ihrem Buch *Mindset* unter dem Aspekt, ob wir eine Wachstumsmentalität haben (oder eben nicht).[33] Ihrer Meinung nach halten manche Menschen Fähigkeiten und Leistungspotenzial für etwas, das von vornherein feststeht: Entweder man ist begabt oder man ist es nicht. Andere Leute dagegen glauben, dass man Fähigkeiten und Talente durch Fleiß entwickeln kann. Menschen, die daran glauben, dass unsere Fähigkeiten und unser Potenzial von vornherein festgelegt sind, nehmen Misserfolge sehr schwer, denn sie sind in ihren Augen ein Beweis dafür, dass sie die äußerste Grenze ihrer Fähigkeiten erreicht haben. Dagegen nutzen Menschen mit wachstumsorientierter Denkweise Misserfolge als Feedback: Wenn ihnen etwas misslingt, können sie aus dieser Erfahrung etwas lernen, was ihnen bei ihren zukünftigen Bemühungen um Erfolg weiterhelfen wird. Deshalb solltest du dich bemühen, eine wachstumsorientierte Denkweise zu entwickeln – vor allem, wenn du die Aktivitäten in Teil zwei dieses Buches ausprobierst.

Betrauere deine Verluste, aber widme dich trotzdem Menschen und Aktivitäten, die dir guttun!

Das Feedback deiner Mitmenschen entscheidet zu einem großen Teil darüber, aus welcher Perspektive du deine Misserfolge betrachtest, wie du deine Zukunftsaussichten einschätzt und was du über dich selbst denkst. Deshalb ist es für deine Gesundheit und dein Glück *enorm wichtig*, dich mit Menschen zu umgeben, die an dich glauben, dich unterstützen und zum Erfolg ermutigen. Mit diesem Thema der sozialen Bindungen werden wir uns in Kürze noch eingehender beschäftigen.

Die Art, wie du auf Missgeschicke und Unglücksfälle reagierst, bestimmt zu einem großen Teil darüber, ob du leidest oder ob es dir gut geht. Das soll nicht heißen, dass deine Schwierigkeiten einfach verschwinden, wenn du an etwas Schönes denkst. Das wäre großartig, aber so funktioniert es nun einmal nicht. Du musst das negative Ereignis durchstehen, so gut du kannst. Spüre den Schmerz, die Wut, die Frustration oder den Verlust und fasse diese Gefühle offen und ehrlich in Worte. Und dann – igitt! – kommt der schwierige Teil: Finde einen Weg, zu akzeptieren, dass das nun einmal passiert ist. Trauere. Diese Trauer kann ein paar Minuten oder auch ein paar Jahre andauern. Wenn dein Gefühl der Traurigkeit sehr lange anhält oder dich zu überwältigen droht, solltest du dich an einen Psychotherapeuten wenden. Bei der Überwindung von Verlusten, die leichter zu verkraften sind, können dir jedoch deine Familienangehörigen und Freunde helfen. Welchen Weg auch immer du wählst – es geht darum, dem Ereignis mithilfe deiner erstaunlichen Denkfähigkeit einen Sinn zu geben.

Wichtige Punkte, die du dir merken solltest

- Missgeschicke sind ein unvermeidlicher Bestandteil unserer Erfahrung als Mensch.
- Wie du über ein bestimmtes Ereignis denkst, ist wichtiger als das Ereignis selbst.
- Menschen mit chronischen Schmerzen haben oft eine traumatische Vergangenheit, die ihr Schmerzerleben auf biologischer, psychischer, emotionaler und verhaltensbezogener Ebene beeinflusst.
- Für die Erholung von traumatischen Ereignissen ist es wichtig, im Lauf der Zeit anders darüber zu denken und einen neuen Sinn in seinem Leben zu finden.
- Nimm deine Misserfolge und Unvollkommenheiten an. Sie machen dich weiser, sympathischer, liebenswerter und interessanter.

Erfahrungsbericht: Kevin

»Spann deine Kiefermuskulatur an, halte die Spannung und lass dann wieder los«, sagte der klinische Psychologe, unter dessen Anleitung ich alle Muskeln in meinem Körper anspannen und anschließend wieder locker lassen sollte – von Kopf bis Fuß. Danach fühlte ich mich ruhiger, entspannter und klarer im Kopf. Da ich noch mehr lernen wollte, begann ich mir Audio-CDs mit geführten Meditationen über Achtsamkeit und progressive Muskelentspannung anzuhören. Nach ein paar Monaten stellte ich zu meiner großen Freude fest, dass ich wertvolle Werkzeuge für die Bewältigung meiner Fibromyalgiesymptome gefunden hatte.

Sechs Jahre zuvor hatte Dr. Dan Clauw (den du in diesem Buch bereits kennengelernt hast) bei mir eine Fibromyalgie festgestellt. Auf diese Diagnose folgten 13 furchtbare Monate voller Angst und quälender Sorgen, denn aus unerklärlichen Gründen verschlimmerten sich meine Schmerzen und breiteten sich immer weiter aus. Außerdem schlief ich auch immer schlechter. All das gab mir das Gefühl, dass mein Körper von einer unsichtbaren, heimtückischen Macht belagert wurde. Damals war ich erst 21 Jahre alt, und eigentlich hatte ich damit gerechnet, mein Studium nicht mit einer chronischen Schmerzdiagnose, sondern mit einem Diplom abzuschließen. Doch unter Dans Anleitung lernte ich mehr über Fibromyalgie und entwickelte Strategien, um meine Symptome in den Griff zu bekommen. Dazu gehörten Medikamente wie Cyclobenzaprin und medizinisches Cannabis, aber auch Lebensstiländerungen: zum Beispiel mehr pflanzliche Lebensmittel, Yoga, Massagen und ein fester Schlaf-wach-Rhythmus. Zwar hatte ich das Gefühl, dass mein Zustand sich nur sehr langsam besserte, aber mit der Zeit wirkten diese Hilfsmittel und Strategien wahre Wunder. Ich kam wieder zu Kräften, schloss mein Studium ab, fand einen Vollzeitjob, kaufte mir ein Haus und heiratete.

Doch trotz dieser großartigen Entwicklung hatte ich nach wie vor eine ziemlich angespannte Beziehung zum Thema Schmerz. Ich hielt Fibromyalgieschmerzen für maladaptiv, hatte das Gefühl, dass sie keinen sinnvollen Zweck erfüllten und man sie daher unbedingt vermeiden sollte. Daher war ich in Gedanken ständig mit meinem Schmerz und der Angst davor beschäftigt und machte mir wegen jeder Entscheidung, durch die meine Beschwerden sich verschlimmerten, bittere Vorwürfe.

Indessen ging das Leben weiter und ich begann, mich auf das Fachgebiet Gesundheitswesen zu spezialisieren und eine Dissertation darüber zu schreiben. Während dieser Zeit zog ich mir beim Kickballspielen eine Muskelzerrung zu, die einen einjährigen Schmerzschub auslöste. Damals fühlte ich mich hundeelend, denn meine bisherigen Strategien im Umgang mit dem Schmerz halfen plötzlich nicht mehr. Ich ließ mich massieren, ging zur Physiotherapie und konsultierte einen Ernährungsberater. Nachdem ich meine Ernährung, mein Stressniveau und meine Schmerzsymptome eine Zeit lang genau beobachtet hatte, fiel mir der enge Zusammenhang zwischen Stress und Schmerz auf. Schließlich wurde mir klar, dass meine Gedanken großen Einfluss auf meine Schmerzen hatten. Offenbar reichte es nicht aus, nur meinen Körper zu behandeln, ich musste auch an meiner Denkweise arbeiten. Also zog ich einen klinischen Psychologen zurate.

Während unserer Sitzungen gewann ich mehr Einblick in meine inneren Monologe über meine Fibromyalgiebeschwerden: Ich registrierte, wie diese Selbstgespräche unbewusste physiologische Reaktionen (Muskelanspannung, flache Atmung) auslösten, durch die sich meine körperlichen Schmerzen verschlimmerten. Außerdem wurde mir klar, dass meine laserscharfe Fokussierung auf den Schmerz oft dazu führte, dass ich meine körperlichen Empfindungen in zwei verschiedene, einander diametral entgegengesetzte Schubladen einordnete: schmerzhaft versus *nicht* schmerzhaft. Diese Erkenntnisse und mein Wunsch, noch tiefer in diese Materie einzusteigen, inspirierten mich dazu, mich in meinem letzten Studienjahr zum Yogalehrer ausbilden zu lassen.

Dabei erlernte ich nicht nur verschiedene Yogapraktiken und die dahinterstehende Philosophie, sondern arbeitete mit Unterstützung meines Lehrers auch daran, diese Praktiken mit meinem eigenen Verständnis von Schmerz und Fibromyalgie in Zusammenhang zu bringen. Dabei kam mir eine wichtige Erkenntnis: nämlich wie wichtig es ist, eine (wenn auch noch so kurze) Pause zu machen, bevor man auf etwas reagiert. Früher dachte ich, wenn ich auf etwas Unbekanntes oder Beängstigendes stieß, oft sofort: »Schmerz! Schlimm! Stopp!«, und zog mich innerlich zurück. Doch wenn ich vorher kurz innehielt, gewann ich ein bisschen Abstand und fasste Mut. So konnte ich üben, diesen künstlich erzeugten Schmerzdualismus zu umgehen und mich auf eine Erkundung der kribbeligen Gefühle einzulassen, die bei mir normalerweise in die Kategorie »Schmerz« fielen: körperliches oder emotionales Unbehagen, Aufregung und innere Unruhe. Und dabei stellte ich zu meiner Überraschung fest, dass die Grenzen zwischen Schmerz und Unbehagen nicht starr, sondern fließend sind. Dank meiner Ausbildung und Erfahrung konnte ich mich bewusst darin üben, den Unterschied zwischen diesen beiden Empfindungen zu erkennen.

Dadurch habe ich inzwischen ein neues Verständnis von Fibromyalgie entwickelt. Mittlerweile sehe ich meine Fibromyalgie nicht mehr als schmerzhafte, unerklärliche Last oder als Erkrankung an, die geheilt werden muss, sondern als eine Form erhöhter Sensibilität. Diese Sensibilität ist ein fester Bestandteil meines Lebens und meines Ichs. Sie ist kein Feind, sondern ein Teil von mir – den ich jeden Tag ein bisschen mehr lieben lerne.

Kevin Boehnke ist wissenschaftlicher Mitarbeiter am Chronic Pain and Fatigue Research Center in der Abteilung für Anästhesiologie an der University of Michigan.

7

ACHTSAMKEIT UND DIE MACHT DER PRÄSENZ

Wie wir inzwischen wissen, wirkt anhaltender, toxischer Stress sich negativ auf dein Glück und deine Gesundheit aus. Er kann Angstzustände, Muskelverspannungen, Schlafstörungen, Reizbarkeit, rasende Gedanken, Traurigkeit, Fatigue, Kopfschmerzen, Antriebslosigkeit und Magenverstimmungen hervorrufen oder verschlimmern. Stress schafft ein physiologisches Umfeld, in dem deine Schmerzen vor sich hin schwären und mit der Zeit immer schlimmer werden können. Deshalb hoffe ich, dass du der Bewältigung des Stresses in deinem Leben eine hohe Priorität einräumst.

Wir können unseren Stress auf viele verschiedene Arten abbauen; einige dieser Methoden wirst du in Teil zwei meines Buches ausprobieren. Zu den am besten untersuchten Bewältigungsstrategien gehört die achtsamkeitsbasierte Stressreduktion (MBSR). Dieses Verfahren zählt zum Behandlungsspektrum vieler Universitätskliniken. Dabei erlernt man die Achtsamkeitsmeditation zunächst in Kursen, um sie anschließend auch für sich allein zu Hause praktizieren zu können. Studien zufolge kann die MBSR Stress abbauen, chronische Schmerzen lindern und die Funktionsfähigkeit und Lebensqualität bei den verschiedensten Krankheiten und Beschwerden verbessern: zum Beispiel bei Herz-Kreislauf-Erkrankungen, Bluthochdruck, Krebs, Asthma, Schlafstörungen, Hautproblemen, Magenbeschwerden, Fatigue, Angstzuständen, Depressionen, zu dicken Zehennägeln und behaarten Augäpfeln. Zugegeben – die letzten beiden Krankheiten habe ich erfunden, um zu überprüfen, ob du auch wirklich aufpasst, und dir klarzumachen, dass Achtsamkeit bei so ziemlich *allem* hilfreich sein kann!

Trotzdem ist sie kein Ersatz für eine reguläre medizinische Versorgung. Aber wenn du Achtsamkeit zusätzlich zu einem anderen Behandlungsprogramm praktizierst, kann sie deine Lebensqualität verbessern. Achtsamkeitspraktiken kann man im Rahmen eines mehrwöchigen Behandlungsprogramms erlernen, bei dem man persönlich von einem Therapeuten betreut wird. Du kannst aber auch von weniger systematisch strukturierten Behandlungsmethoden profitieren, zum Beispiel, indem du dir Anleitungen zu Fantasiereisen anhörst oder regelmäßig achtsame Atemübungen praktiziert. In welcher Form auch immer – Achtsamkeitspraktiken zielen darauf ab, dass du lernst, stärker im jetzigen Augenblick präsent zu sein.

Was bedeutet Präsenz?

Ist dir schon mal aufgefallen, wie jemand mitten in einem Gespräch plötzlich abschweift? Dieser Mensch schaut dir vielleicht direkt in die Augen, hält aber trotzdem keinen richtigen Blickkontakt mit dir. Möglicherweise versucht er sich an eine ähnliche Diskussion oder an hilfreiche Informationen zu erinnern, die etwas mit der Geschichte zu tun haben, die du ihm gerade erzählst. Vielleicht fällt ihm aber auch einfach nur ein, dass er unbedingt Bananen kaufen muss.

Der menschliche Verstand springt munter von einem Gedanken zum nächsten – von der Vergangenheit zur Gegenwart, von der Zukunft zu den Bananen im Supermarkt. Yogis und Yoginis (die Könige und Königinnen der Meditation) bezeichnen diesen Zustand ständigen Abgelenktseins als »Affengeist«: eine sehr anschauliche Beschreibung dafür, wie unser Geist dauernd von einem Gedanken zum nächsten springt – wie ein Affe, der sich von einem Ast zum anderen und dann *wieder* zu einem anderen hangelt. Wenn dein Geist sich in diesem Zustand fieberhafter Aktivität befindet, ist es unmöglich, dich zu konzentrieren oder im jetzigen Augenblick zu leben. Es ist schwierig, gegen ablenkende Gedanken anzukämpfen, die plötzlich in dir aufsteigen und deine Aufmerksamkeit beanspruchen wie ein glitzernder Gegensta… – »Oooh, was ist denn das?«

Achtsamkeit ist die Fähigkeit, in der Gegenwart zu bleiben und mit hundertprozentiger Aufmerksamkeit wahrzunehmen, wo du bist, mit wem du sprichst und was du *jetzt gerade* tust und empfindest. Wenn du achtsam bist, reagierst du nicht übertrieben heftig und fühlst dich von dem, was um dich herum passiert, auch nicht überwältigt, sondern es ist einfach alles so, wie es ist. Jon Kabat-Zinn – emeritierter Professor an der medizinischen Fakultät der University of Massachusetts und berühmter Erfinder der MBSR – definiert Achtsamkeit als »absichtsvolle, bewusste, wertfreie Hinlenkung der Aufmerksamkeit auf den jetzigen Augenblick«. Als denkende, selbstbezogene Menschen neigen wir dazu, uns zu ernst zu nehmen, und genau deshalb können wir nicht ruhig, konzentriert und präsent sein. Dieser Geisteszustand kann dazu führen, dass wir ständig nach Bedrohungen suchen und Gefahren sehen, die nur in unserem Kopf existieren. Doch wie wir inzwischen wissen, haben stressige Gedanken negative Auswirkungen auf unseren Körper, und neben vielen anderen physischen und psychischen Schäden, die sie anrichten, können sie auch Schmerzen verschlimmern.

Achtsamkeit für Schmerzpatienten

Die MBSR geht davon aus, dass es möglich ist, im jetzigen Augenblick zu leben und seine innere Welt und seine äußeren Erfahrungen ganz bewusst wahrzunehmen. Du kannst lernen, deine Gedanken, Gefühle und körperlichen Erfahrungen aus einer gewissen Distanz zu beobachten, ohne sie zu bewerten – wie ein Wissenschaftler. Genau wie dein Schmerz sind auch diese Gedanken, Gefühle und Erfahrungen in diesem Augenblick einfach nur da. (»Hm, interessant.«) Ein solcher wertfreier, achtsamer Umgang mit deinem täglichen Leben versetzt dich einen Zustand der Gelassenheit und inneren Klarheit und kann dir auch zu mehr Glücksmomenten verhelfen. Wenn du ruhig und zentriert bist, kannst du besser auf deine inneren Resilienzressourcen zugreifen, die dir helfen, Probleme zu lösen, Stress zu bewältigen und sogar deine Krankheiten oder Beschwerden besser zu überwinden.

Bei chronischen Schmerzen hilft die MBSR dir, deine Aufmerksamkeit auf die Gegenwart zu lenken – auch wenn das, was jetzt gerade passiert, die Sinneserfahrung des Schmerzes ist. Du kannst deinen Schmerz auch aus einer gewissen Distanz betrachten. Stell dir vor, du bist ein gefühlsneutraler Wissenschaftler oder Vulkanier, der beobachtet, dass du jetzt in diesem Augenblick Schmerzen hast. (»Faszinierend.«) Wenn du immer nur in einem einzigen Moment der Zeit existierst, bekommst du vielleicht ein differenzierteres Verständnis dafür, was in deinem Körper abläuft. Dein Gehirn verarbeitet in jeder Sekunde Millionen von Informationen, die nichts mit deinem Schmerz zu tun haben: zum Beispiel Geräusche aus deiner Umgebung, visuelle Reize, Düfte, die

Lufttemperatur, das Gefühl deiner Kleidung oder Schuhe und ungefähr zehn mögliche Stellen an deinem Körper, die gerade jucken. Nimm dir mal ein paar Sekunden Zeit und überlege, wo es dich jucken könnte. Ich wette, dass dir dabei sofort mindestens eine Stelle einfällt – vielleicht sogar mehrere. Das Gehirn nutzt diesen Prozess der Aufmerksamkeit, um alle Sinneseindrücke auszublenden – bis auf diejenigen, die gerade am hervorstechenden und relevantesten sind, und das ist eine sehr wichtige Funktion. Denn wenn dein Gehirn ständig alles in sich aufnehmen müsste, würde es sich hoffnungslos überfordert fühlen!

Doch wenn in jeder Sekunde unzählige Informationen in deinem Gehirn ankommen – warum hast du dann das Gefühl, nur Schmerzen zu empfinden? Das liegt daran, das der Schmerz ein Narzisst ist und nach deiner Aufmerksamkeit schreit wie ein verwöhntes Kind. Schließlich erfüllt er eine überlebenswichtige Funktion, und daher schenkt dein Gehirn ihm naturgemäß besondere Aufmerksamkeit, um dein Überleben zu sichern. Doch bei chronischen Schmerzen funktioniert diese an und für sich sehr sinnvolle neuronale Verschaltung nicht mehr richtig. Was kann man dagegen tun? Registriere die Signale des verwöhnten Kindes, ohne es zu verurteilen, und kümmere dich dann um andere »Kinder«, die deine Aufmerksamkeit sehr viel mehr verdienen – zum Beispiel das Rauschen des Windes in den Bäumen, die Farbe des Himmels, die weichen Ohren deines Hundes oder den köstlichen Geschmack einer frischen Melone. Du hast die Macht, darüber zu entscheiden, was du wahrnehmen möchtest, und du kannst dich immer nur auf eine Sache nach der anderen konzentrieren. Es erfordert lediglich ein bisschen Übung, Schmerzsignale in den Hintergrund zu schicken.

Mithilfe von Achtsamkeit kannst du dir aber auch kontraproduktive negative Gedanken und Gefühle, die deine Schmerzen begleiten, bewusster machen. Filtere die Angstvermeidungsstrategien und Worst-Case-Szenarien aus deinen ständigen inneren Dialogen heraus und nimm sie einmal kritisch unter die Lupe. Mithilfe von Achtsamkeit kannst du deinen körperlichen Schmerz von den negativen Gedanken unterscheiden, die sich mit den sensorischen Schmerzsignalen vermischen und dazu führen, dass dein Schmerz sich noch schlimmer und quälender anfühlt und dich noch stärker zu beeinträchtigen scheint. Außerdem kannst du durch Achtsamkeit eine umfassendere Perspektive einnehmen und dich weniger auf den Schmerz, sondern mehr auf neutrale, angenehme oder – wie Kevin es vielleicht ausdrücken würde – »kribbelige« Schmerzwahrnehmungen konzentrieren.

Achtsamkeitspraktiken

Die MBSR und ähnliche Praktiken beruhen auf der Achtsamkeitsmeditation – also auf Übungen, die deine Aufmerksamkeit auf die Gegenwart lenken. Dazu gehören kurze oder längere Meditationen und Körperwahrnehmungsübungen wie beispielsweise der Bodyscan (bei dem du alle Bereiche deines Körpers nach Verspannungen absuchst und diese anschließend loslässt) und die Gehmeditation. Bei all diesen Aktivitäten lernst du, mehr im jetzigen Augenblick zu sein und deinen Körper, deine Gedanken und deine Gefühle wertfrei wahrzunehmen, um deine Schmerzerfahrungen besser zu verstehen und etwas daran zu verändern. Die MBSR beinhaltet übrigens auch sanfte Dehnübungen, ähnlich wie beim Tai-Chi oder Qigong. Diese Bewegungen intensivieren deine bewusste Körperwahrnehmung. (Dabei geht es also nicht um Kraft-, Beweglichkeits- oder Fitnesstraining.) Auch die Atmung spielt bei Achtsamkeitsübungen eine wichtige Rolle, und auch hierbei geht es darum, zu entschleunigen, deine Aufmerksamkeit nach innen zu wenden und deine Atemzüge auf angenehme Art und Weise wahrzunehmen. Dadurch kann sich dein Gefühl der Präsenz im jetzigen Augenblick verstärken.

Nur allzu oft schlingen wir unsere Mahlzeiten einfach in uns hinein, ohne darauf zu achten, wie viel wir essen, wie gut (oder schlecht) dieses Essen schmeckt oder welchen Nutzen es unserem Körper und Geist bringt. Durch achtsames Essen (das im Rahmen der MBSR ebenfalls häufig praktiziert wird) lernst du, langsamer zu essen und deine Mahlzeiten mit allen fünf Sinnen wahrzunehmen. Denn wenn man sein Essen Bissen für Bissen auskostet, kann man dieses Erlebnis genießen und dann isst man oft auch weniger. In Teil zwei dieses Buches werden wir dieses achtsame Essen gemeinsam ausprobieren. Ich glaube, es wird dir gefallen!

Vorteile von Achtsamkeit

Vielen Studien zufolge können Achtsamkeitspraktiken bei chronischen Schmerzpatienten dazu führen, dass Schmerzen und Depressionen nachlassen. Auch ihre gesundheitsbezogene Lebensqualität verbessert sich dadurch. In einer bahnbrechenden Studie, die im *Journal of the American Medical Association* erschienen ist, stellte ein Team unter der Leitung von Daniel Cherkin von der University of Washington in Seattle fest, dass Patienten mit chronischen Kreuzschmerzen, die nach dem Zufallsprinzip einem aus acht Sitzungen bestehenden MBSR-Programm zugeteilt wurden, hinterher weniger stark durch ihre Schmerzen eingeschränkt waren als Menschen, die lediglich eine Standardtherapie gegen Schmerzen erhielten.[34] Außerdem empfanden die Probanden in der MBSR-Gruppe der Studie ihre Schmerzen als weniger lästig als diejenigen in der Kontrollgruppe. Und was besonders ermutigend ist: Die Wissenschaftler stellten fest, dass diese positiven Auswirkungen der MBSR auch ein Jahr später noch spürbar waren!

Es gibt auch viele andere Studien, die zeigen, dass eine MBSR Schmerzpatienten helfen kann. In einer sehr ermutigenden Studie untersuchten Forscher der Duke University und der University of North Carolina zum Beispiel die Wirksamkeit von MBSR bei der Linderung von Schmerzen und psychischen Beschwerden bei Frauen, die in ihrer Kindheit oder Jugend missbraucht oder misshandelt worden waren.[35] Bei Menschen, die als Kinder oder Jugendliche ein Trauma erlitten haben, besteht ein höheres Risiko für Funktionsstörungen des Stressreaktionssystems und für eine erhöhte Schmerzempfindlichkeit; und ihr Risiko für Depressionen, Angststörungen und andere psychische Probleme ist sogar *stark* erhöht. In der oben erwähnten Studie stellte das Forscherteam fest, dass durch MBSR die Schmerzempfindlichkeit der Probanden nachließ, auch ihre Achtsamkeit und ihre Fähigkeit zur Emotionsregulation verbesserten sich. Würdest du eine Tablette einnehmen, dank derer du ein ganzes Jahr lang weniger körperliche Schmerzen hättest, funktionsfähiger wärst und gleichzeitig auch dein seelischer Schmerz nachließe? Ich bin sicher, dass du da sofort zugreifen würdest – aber nenne mir nur eine einzige Pille, die so etwas bewirkt! Es gibt keine.

Schön und gut, aber was bringt Achtsamkeit eigentlich?

Die erstaunliche menschliche Fähigkeit, sich gedanklich in die Vergangenheit oder die Zukunft zu versetzen, kann uns beim Lernen helfen, Informationen in einen größeren Kontext einordnen und Planungen erleichtern. Das passiert oft automatisch. Doch jahrzehntelange Forschung hat gezeigt, dass diese geistigen Zeitreisen sich nicht immer positiv auf uns auswirken. Manchmal können sie unser Leben sogar noch stressiger machen. Wissenschaftlichen Untersuchungen zufolge führen Gedanken, die sich zu intensiv mit der

Vergangenheit beschäftigen, eher zu Depressionen, während Gedanken, die sich zu stark auf die Zukunft konzentrieren, uns in Ängste und Sorgen stürzen können.

Wenn eines dieser beiden Denkmuster dann zusätzlich auch noch durch Grübeln verstärkt wird, kann das wirklich großen Schaden anrichten. Wir wissen zwar noch nicht genau, wie Achtsamkeitspraktiken Schmerzen lindern und unsere Stimmung und Funktionsfähigkeit verbessern. Anscheinend kann es aber allein schon hilfreich sein, uns unsere Gedanken bewusster zu machen und zu erkennen, dass diese Gedanken lediglich vorübergehende mentale Ereignisse sind. Mit anderen Worten: Unser Leben kann sich verbessern, wenn uns klar wird, dass nicht alle unsere Gedanken zutreffen (vieles von dem, was uns durch den Kopf geht, ist zu pessimistisch), und wir uns entscheiden, sie einfach zu ignorieren. Vielleicht wirst du sogar feststellen, dass sie verschwinden, wenn man sie ignoriert. Diese neue Sichtweise kann Denkprozessen wie dem Katastrophisieren von Schmerzen und dem Grübeln auf sinnvolle Weise entgegenwirken – und wenn du weniger negative Gedanken hast, leidest du automatisch auch weniger unter negativen Gefühlen, denn ohne diese ganze Negativität hat dein Gehirn mehr Platz für positive Gedanken (»Vielleicht kann ich tatsächlich etwas gegen meine Schmerzen tun«) und Gefühle der inneren Ruhe, Freude und Hoffnung.

Achtsamkeitspraktiken führen aber auch zu Veränderungen im Gehirn. Man könnte meinen, dass beim Meditieren kaum Gehirnaktivität stattfindet, aber das stimmt nicht: In bildgebenden Untersuchungen leuchten viele Hirnregionen während der Meditation auf, als befänden sie sich in einem Zustand der Wachheit und Aktionsbereitschaft. In einer Metaanalyse haben Maddalena Boccia und ihr Team von der Universität Sapienza in Rom Daten aus über 100 verschiedenen Studien ausgewertet.[36] Dabei stellten sie fest, dass Meditation Gehirnbereiche aktiviert, die an der Selbstregulation und Problemlösung, an adaptivem Verhalten und Interozeption (Wahrnehmung in unserem Körperinneren ablaufender Prozesse) beteiligt sind. Außerdem ergab ihre Analyse (allerdings nur bei Menschen, die diese spirituelle Praxis bereits sehr gut beherrschen), dass Meditation mit funktionellen und strukturellen Veränderungen in Hirnarealen einhergeht, die für die Selbstregulation und Selbstwahrnehmung zuständig sind. In einer anderen wissenschaftlichen Arbeit berichteten Fadel Zeidan und seine Kollegen, dass die achtsamkeitsbasierte

Schmerzlinderung bereits nach zehnstündiger Praxis mit Veränderungen höherer Ordnung im Gehirn korrelierte.[37] Diese Veränderungen fanden in Hirnregionen statt, die mit einer Neubewertung zusammenhängen – also damit, die Bedeutung einer Sache in einem positiveren Licht zu betrachten.

Und wenn Meditation nichts für dich ist?

Gute Frage! Auch wenn Meditation nicht unbedingt dein Ding ist, kannst du trotzdem lernen, präsenter zu sein. In unseren Studien sind wir immer wieder auf Menschen gestoßen, die aus religiöser Sicht Bedenken dagegen haben zu meditieren. Meditation ist eine jahrtausendealte Praxis und Bestandteil vieler Religionen wie beispielsweise Hinduismus, Buddhismus, Judentum und Christentum. Manche Menschen, die regelmäßig beten, können ihre Gebetspraxis so adaptieren, dass sie dabei einfach ganz still im jetzigen Augenblick präsent sind und ihre körperlichen Empfindungen, Gefühle und Gedanken vor oder nach dem Gebet bewusst wahrnehmen.

Es gibt jedoch auch Menschen, die beim Meditieren ein Gefühl der Unruhe oder inneren Anspannung überkommt. Dieses Phänomen kann selbst bei Menschen auftreten, die bereits Erfahrung mit der Meditation haben, es ist relativ häufig und sehr sinnvoll. Denn bei der Achtsamkeitspraxis geht es nicht etwa darum, eine rosarote Brille aufzusetzen oder sich in Gedanken an einen glücklichen Ort zu versetzen, sondern darum, ganz bei deinen Gefühlen, Emotionen und Gedanken präsent zu sein. Eine Studie unter der Leitung von Jarad Lindahl von der Brown University hat mögliche negative Auswirkungen der Meditation untersucht.[38] Zu diesem Zweck führten die Wissenschaftler ausführliche Interviews mit 60 Menschen, die regelmäßig meditieren, und erfuhren, dass einige ihrer Interviewpartner während oder kurz nach der Meditation vorübergehend Gefühle von Angst, innerer Anspannung, Panik oder Paranoia durchmachten. Diese Gefühle stehen in krassem Gegensatz zu der Ruhe, dem Frieden, der inneren Klarheit und dem Wohlbefinden, das die meisten Menschen beim Meditieren erleben, und können dazu führen, dass man die Meditationspraxis als frustrierend (oder zumindest nicht als besonders hilfreich) empfindet. Wenn du es mit dem Meditieren versucht hast, dabei aber in einen Zustand der inneren Anspannung, Angst oder Panik geraten bist oder dich hundeelend gefühlt hast, stehst du damit nicht allein da. Dann solltest du andere Alternativen zur Meditation finden, mit deren Hilfe du einen achtsameren, angenehmeren Gemütszustand erreichen kannst.

Andere Wege zur Achtsamkeit

Ein Schlüsselelement der Meditation besteht darin, seinen Geist zur Ruhe zu bringen – das ständige Geplapper in ein Flüstern und dieses Flüstern schließlich in inneren Frieden zu verwandeln. Dieses Ziel kann man mit den verschiedensten Methoden erreichen. Achtsames Gehen unterscheidet sich von einem normalen Spaziergang dadurch, dass du dabei ganz bewusst danach strebst, diese Tätigkeit zu einem Teil deiner inneren Wellnesspraxis zu machen. Du nimmst dabei zum Beispiel deinen Atem und den Akt des Gehens wahr, spürst, wie sich deine Beine bewegen, wie deine Muskeln sich anspannen und wieder entspannen und wie deine Füße den Boden berühren. Setze dabei alle fünf Sinne ein. Was siehst, riechst, hörst und spürst du? Wenn dabei Gedanken in dir aufsteigen, dann lass sie einfach weiterschweben.

Eine weitere Achtsamkeitsübung, die nichts mit Meditation zu tun hat, ist die Fantasiereise, bei der du dir Aufnahmen von positiven Geschichten oder Beschreibungen von schönen, friedlichen Orten anhörst, die dich in einen Zustand der Entspannung und des Wohlbefindens versetzen. Der einfachste Weg dazu besteht darin, dir eine kostenlose App wie beispielsweise Insight Timer herunterzuladen. Diese Tonaufnahmen dauern unterschiedlich lange – von einer Minute bis über eine Stunde. Ich empfehle Aufnahmen mit einer Dauer von höchstens 15 Minuten, damit du dabei nicht einschläfst.

Schließlich und endlich kannst du auch einem Hobby nachgehen, das dir Freude macht und dich so sehr fasziniert, dass du dabei die Zeit vergisst. Du könntest zum Beispiel ein Musikinstrument spielen, etwas malen, ausmalen oder zeichnen, ein Puzzle zusammensetzen, stricken, quilten oder dich mit anderen Handarbeiten beschäftigen, im Garten arbeiten oder sogar Golf spielen. Alles, was dich begeistert, kannst du zu einer achtsamen Aktivität machen, indem du dich dabei darauf konzentrierst, wo du gerade bist und was du gerade tust – von Sekunde zu Sekunde. Nimm deine Aktivität mit allen fünf Sinnen wahr, spüre deine Atemzüge und deinen Körper und lass deine Gedanken einfach an dir vorbeiziehen, ohne sie zu beurteilen oder dir Sorgen darüber zu machen. Überlege dir, wie du eine oder mehrere Achtsamkeitspraktiken in dein tägliches Leben einbauen könntest.

Wichtige Punkte, die du dir merken solltest

- Achtsamkeit ist die Fähigkeit, in der Gegenwart zu bleiben. Dabei ist dir voll und ganz bewusst, wo du bist, was du tust und mit wem. In einem Zustand der Achtsamkeit fühlst du dich nicht davon überwältigt, was um dich herum passiert.
- Die achtsamkeitsbasierte Stressreduktion (MBSR) ist ein strukturierteres Programm, bei dem Achtsamkeit im Mittelpunkt steht und das sich bei Patienten mit chronischen Schmerzen als hilfreich erwiesen hat.
- MBSR lenkt deine Aufmerksamkeit auf die Gegenwart, auch wenn deine primäre Sinneserfahrung in diesem Augenblick gerade der Schmerz ist. Bei der MBSR betrachtest du den Schmerz aus einer gewissen Distanz - nicht mit Angst, sondern mit Interesse.
- Achtsamkeit ist mehr als nur Meditation. Du kannst deine Aufmerksamkeit auf die Gegenwart richten, während du atmest, gehst, singst, tanzt, isst - also eigentlich bei fast allen Tätigkeiten. Du brauchst dafür nur eine Zeit lang in der Gegenwart zu leben.

8

DER SCHLAF, DEIN WANKELMÜTIGER FREUND

Ich arbeite als Psychologiepraktikantin im Trenton Psychiatric Hospital in New Jersey. In diesem alten, imposanten Gemäuer glaubt man fast schon das Geflüster längst verstorbener Patienten zu hören. In einer geschlossenen Abteilung, die in einem moderneren Gebäude liegt, sind nur Frauen untergebracht. Die meisten dieser Patientinnen haben sich früher schon einmal gewalttätig verhalten, die Liste ihrer Vergehen reicht von körperlichen Angriffen bis hin zu grausigen Morden.

Schnellen Schrittes gehe ich in der grellen weißen Beleuchtung den Flur entlang. Es riecht nach Wundbenzin und Kaffee, der zu lange in der Kaffeemaschine vor sich hin geschmort hat. Da höre ich eine drohende Stimme hinter mir.

»Wohin denn so eilig?« Die Schritte kommen immer näher.

Diese Frau gehört zu den gewalttätigen Patientinnen unserer Klinik, daher befürchte ich inzwischen das Schlimmste. Ungefähr sechs Meter weiter links, hinter einer verschlossenen Tür, liegt ein Therapieraum. Dorthin versuche ich mich zu flüchten, obwohl in diesem Zimmer gerade eine Kollegin mit einem Patienten arbeitet.

»He, Praktikantin, komm doch mal her. Ich hab da was für dich. Willst mal sehen?«

Natürlich könnte ich jetzt um Hilfe schreien, doch wenn ich das täte, würde mir das Stigma der Schwäche für den Rest meiner Arbeitszeit als Praktikantin in diesem Krankenhaus anhaften. Also beschleunige ich meine Schritte.

»Jetzt machst du mich aber wütend, kleine Frau Doktor!«

Mit zitternden Händen durchwühle ich meinen Schlüsselbund – nur noch fünf Schritte, und – *oh Gott, oh Gott* – ich finde den richtigen Schlüssel nicht!

»Gibt's ein Problem mit deinen Schlüsseln, Praktikantin?«

Die Frau grapscht nach meinem Haar, während mein Schlüssel sich im Schloss dreht. Als ich endlich in Sicherheit bin, sehe ich, wie sie ihr aschfahles Gesicht gegen das Sicherheitsglas drückt. Sie lacht, nein, sie *heult* vor Wut, und ...

Plötzlich bin ich hellwach. Es ist fast halb vier. Ich schwitze, habe Durst und bin total verängstigt. Mein Herz rast. Das ist jetzt schon die vierte oder fünfte Sonntagnacht, in der mir das passiert. Stundenlang wälze ich mich im Bett herum und kann nicht einschlafen – bis ich irgendwann doch einnicke, nur um dann von den wildesten Albträumen wieder aus dem Schlaf gerissen zu werden. Und komischerweise schlägt meine akute, situationsbedingte Schlafstörung immer nur in den Nächten von Sonntag auf Montag zu. Komisch – früher konnte ich schlafen wie ein Murmeltier. Doch inzwischen habe ich eine handfeste Schlafstörung entwickelt, und das *nervt*.

Schlechter Schlaf – ein Albtraum

Alljährlich entwickeln fast 25 Prozent aller Amerikaner eine akute Ein- oder Durchschlafstörung. Bei vielen Menschen legt sich dieses Problem zum Glück von selbst wieder, sobald der Stressfaktor wegfällt, der ihnen den Schlaf geraubt hat, oder ihr Schlafproblem bessert sich durch kleine Verhaltensänderungen. Doch ungefähr 10 bis 15 Prozent aller Menschen leiden an einer chronischen Schlafstörung, die ihre Funktionsfähigkeit und ihr Wohlbefinden stark beeinträchtigt. Die meisten Menschen mit chronischen Schmerzen haben gleichzeitig auch regelmäßig unter Schlafproblemen und schlechtem Schlaf zu leiden. Immerhin klagen 70 Prozent aller chronischen Schmerzpatienten über irgendeine Schlafstörung.[39]

Im Lauf der Zeit können Häufigkeit und Schweregrad solcher Schlafprobleme zu- oder abnehmen. Doch normalerweise bleibt die Schlafstörung ein unerwünschter Genosse, der sich leider nur allzu oft an unsere Bettkante setzt. Manche Menschen können abends gut einschlafen, wachen aber in den frühen Morgenstunden auf – und dann ist an Schlaf nicht mehr zu denken. Und viele chronische Schmerzpatienten fühlen sich morgens beim Aufwachen nicht erholt, egal, wie lange sie geschlafen haben. In Schlafstudien hat man Menschen, die unter chronischen Schmerzen litten, mit gesunden Probanden verglichen, und die Ergebnisse zeigen, dass das subjektive Empfinden von Schmerzpatienten, schlecht zu schlafen, tatsächlich der Realität entspricht. Auch Schlafapnoe und das Restless-Legs-Syndrom treten bei Menschen mit chronischen Schmerzen besonders häufig auf.[40] Unabhängig von der Art der Schlafstörung sind die Folgen sehr ähnlich: Schlechter Schlaf führt zu Tagesmüdigkeit, Fatigue, Gehirnnebel, Depressionen oder Apathie – und auch die Schmerzen verschlimmern sich dadurch.

Gestörter Schlaf verschlimmert Schmerzen

Wissenschaftliche Untersuchungen deuten darauf hin, dass Schlafmangel die Schmerzwahrnehmung verstärken kann. Neueren Erkenntnissen zufolge könnte hier jedoch sogar noch ein direkterer Zusammenhang bestehen. Mathew Walker und Adam Krause führten an der University of California in Berkeley eine Studie durch, in der sie gesunden Probanden systematisch den Schlaf entzogen. Dabei stellten sie fest, dass der Schlafentzug die Schmerzempfindlichkeit der Versuchsteilnehmer erhöhte,[41] und das führte interessanterweise auch zu entsprechenden Veränderungen bei der Verarbeitung von Schmerzsignalen im Gehirn. Diese Studie hat übrigens auch noch eine weitere wichtige Erkenntnis gebracht: Die Hirnareale, die an der Ausschüttung von Dopamin und anderen schmerzlindernden neurochemischen Substanzen beteiligt sind, waren nach dem Schlafentzug weniger aktiv.

Abgesehen davon, dass du dich hundsmiserabel fühlst und besonders schmerzempfindlich bist, wenn du nicht gut schläfst, scheint dauerhaft schlechter Schlaf sich auch negativ auf deinen allgemeinen Gesundheitszustand auszuwirken – zum Beispiel auf dein Immunsystem. Es gibt viele wissenschaftliche Beweise für den Zusammenhang zwischen dem Schlaf und Veränderungen unserer Immunfunktion. Studien zufolge erhöht ein ausreichender, erholsamer Nachtschlaf nach einer Impfung die Wirksamkeit des Impfstoffs, während schlechter Schlaf nach Impfungen die Immunreaktion schwächt. Ergebnisse anderer Studien deuten darauf hin, dass dauerhafter Schlafmangel das Risiko für Diabetes, Herz-Kreislauf-Erkrankungen und Demenz erhöht. Das könnte daran liegen, dass schlechter Schlaf chronische Entzündungsprozesse im Körper verursacht.[42]

Schmerz, Schlafstörungen und Depression sind drei der SPACE-Symptome, unter denen Menschen mit chronischen Schmerzen besonders häufig leiden. All diese Symptome stehen in Wechselwirkung miteinander, aber der Schlaf ist der einflussreichste Faktor dieses Trios. Ja, es stimmt tatsächlich: Schlaf könnte für deine Gesundheit und dein Wohlbefinden sogar eine noch wichtigere Rolle spielen als die Schmerzen, die du empfindest. Bitte lies noch ein paar Sekunden weiter, auch wenn das für dich keinen rechten Sinn zu ergeben scheint. Du kannst dir die SPACE-Symptome wie eine Art Drachen vorstellen: Der Schlaf ist der Kopf, und die anderen vier Symptome sind die Beine. Und nun überlege dir einmal, was du tun würdest, um diesen Drachen zu besiegen. Wenn in deinem speziellen Fall der Schlaf ein Problem darstellt, dann solltest du diesen Körperteil des Drachens zuerst angreifen. Aber du musst schon mit den richtigen Waffen in die Schlacht ziehen. Also wollen wir uns nun zunächst einmal wappnen, indem wir eine Bestandsaufnahme der Faktoren machen, die einen gesunden, erholsamen Schlaf stören könnten.

Was hält dich nachts wach?

Viele Aktivitäten können zu schlechtem Schlaf beitragen, zum Beispiel zu unterschiedlichen Zeiten ins Bett gehen und aufwachen, im Bett bleiben und sich hin und her wälzen, wenn man nicht schlafen kann, kurz vor dem Schlafengehen Laptops, Tablets, Mobiltelefone oder sonstige Geräte benutzen, die blaues Licht abstrahlen, nachmittags oder abends noch Koffein zu sich nehmen, kurz vor dem Schlafengehen stressige Gespräche führen, mit ungebärdigen Haustieren im selben Bett schlafen, sich sein Bett mit einem unruhigen oder schnarchenden Partner teilen und so weiter. Eine ausführliche Liste mit Tipps gegen diese leider sehr weit verbreiteten schlafstörenden Verhaltensweisen findest du am Ende dieses Kapitels.

Aber auch deine Schmerzen selbst können einen guten Schlaf manchmal fast unmöglich machen – entweder weil du keine bequeme Schlafposition findest oder weil dich der Schmerz mitten in der Nacht aufweckt. Manche Schmerzerkrankungen verändern sogar die Schlafarchitektur. Zum Beispiel scheinen bei Fibromyalgiepatienten häufig Wachphasen während des Non-REM-Schlafs aufzutreten. Das könnte eine Erklärung dafür sein, warum solche

Menschen morgens oft erschöpft aufwachen, selbst wenn sie sieben oder acht Stunden geschlafen haben.

Schmerzen, die das Einschlafen erschweren, können zu belastenden Gedanken führen, und dein *viel zu* schwatzhafter Geist ist eines der stärksten Stimulanzien, die dich nachts wach halten. Die Gedanken, die dir durch den Kopf gehen, bevor du ihn abends aufs Kissen legst, entscheiden darüber, mit wie hoher Wahrscheinlichkeit du einschlafen wirst. Wenn deine Gedanken ruhig und angenehm dahinfließen wie ein träger Gebirgsbach, wirst du die Ruhe finden, die du zum Schlafen brauchst. Doch wenn die Gedanken durch deinen Kopf rauschen wie ein reißender Strom, dann wirst du in diesem Zustand kaum einschlafen können.

Und warum nicht?

Denk einmal an unsere Diskussion über die kognitive Verhaltenstherapie zurück: Zuerst kommen die Gedanken. Sie wecken Emotionen in uns, die dann wiederum zu bestimmten Reaktionen oder Verhaltensweisen führen. Auf das Beispiel des Schlafs bezogen, lösen quälende Gedanken Gefühle wie Angst, Kummer, Wut oder Traurigkeit aus. In diesem Zustand wird dein Stressreaktionssystem aktiviert. Neurochemische Substanzen wie beispielsweise Adrenalin werden durch deinen Körper gepumpt und verstärken diesen ohnehin schon sensibilisierten Zustand. Jetzt befindet sich dein Körper in höchster Alarmbereitschaft – er achtet genau auf jede Bedrohung (egal ob in Menschengestalt oder sonstiger Form), mit deren Auftauchen dein Gehirn jetzt mit hundertprozentiger Sicherheit rechnet.

Wir sind zwar eine hoch entwickelte Spezies, doch in unserem Gehirn gibt es immer noch uralte Strukturen und Funktionen, die sich sehr viel besser für unsere Vorfahren eigneten, die vor Jahrtausenden als Jäger und Sammler durch die Steppe gestreift sind. Um diese physiologische Schwachstelle auszugleichen, müssen wir die hoch entwickelten Areale unseres Gehirns nutzen, um unsere primitiveren Hirnregionen davon zu überzeugen, dass wir in Sicherheit sind. Im zweiten Teil dieses Buches wirst du Techniken kennenlernen, mit deren Hilfe du deine überaktiven primitiven Gehirnareale beruhigen und gleichzeitig deine Schmerzen lindern kannst: getaktete Atmung, Achtsamkeit, Fantasiereisen, progressive Muskelentspannung, Umstrukturierung negativer Gedanken und vieles andere mehr.

Mach das Licht aus!

Als zirkadianen Rhythmus bezeichnet man die naturgegebenen 24-stündigen Zyklen, in denen die täglichen Funktionen und Prozesse unseres Körpers ablaufen. Der bekannteste Zyklus ist unser Schlaf-wach-Rhythmus: Wenn er richtig funktioniert, sorgt er für einen zuverlässigen, erholsamen Schlaf. Doch wenn er aus dem Takt kommt, steigt das Risiko für Schlafstörungen, Diabetes, Fettleibigkeit, Depressionen und bipolare Störungen. Und leider gerät die biologische Uhr, die deinen zirkadianen Rhythmus steuert, sehr leicht durcheinander. Zum Beispiel kann wenig Licht am Tag oder zu viel Licht in der Nacht deinen Schlaf stören.

In einer Studie aus dem Labor von Phyllis Zee, der Leiterin des Center for Circadian and Sleep Medicine an der Northwestern University, erhöhte schon ein kleines bisschen nächtliche Beleuchtung im Schlafraum die Herzfrequenz der Probanden (was auf eine leichte Aktivierung ihres Stressreaktionssystems hindeutet).[43] Außerdem verursachte diese Lichtexposition – so schwach sie auch gewesen sein mag – am nächsten Morgen eine erhöhte Insulinresistenz. Alle Probanden berichteten, dass sie gut geschlafen hätten, aber die Lichtexposition hatte trotzdem negative physiologische Auswirkungen auf sie. Wenn man alle Studien über dieses Thema zusammen betrachtet, geben sie uns eine ganz klare Verhaltensrichtlinie: Viel natürliches Licht am Morgen – und nachts sollte man am besten im Dunkeln schlafen!

Mach eine Bestandsaufnahme deines Schlafs

Wenn du nicht besonders gut schläfst, solltest du in den nächsten sieben Tagen mal ein Schlaftagebuch führen. Das ist eine ganz einfache Aufgabe: Lege Papier und einen Stift neben dein Bett und beantworte gleich nach dem Aufwachen (noch bevor du mit deiner Morgenroutine beginnst) folgende Fragen:

- Um wie viel Uhr bist du zu Bett gegangen und um wie viel Uhr bist du aufgewacht?
- Bist du sofort eingeschlafen?
- Falls nicht: Wie lange hast du gestern Abend wach gelegen?

- Was hat dich wach gehalten?
- Hast du die ganze Nacht durchgeschlafen?
- Falls nicht: Wie oft bist du aufgewacht und was hat dich geweckt?
- Konntest du danach wieder einschlafen?
- Falls nicht: Was hat dich davon abgehalten? (Zum Beispiel: Schmerzen, Sorgen, Auf-die-Uhr-Schauen, Hunger, Fernsehen, Smartphone, Katze)
- Hast du dich beim Aufwachen ausgeschlafen gefühlt?
- Wie viele Stunden hast du geschlafen?
- Falls du das Gefühl hast, dass dein Schlaf nicht erholsam war: Woran könnte das gelegen haben?

Beeinflusse alles, was sich beeinflussen lässt

Dein Schlaf ist so wichtig, dass du jetzt gleich damit anfangen solltest, ihn in den Griff zu bekommen – ja, genau: noch bevor du mit dem Programm in Teil zwei dieses Buches beginnst. Wenn du dich morgens beim Aufwachen *immer* frisch und munter fühlst, kannst du dieses Kapitel überspringen und gleich beim nächsten Kapitel weiterlesen. (Falls bei dir zu einem späteren Zeitpunkt Schlafprobleme auftreten sollten, kannst du ja jederzeit wieder zu diesem Kapitel zurückkehren.) Wer unter Schlafapnoe, einem Restless-Legs-Syndrom oder anderen gravierenden Schlafstörungen leidet, sollte sich von einem Arzt untersuchen und behandeln lassen. Alle anderen können jetzt gleich etwas an ihrer Situation ändern.

Die nachfolgende Liste hilft dir bei der Entwicklung gesunder Schlafgewohnheiten. Kreuze alles an, was du bereits jetzt für einen guten Schlaf tust, und überlege, wie du dir die schlaffördernden Verhaltensweisen angewöhnen könntest, die du *nicht* angekreuzt hast. Da du unter chronischen Schmerzen leidest, sind einige dieser Tipps vielleicht nicht optimal für dich geeignet, doch du kannst sie gern an deine spezielle Situation anpassen. Das gilt zum Beispiel für den Vorschlag, wieder aufzustehen, wenn man nicht gleich einschlafen kann: Wenn dir das mehr Schmerzen und Probleme verursacht, als es wert ist, dann setz dich einfach auf, rutsch auf die andere Seite des Bettes hinüber und lies ein bisschen. So kannst du etwas an deinem Schlafumfeld verändern, ohne deine Schmerzen womöglich noch zu verschlimmern.

Schlaffördernde Verhaltensweisen

Kreuze alle Denk- und Verhaltensweisen an, die zurzeit auf dich zutreffen.

- ☐ Schlaf hat für mich absolute Priorität.
- ☐ Ich wache jeden Morgen ungefähr zur gleichen Zeit auf, auch am Wochenende.
- ☐ Ich gehe jeden Abend zur gleichen Zeit ins Bett, auch am Wochenende.
- ☐ Tagsüber bekomme ich viel natürliches Licht, vor allem am Morgen.
- ☐ Ich nehme in den letzten zehn Stunden vor dem Schlafengehen kein Koffein (auch keine Schokolade!) zu mir.
- ☐ Ich trinke Alkohol nur in Maßen und nicht in den letzten Stunden vor dem Schlafengehen.
- ☐ Ich praktiziere eine beruhigende Abendroutine (Pyjama anziehen, Zähne putzen, eine halbe Stunde lesen und so weiter).
- ☐ Ich benutze mindestens in den letzten 30 bis 60 Minuten vor dem Schlafengehen kein Laptop, Tablet und Smartphone mehr.
- ☐ Ich schalte 30 Minuten vor dem Schlafengehen innerlich ab, indem ich irgendetwas Entspannendes tue.
- ☐ Ich dimme das Licht 30 Minuten vor dem Schlafengehen herunter, um die Melatoninproduktion in meinem Gehirn zu fördern.
- ☐ Ich gehe erst dann ins Bett, wenn ich müde bin.
- ☐ In meinem Schlafzimmer ist es ruhig und die Temperatur ist angenehm kühl.
- ☐ Wenn ich das Licht ausschalte, ist mein Schlafzimmer dunkel (die Ziffern meines Weckers leuchten nicht).
- ☐ Mein Bett ist bequem. (Das gilt auch für meine Kissen.)
- ☐ Ich benutze mein Bett nur zum Schlafen und für Sex, aber nicht zum Fernsehen, Arbeiten, Ausfüllen von Überweisungen oder für sonstige Aktivitäten.

- ☐ Ich praktiziere schlaffördernde Techniken wie beispielsweise getaktete Atmung oder Fantasiereisen.
- ☐ Bevor ich abends die Augen schließe, denke ich an Dinge, für die ich dankbar bin oder die mich glücklich machen.
- ☐ Wenn ich nicht gleich einschlafe, stehe ich auf und beschäftige mich mit irgendetwas Angenehmem, das nicht anregend auf mich wirkt. Ich gehe außerdem erst wieder ins Bett, wenn ich müde bin.
- ☐ Mein Arzt hat die Uhrzeiten überprüft, zu denen ich meine Medikamente einnehme, um sicherzugehen, dass sie sich nicht negativ auf meinen Schlaf auswirken.

Nickerchen – ja oder nein?

Tja, das ist eine spannende Frage. Wer hätte gedacht, dass die kleine Siesta so umstritten ist? Manche Experten empfehlen, ganz auf Tagesschläfchen zu verzichten, wenn man seinen Schlaf stabilisieren möchte, andere sind der Meinung, dass ein kurzes Nickerchen sich sogar positiv auswirken kann. Meine Kollegen, die sich sehr intensiv mit der Verbesserung des Schlafs bei chronischen Schmerzpatienten beschäftigen, vertreten die Ansicht, dass ein gelegentliches Nickerchen von höchstens 20 Minuten nicht schadet. Dieses Zeitlimit sollte man allerdings nicht überschreiten. Also stell dir einen Wecker und steh sofort auf, wenn er klingelt! Benutze niemals die Schlummertaste, denn sie trainiert deinen Körper darauf, von vornherein mit Schlafunterbrechungen zu rechnen.

Der wichtigste Tipp zur Verbesserung deines Schlafs

Erstelle einen festen Schlafplan; denn *feste Zubettgeh- und Aufwachzeiten* sind die wirksamste Maßnahme, die du jetzt gleich ergreifen kannst, um deinen Schlaf zu verbessern. Unser Gehirn und unser Körper lieben alles Vorhersehbare. Sie richten sich naturgemäß nach einer inneren Uhr, die in bestimmten Abständen Hormone ausschüttet, um alles zu regulieren – von Hunger und Verdauung bis hin zu Wachsein und Beweglichkeit. Also gehe *jeden Tag* zur gleichen Zeit ins Bett und stehe am nächsten Morgen auch wieder zur gleichen Zeit auf. Ja, auch am Wochenende! Selbst wenn du deine Schlaf-wach-Zeiten nur um eine einzige Stunde variierst, kann sich das schon negativ auf deinen Schlaf auswirken. Probiere diese Strategie einfach mal ein oder zwei Wochen lang aus und warte ab, was passiert. Was hast du denn schon zu verlieren?

Wichtige Punkte, die du dir merken solltest

- Die meisten Menschen mit chronischen Schmerzen leiden unter Schlafstörungen, und schlechter Schlaf verschlimmert die Schmerzen und sonstigen Beschwerden noch, denn Schlafstörungen haben Auswirkungen darauf, wie unser Gehirn Schmerzen verarbeitet.
- Schlaf ist die einfachste Möglichkeit, chronische Schmerzen positiv zu beeinflussen. Wenn du wieder gut schlafen kannst, werden sich wahrscheinlich auch deine Schmerzen bessern, deine Stimmung wird sich heben, und du wirst wieder mehr Energie haben und klarer denken können.
- Falsche Lebensgewohnheiten können sich negativ auf einen guten Schlaf auswirken. Wenn du auch nur ein paar dieser Gewohnheiten änderst, kannst du damit schon *eine ganze Menge* bewirken.
- Gehe jeden Tag zur gleichen Zeit schlafen und stehe am nächsten Morgen zur gleichen Zeit wieder auf – auch am Wochenende.

9

BEWEGUNG – EIN ECHTES WUNDERMITTEL

Die wissenschaftlichen Beweise sprechen eine eindeutige Sprache. Tausende von Studien belegen die erstaunlich positiven Auswirkungen von körperlicher Aktivität auf unsere physische Gesundheit: Dadurch sinkt das Risiko für Volkskrankheiten und weitverbreitete Beschwerden wie Herz-Kreislauf-Erkrankungen, Diabetes, Krebs, Fettleibigkeit und natürlich auch für chronische Schmerzen. Menschen, die Sport treiben, erfreuen sich normalerweise eines besseren Gesundheitszustands als »Sportmuffel« und haben auch eine längere Lebenserwartung. Aber Bewegung wirkt sich nicht nur auf unsere körperliche, sondern auch auf unsere psychische Gesundheit und unser emotionales Wohlbefinden positiv aus. Wer regelmäßig Sport treibt, ist seltener traurig, deprimiert, innerlich angespannt oder gestresst und fühlt sich auch seltener einsam. Solche Menschen sind einfach glücklicher, gesünder und leben länger. Hört sich gut an, oder nicht?

Aber wenn Bewegung ein Wundermittel ist, warum treiben dann nicht alle Menschen regelmäßig Sport? Mit diesem Problem schlägt sich die Gesundheitsbranche schon seit Langem herum! Ich möchte hier vor allem darauf eingehen, warum Bewegung besonders gut gegen chronische Schmerzen hilft. Sicherlich weißt du noch, dass Menschen mit Top-down-Schmerzen Aktivitäten ausüben sollten, die die Gehirnfunktion beeinflussen. Und Bewegung führt zu ganz erstaunlichen Veränderungen im Gehirn. Zum Beispiel fördert sie die Ausschüttung von Endorphinen, die dich in freudige Stimmung versetzen und deine Schmerzen lindern können. Wenn du bisher noch nicht regelmäßig Sport treibst, werde ich dir in diesem Buch helfen, einen Plan zu erstellen, der dich in Bewegung bringt – und zwar einen, den du leicht und konsequent umsetzen kannst und der dir außerdem auch noch Freude bereitet.

Bewegung steigert nicht nur deine körperliche Fitness, sondern bringt auch viele andere Vorteile: Sie kann deine Beweglichkeit, deinen Bewegungsradius, deinen Gleichgewichtssinn und deine Kraft verbessern – lauter wichtige Voraussetzungen für den Erhalt der körperlichen Funktionsfähigkeit und für ein gesundes Altern. Und nicht nur das – Bewegung ist auch gut für dein Gehirn! Beim Sport schütten deine Muskeln nämlich Myokine (eine Art Botenprotein) in den Blutkreislauf aus; und diese Myokine können neuesten wissenschaftlichen Untersuchungen zufolge das Gedächtnis stärken und sich positiv auf Lernprozesse und die Stimmung auswirken.[44] Wir lernen immer mehr darüber, wie Körper und Gehirn miteinander kommunizieren. Trotzdem besteht nach wie vor ein wichtiges Ziel darin, dass die Menschen sich Aktivitäten widmen, die die Gesundheit ihres Gehirns verbessern.

Aber körperliche Aktivität hat auch positive Auswirkungen auf die Psyche: Sie hilft beim Stressmanagement und bei der Emotionsregulation – und beides ist wichtig für dein allgemeines Wohlbefinden und ermöglicht dir eine gesunde, erfolgreiche Schmerzbewältigung. Außerdem kann Bewegung sich auch positiv auf dein Körperbild und dein Selbstvertrauen auswirken; und wenn sie mit sozialen Kontakten einhergeht, kannst du dadurch deinen Freundeskreis erweitern und dich mit einer größeren Gemeinschaft von Menschen verbunden fühlen. So ermöglicht körperliche Aktivität dir ein längeres, stärkeres, klügeres, gesünderes und glücklicheres Leben – und du wirst dich auch wesentlich wohler in deinen Lieblingsklamotten fühlen, wenn du regelmäßig Sport treibst. Ich hoffe, dich jetzt endgültig überzeugt zu haben!

Körperliche Aktivität und Schmerzen

Und nun wollen wir uns einmal anschauen, was wir über die Auswirkungen von Bewegung auf deine Schmerzen wissen. Auch zu diesem Thema gibt es viele Studien, die zeigen, dass körperliche Aktivität den Schweregrad von Schmerzen verringert, die schmerzbezogene Funktionsfähigkeit verbessert und negativen Gedanken und Emotionen entgegenwirkt, die die Schmerzen verschlimmern können.[45] Bewegungstraining kann Ihre Schmerzschwelle erhöhen und sogar wirksamer als andere Behandlungen sein, um die Schmerzempfindlichkeit zu verbessern. (Beide Prozesse spielen im Kampf gegen Top-down-Schmerzen eine sehr wichtige Rolle.[46])

Es sollte niemanden überraschen, dass Bewegung zu den Therapien erster Wahl für Menschen mit chronischen Schmerzen gehört. Um damit wirklich gute Ergebnisse zu erzielen, muss man zwar über einen längeren Zeitraum konsequent trainieren. Eine Metaanalyse hat jedoch ergeben, dass schon eine einzige Ausdauer- oder Krafttrainingseinheit bei gesunden Menschen die Schmerzempfindlichkeit verringern kann.[47] Eine andere Metaanalyse, die 50 verschiedene Studien mit mehr als 3500 chronischen Schmerzpatienten untersuchte, hat gezeigt, dass sich für Top-down-Schmerzen (Fibromyalgie, chronische Kreuzschmerzen) andere körperliche Aktivitäten besser eignen als für Bottom-up-Schmerzen (rheumatoide Arthritis, Lupus): Sie hat nämlich ergeben, dass eine Kombination aus Ausdauer- und Kräftigungsübungen Menschen mit Top-down-Schmerzen besser hilft als bloße Dehn- und Beweglichkeitsübungen.[48]

In einer anderen aktuellen Studie an Patienten, die unter chronischen Kniegelenksarthroseschmerzen litten, besserten sich die Schmerzstärke und die negativen Gedanken durch Teilnahme an einem regelmäßigen Trainingsprogramm – und zwar so, dass sich die Aktivierung des präfrontalen Kortex (einer Hirnregion, die für die Planung und das Setzen von Zielen zuständig ist) dadurch veränderte.[49] Dieses Ergebnis deutet darauf hin, dass die Besserung der Schmerzen zumindest teilweise auf trainingsbedingte Veränderungen im Gehirn zurückzuführen sein könnte. Ich hoffe, du treibst bereits Sport! Falls nicht, gebe ich mir – wie du siehst – gerade *sehr große* Mühe, dich davon zu überzeugen. Und wenn ich damit Erfolg habe, wirst du dich wahrscheinlich fragen: »Na schön – und was kommt als Nächstes?«

Finde eine Aktivität, die dir persönlich sinnvoll erscheint

Wenn du nicht besonders sportbegeistert bist (und es womöglich auch noch nie warst), graut dir vielleicht schon bei dem Gedanken daran, ins Fitnessstudio zu gehen. Und daran ist auch gar nichts Schlimmes! Denn wissenschaftliche

Untersuchungen zeigen, dass es sehr viele Möglichkeiten gibt, sich mit Sport etwas Gutes zu tun. In den Studien, die gezeigt haben, dass Bewegung sich positiv auf Schmerzpatienten auswirkt, wurden alle möglichen Formen körperlicher Aktivität untersucht: mehrmals wöchentliche von Trainern geleitete Sportprogramme, Walking-Programme, ja sogar Bauchtanz. Zugegeben: Die Studie zum Bauchtanz war klein, hört sich aber nach jeder Menge Spaß an – und genau darum geht es! Bewegung muss Spaß machen oder zumindest eine positive Herausforderung sein, damit man sie als Bereicherung seines Lebens empfindet. Wenn du Geselligkeit liebst, dann treibe zusammen mit anderen Menschen Sport. Wenn du dagegen eher ein Einzelkämpfer bist, solltest du dein Training vielleicht doch lieber allein absolvieren.

Womit soll ich anfangen?

Baue ein bisschen Ausdauersport, Krafttraining und Beweglichkeitsübungen in deinen Wohlfühlplan ein. Ausdauersport wirkt sich positiv auf die Gesundheit des Herz-Kreislauf-Systems und Immunsystems aus. Man gewinnt dadurch aber zum Beispiel auch mehr Energie, schläft gut, und die Stimmung verbessert sich. Um in den Genuss all dieser Vorteile zu kommen, ohne ins Fitnessstudio gehen zu müssen, kannst du aus vielen Onlinekursen wählen, die für die verschiedensten Fitnessgrade, gesundheitlichen Probleme oder Zielsetzungen angeboten werden und *nicht besonders anstrengend* sind. Du kannst aber auch Rad fahren (Heimfahrrad zählt ebenfalls mit!), schwimmen, tanzen, rudern oder einfach nur in zügigem Tempo spazieren gehen. (Auf das Thema Gehen werde ich in Kürze noch näher eingehen.) Doch egal, wofür du dich entscheidest – *anstrengendes Ausdauertraining* wie Laufen, Springen oder das schnelle Heben und Werfen schwerer Gegenstände, wie es in manchen CrossFit©-Kursen vorkommt, solltest du vielleicht doch lieber vermeiden. Am besten eignet sich körperliche Aktivität mit geringer Belastung, die deine Gelenke nicht zu stark beansprucht.

Bestimmte Yogakurse und Zirkeltrainings kann man so durchführen, dass die Herzfrequenz nicht zu sehr ansteigt. Ausdauertraining im Wasser schont die Gelenke und stärkt die Abwehrkräfte; außerdem können sich solche Übungen in warmem Wasser sehr angenehm anfühlen. Die für dich am besten geeignete Form von Ausdauersport ist diejenige, die du risikofrei ausführen kannst, die dir Spaß macht und von der du weißt, dass du sie auch wirklich regelmäßig betreiben wirst.

Ebenso wichtig ist es, Kraft und Beweglichkeit zu trainieren. Bei Krafttraining nutzt man Widerstände (Gewichte, Maschinen, Bänder), um Muskelmasse aufzubauen. Dieses Training trägt dazu bei, den altersbedingten Knochenschwund einzudämmen und das Osteoporoserisiko zu senken. Im Gegensatz dazu vergrößert Beweglichkeitstraining den Bewegungsradius, wirkt Steifheit in den Gelenken entgegen und senkt das Risiko für Verletzungen. Beweglichkeitstrainingsprogramme bestehen normalerweise aus einer kurzen Aufwärmphase zur Lockerung, an die sich eine Reihe von Dehnübungen anschließt. Die Bewegungen sollten sich auf gar keinen Fall unangenehm anfühlen. Kraft- und Beweglichkeitstraining mit isometrischen Übungen wie Yoga, Tai-Chi und Qigong ist für Menschen mit chronischen Schmerzen normalerweise besonders hilfreich.

Die Vorteile von Körper-Geist-Übungen

Yoga könnte die perfekte Sportart für Menschen mit chronischen Schmerzen sein – aber nur unter Anleitung eines erfahrenen Lehrers, der den Kurs genau auf deine speziellen Bedürfnisse abstimmen kann. Beim Yoga wird der Körper sanft in verschiedene Positionen oder Haltungen gebracht, um Fitness, Beweglichkeit und die Atmung zu verbessern und den Geist zu entspannen. Eine Metaanalyse eines chinesischen Forscherteams hat gezeigt, dass Yoga bei Menschen mit chronischen Kreuzschmerzen kurzfristig die Schmerzen verringert und kurz- *und* langfristig zu einer besseren Funktionsfähigkeit führt. Außerdem konnte Yoga Schmerzen, Funktionstüchtigkeit und Lebensqualität in dieser Untersuchung genauso wirksam verbessern wie andere Formen von körperlicher Aktivität *und* sogar Physiotherapie.[50]

Tanztherapie

Diese Bewegungsform wirkt sich sehr positiv auf die körperliche und emotionale Gesundheit aus. Allerdings sollten Tanztherapiekurse von einem ausgebildeten Therapeuten geleitet werden. Von der Tanztherapie zu unterscheiden sind Aerobic-Tanzkurse wie beispielsweise Zumba, Salsa, Jazzercise und Barre. Diese Tanzformen wurden jedoch nicht eingehend in Studien untersucht, sodass man über ihre Sicherheit oder Wirksamkeit nicht viel sagen kann. Manchen Schmerzpatienten mag Tanztherapie Spaß machen. Vielleicht gefällt ihnen die gesellige Atmosphäre und sie haben das Gefühl, dass sie dadurch von ihren Schmerzen abgelenkt werden und ihre Stimmung sich verbessert. Doch für andere Patienten sind bestimmte Tanzbewegungen vielleicht nicht geeignet. Wie bei jedem Trainingsprogramm solltest du zuerst deinen Arzt um Rat fragen, bevor du es ausprobierst.

Auch Gehen wirkt sich positiv aus!

Für Menschen mit chronischen Schmerzen kann Gehen genauso wirksam sein wie andere Bewegungsformen. Ja, du hast richtig gelesen! Wenn dein Trainingsprogramm darin besteht, deine Schrittzahl tagtäglich zu erhöhen, freue ich mich wie ein Schneekönig darüber, dass du dich dazu aufraffst. Carla Vanti und ihr Team von der Universität Bologna haben eine Metaanalyse randomisierter, kontrollierter Studien durchgeführt, die den Nutzen des Gehens im Vergleich zu anderen Bewegungsarten bei Menschen mit chronischen Schmerzen im unteren Rückenbereich untersuchten. Dabei kamen die Wissenschaftler zu dem Ergebnis, dass Schmerzen, körperliche Beeinträchtigung, Angstvermeidungsverhalten und Lebensqualität sich beim Gehen und bei anderen Bewegungsarten gleichermaßen verbesserten.[51] Du siehst also: *Alle* Bewegungsformen wirken sich positiv aus!

Du kannst Gehen auf verschiedene Art und Weise in dein Leben einbauen. Geh in den Parks deiner Stadt spazieren. Führe deinen Hund jeden Tag 15 Minuten länger Gassi als sonst. Begib dich zusammen mit einem Freund auf eine Wanderung in der freien Natur. Bei schlechtem Wetter sind Spaziergänge im Einkaufszentrum eine ideale Gelegenheit, neue Menschen kennenzulernen. Doch mein ganz persönlicher Favorit ist Golf: Es gibt für mich nichts Schöneres, als über die Fairways zu laufen und dabei die Schönheit der Landschaft zu bewundern – blühende Wildblumen, Vogelgezwitscher und Eichhörnchen, die auf den Ästen und Zweigen herumturnen. Auch wenn du selbst nicht Golf spielen kannst, kennst oder magst du wahrscheinlich begeisterte Golfer, die du vielleicht ab und zu mal bei ihrem Sport begleiten kannst. Ich bin sicher, dass sie sich über deine scharfsichtigen Beobachtungen und deine klugen Kommentare zu ihren Golfschwüngen sehr freuen werden!

Und was ist mit Physiotherapie? Ja, ja, ja!

Wenn du schon lange nicht mehr trainiert hast, ist Physiotherapie ein ausgezeichneter Anfang. Sie eignet sich aber auch sehr gut als Einstieg in die körperliche Aktivität, wenn bei dir bisher noch nie untersucht wurde, welcher Sport sich am besten für dich eignet, oder wenn du aufgrund einer Verletzung unter Schmerzen leidest. Viele Studien an chronischen Schmerzpatienten haben gezeigt, dass Physiotherapie ihnen großen Nutzen bringt, vor allem im Hinblick auf die Verbesserung ihrer Funktionsfähigkeit. Ein weiterer großer Vorteil besteht darin, dass Physiotherapie sehr individuell auf den einzelnen Patienten zugeschnitten ist: Der Physiotherapeut untersucht deine Krankengeschichte und deine individuellen Fähigkeiten und Bedürfnisse und entwickelt daraus ein ganz persönliches Trainingsprogramm, um deinen Bewegungsradius und deine Kraft zu verbessern und etwas für deine Herz-Kreislauf-Gesundheit zu tun. Eine physiotherapeutische Behandlung kann unter anderem auch Massagen, Wärme- oder Kältebehandlungen, Elektrostimulation und Gelenkmobilisationen beinhalten.

Eine Behandlungsform der Physiotherapie ist die manuelle Therapie. Dabei wird anstelle von Geräten oder Maschinen mit Berührungen gearbeitet. Eine Studie, die unter der Leitung von Kylie Isenburg an der Harvard Medical School durchgeführt wurde, hat gezeigt, dass manuelle Therapie nicht nur die Schmerzen verringert, sondern auch die Aktivität in Hirnregionen verändert, die mit der kognitiven, emotionalen und sensorischen Verarbeitung von Schmerzen tun haben.[52] Egal, welche Vorgehensweise dein Physiotherapeut dir im Einzelnen empfiehlt: Dein Behandlungsplan besteht normalerweise in regelmäßigem Training, um die erzielten Verbesserungen auch langfristig aufrechtzuerhalten. Idealerweise sollte sich dieses Trainingsprogramm aus Ausdauertraining und Übungen zusammensetzen, die Kraft, Beweglichkeit und Gleichgewicht verbessern.

Bewegung? Hallo, ich leide unter chronischen Schmerzen!

Okay, lass uns realistisch sein: Es wird Tage gaben, an denen du beim besten Willen nicht in der Lage bist, das Trainingsprogramm, das du dir vorgenommen hast, durchzuziehen, weil deine Schmerzen dafür einfach zu stark sind.

Das ist völlig verständlich, und du solltest deshalb kein schlechtes Gewissen haben. An einem schlechten Tag kannst du vielleicht ein bisschen spazieren gehen und/oder steife, schmerzende Muskeln ein paar Minuten lang dehnen. Ein langsamer Spaziergang an der Sonne oder ein paar sanfte Dehnübungen können dazu führen, dass es dir hinterher ein bisschen – oder vielleicht sogar sehr viel – besser geht.

Suche dir zunächst einmal *irgendeine* Aktivität aus, die dir Spaß macht, und probiere sie aus. Wenn du deine Erwartungen an dein Fitnessniveau, deine Bewegungsfähigkeit und deine Schmerzen an manchen Tagen ein bisschen herunterschrauben musst, ist das völlig in Ordnung. Das Ziel besteht darin, dich jeden Tag ein bisschen zu bewegen – am nächsten Tag ein kleines bisschen mehr und am übernächsten Tag *noch* mehr. Überprüfe deine Fortschritte mithilfe einer Fitness-App auf deinem Smartphone oder einem speziellen Aktivitätstracker (beispielsweise einem Schrittzähler oder Fitbit). Es ist ein sehr befriedigendes Gefühl, wenn es dir gelingt, dein tägliches Schrittziel zu erreichen oder vielleicht sogar zu übertreffen.

Aber setze dir realistische Ziele, vor allem am Anfang! Sie sollten leicht zu erreichen sein. Mit der Zeit kannst du diese Zielvorgaben dann Schritt für Schritt erhöhen. Suche dir einen Freund oder ein Familienmitglied als Sportkameraden, der dich anspornt, dich für die Umsetzung deiner Ziele zur Rechenschaft zieht, dir soziale Unterstützung bietet und dafür sorgt, dass dir die Zeit beim Sport nicht zu lang wird.

Gute und schlechte Tage

Die meisten chronischen Schmerzpatienten berichten, dass sie zwischendurch auch immer wieder gute Tage erleben. An solchen Tagen sind deine Schmerzen nicht ganz so schlimm wie sonst und du hast vielleicht auch ein bisschen mehr Energie, nicht wahr? Dann versuchst du womöglich, gleich alle Punkte auf deiner To-do-Liste auf einmal zu erledigen. Und das geht selten gut aus, stimmt's? Wenn du dir an guten Tagen zu viel vornimmst, liegst du hinterher womöglich *tagelang* mit starken Schmerzen flach. Noch viel deprimierender fühlt sich das an, wenn dir im Nachhinein klar wird, dass du am selben Tag genauso viel oder vielleicht sogar noch mehr geschafft hättest, wenn du die Sache langsam und allmählich angegangen wärst, statt durch eigenes Verschulden diesen unangenehmen Schmerzschub auszulösen.

Die bessere Strategie besteht darin, an solchen Tagen deinen normalen Aufgaben nachzugehen. Freu dich darüber, dass es dir gut geht, und plane vielleicht *eine* außerplanmäßige Aktivität ein, die dir Spaß macht. Es ist schwierig, daran zu denken, dass man es an guten Tagen nicht übertreiben sollte. Aber noch viel schwieriger ist es, an Tagen, an denen du dich mies fühlst, überhaupt irgendetwas zu tun. Versuche es an diesen schlechten Tagen mit einer einzigen kleinen Aktivität, die dir Freude bereitet, und gehe dabei ganz besonnen und behutsam vor.

Pacing

Wenn du schon öfter den Fehler begangen hast, dir an guten Tagen zu viel zuzumuten, solltest du es einmal mit einer Strategie wie dem Pacing versuchen. Diese Vorgehensweise eignet sich ganz hervorragend für den Start in ein neues Trainingsprogramm. Glaub mir: Pacing ist viel besser, als wenn du versuchen würdest, gleich einen ganzen Kurs zu absolvieren oder dich eine vorher genau festgelegte Anzahl an Minuten lang durch irgendeine sportliche Aktivität zu quälen und dabei stur gegen deinen Schmerz anzukämpfen. Beim Pacing wechseln sich Aktivitäts- und Ruhephasen ab. Du führst eine bestimmte Aktivität – zum Beispiel eine Übung – für eine bestimmte Zeitdauer aus, die dir keine Schwierigkeiten bereitet. Das heißt, du legst im Voraus fest, wie lange du diese Übung problemlos durchhalten kannst, ohne dass deine Schmerzen sich verschlimmern. Dann machst du eine Pause von ein paar Minuten, deren Dauer du ebenfalls zuvor festgelegt hast, und wiederholst das Ganze dann so lange, bis du deine Zielvorgabe erreicht hast.

Angenommen, dein Trainingsprogramm besteht aus zügigem Gehen im Park, und du weißt, dass du das zehn Minuten lang schafften kannst, ohne einen Schmerzschub zu erleiden. Also beginnst du mit deinem Pacing-Programm, bei dem du diese zehn Minuten zügig gehst. Dann gehst du vielleicht fünf Minuten lang ganz langsam weiter oder ruhst dich während dieser Zeit auf einer Bank aus und beginnst dann wieder mit einem neuen Zyklus aus zehnminütigem zügigem Gehen und fünfminütiger Ruhepause. Wiederhole dieses Muster so lange, bis du deine Zielvorgabe für die betreffende Trainingssitzung erreicht hast. In Teil zwei werden wir diese Strategie noch einmal aufgreifen und sie auch auf andere Aktivitäten und Aufgaben anwenden.

Wer hat denn schon Zeit für Sport?

Ja, es stimmt: Menschen mit chronischen Schmerzen führen oft ein ziemlich hektisches Leben. Wenn du wirklich absolut keine Zeit für Sport hast, hier mein Gegenangebot: eine Strategie namens »Training im Alltag«. Das bedeutet schlicht und einfach, dass du dich bei deinen ganz normalen Alltagsaktivitäten ein bisschen mehr anstrengst. Wahrscheinlich hast du schon mal etwas von dieser Strategie gehört oder gelesen: Nimm die Treppe, statt Rolltreppe oder Fahrstuhl zu fahren. Geh zu Fuß zur Arbeit oder fahre mit dem Fahrrad. Erledige deine alltäglichen Haushaltspflichten besonders gründlich, indem du doppelt so viel Zeit dafür einplanst. Das klingt vielleicht ein bisschen albern, aber es funktioniert! Tue einfach das, was du in deinem täglichen Leben sonst auch tust – aber steigere dabei entweder dein Aktivitätsniveau oder bleibe längere Zeit dabei. Du kannst dafür auch eine Aktivitäts-App oder einen Fitnesstracker nutzen, die dir genau anzeigen, wo du gerade stehst beziehungsweise *gehst!* Zum Beispiel kannst du beim Fernsehen ein paar Runden durch dein Wohnzimmer drehen, um die letzten 500 Schritte zu schaffen, die du für diesen Tag noch brauchst.

Egal, was du tust, achte darauf, dass Bewegung nicht zu einer lästigen Pflicht wird, sondern dir *Freude bereitet*. Der Schlüssel zum Sieg über Bewegungsfaulheit und »Aufschieberitis« ist die Begeisterung. Normalerweise versuchen wir allem aus dem Weg zu gehen, was wir nicht gern tun, und beschäftigen uns stattdessen lieber mit irgendetwas anderem, das uns einfacher oder angenehmer erscheint. Wenn dein Trainingsprogramm dir leichtfällt und Spaß macht, wird der Erfolg dir also mehr oder weniger in den Schoß fallen!

Wichtige Punkte, die du dir merken solltest

- Körperliche Aktivität wirkt sich in vielerlei Hinsicht positiv auf chronische Schmerzen aus: Sie verringert die Schmerzstärke und verbessert Beweglichkeit, Bewegungsradius, Gleichgewichtssinn, Kraft, körperliche Funktionsfähigkeit, Herz-Kreislauf-Gesundheit, emotionale Gesundheit und Gehirnfunktion.
- Wenn dein Arzt es dir erlaubt, dann finde eine Sportart oder körperliche Aktivität, die dir Spaß macht, und betreibe sie regelmäßig. Schwimmen, Radfahren, Tanzen, Yoga oder einfach nur zügiges Spazierengehen – alles zählt!
- Auch ganz normale Alltagsaktivitäten lassen sich »aufstocken«. Tue einfach das, was du jeden Tag tust, aber steigere den Schwierigkeitsgrad, indem du dich dabei mehr bewegst, mehr Treppenstufen steigst, längere Wege bergauf gehst, mehr Energie investierst, dein Tempo steigerst oder die betreffende Aktivität längere Zeit durchhältst.
- Physiotherapie ist ein guter Ausgangspunkt, um die für dich geeignetste Trainingsform zu finden und allmählich wieder mit körperlicher Aktivität zu beginnen, ohne Risiken einzugehen.
- Nutze bei anstrengenden körperlichen Aktivitäten wie Schneeschippen, Laubharken oder Putzen die Strategie des Pacing, um nicht versehentlich einen Schmerzschub auszulösen.

Erfahrungsbericht: John

Im Jahr 2008 ging mein Leben plötzlich total »den Bach runter«, wie es so schön heißt: Von einem Tag auf den anderen fand ich mich im Krankenhaus wieder, wo ich von einem Suchtexperten behandelt wurde. Ich war fassungslos. So etwas konnte *mir* doch nicht passieren! Ich bin schließlich Pfarrer! Und außerdem hatte ich mich nur an die Anweisung meines Arztes gehalten, Opioide gegen meine Schmerzen einzunehmen. Doch genau durch diese Opioide und meine ständigen Schmerzen ist mein Leben aus den Fugen geraten. Zum Glück hatte der Suchtexperte Verständnis für meine missliche Lage. Er verurteilte mich deshalb nicht, sondern entwöhnte mich einfach ganz langsam von den Opioiden. Außerdem verordnete er mir ein Schmerzmittel, das nicht süchtig macht und das ich auch heute noch einnehme.

Meine chronische Schmerzkarriere begann im Frühjahr 1989, als ich Ganzkörperschmerzen entwickelte und bei mir eine Fibromyalgie diagnostiziert wurde. Seitdem sind leider auch noch eine Post-Zoster-Neuralgie, eine kräftige Portion Arthrose und jede Menge Rückenschmerzen dazugekommen, gegen die ich jeden Tag einen wahren Medikamentencocktail einnehmen muss. Außerdem leide ich an einer bipolaren Störung, bei der Depressionen im Vordergrund stehen, und habe im Lauf der Jahre schon viele schwere Schübe dieser psychischen Erkrankung erlitten.

Erst im Jahr 2012 habe ich den wichtigsten Zusammenhang zwischen meiner bipolaren Störung und meinen chronischen Schmerzen erkannt: Je depressiver ich war, umso mehr Schmerzen hatte ich. Aber auch das Gegenteil traf zu: Je mehr Schmerzen ich hatte, umso depressiver wurde ich. Meine Schmerzen und meine Depressionen bilden zusammen ein ausgesprochen fieses Gebräu, durch das beide Erkrankungen sich zu potenzieren scheinen. Ich erzählte dem Suchtexperten, der mir vier Jahre davor aus meinem tiefen Tal herausgeholfen hatte, von dieser Theorie, und er meinte, dass ich damit genau richtigläge: Schmerz und Depression verstärken sich gegenseitig, sodass ich mich letzten Endes noch elender fühle: 1 + 1 = 3 (oder sogar noch mehr!).

Was ich im Nachhinein am meisten bedauere, ist die Tatsache, dass ich eigentlich genau wusste, was los war, aber nicht danach gehandelt habe. Wenn ich heute auf diese Phase meines Lebens zurückblicke, ist es mir absolut unverständlich, wie ich diese wichtige Erkenntnis fast zwei Jahre lang einfach aussitzen konnte, bevor ich endlich beschloss, etwas zu unternehmen. Damals nahm ich bereits Medikamente gegen meine Depressionen und Schmerzen ein, und sie halfen mir auch sehr gut, nur leider reichten sie nicht aus. Ich musste noch mehr gegen mein Problem tun. Nach einigen Recherchen kam ich zu dem Schluss, dass Sport mir wohl am ehesten gegen meine Schmerzen und Depressionen helfen könnte. Ich musste körperlich aktiver werden und – ja: Ich musste meine Heilung endlich selbst in die Hand nehmen.

Und dann kam das Schwierigste von allem: mich aufzuraffen und mit dem Training zu beginnen. Ich bin kein Fitnessstudio-Typ. Gewichte heben, Spinning-Kurse besuchen oder Zumba machen – all das ist nichts für mich. Aber ich habe Hunde, und die machten mir allmählich auch einen etwas zu rundlichen Eindruck. Also war es eigentlich ganz naheliegend, ein Bewegungsprogramm für uns alle – Vierbeiner und Zweibeiner – zu entwickeln. Als ich zum ersten Mal mit den Hunden spazieren ging, wurde ich schnell müde und war froh, nach einer Viertelstunde wieder zu Hause zu sein, und den Hunden ging es genauso. Doch ich wagte mich mit ihnen jeden Tag ein Stückchen weiter vor, und inzwischen legen wir mindestens viermal pro Woche viereinhalb bis acht Kilometer zurück.

Und das Beste daran ist: Es funktioniert tatsächlich! Meine chronischen Schmerzen haben sich dadurch so sehr gebessert wie noch nie zuvor. Also los – du kannst das auch! Aber denke daran, die Sache langsam anzugehen, und lächle, wenn du anfängst, deinen Heilungsprozess endlich selbst in die Hand zu nehmen.

Pfarrer John Deuble ist ein Schmerzkämpfer.

10

SOZIALE KONTAKTE

Julianne Holt-Lunstad und ihr Team von der Brigham Young University haben eine Metaanalyse durchgeführt, um zu untersuchen, welche Faktoren sich positiv auf unser Überleben auswirken.[53] Diese Untersuchung zeigt, dass Faktoren wie ein gesundes Körpergewicht, regelmäßige körperliche Aktivität, die Vermeidung von übermäßigem Alkoholkonsum und die Behandlung von Bluthochdruck (sofern man darunter leidet) erwartungsgemäß wichtige Auswirkungen auf unsere Lebenserwartung haben. Wie du vielleicht schon vermutet hast, wirkte sich der Verzicht aufs Rauchen in dieser Untersuchung mit Abstand am positivsten aus: Er senkte das Sterberisiko um ungefähr 50 Prozent. Doch es gab auch noch einen anderen Einflussfaktor, der für unsere Gesundheit eine ebenso wichtige Rolle spielt wie die Raucherentwöhnung. Was könnte das wohl sein?

Ja, tatsächlich: Starke soziale Beziehungen senkten das Sterberisiko in dieser Metaanalyse ebenfalls um rund 50 Prozent. Außerdem vermuteten die Autoren, dass die schützende Wirkung von engen sozialen Kontakten in ihrer Untersuchung wahrscheinlich sogar noch unterschätzt worden ist. Denn in einigen der Studien, die sie in ihrer Metaanalyse berücksichtigten, waren soziale Einflussfaktoren anhand besonders ausführlicher Fragebogen beurteilt worden – und in diesen Studien war der Schutzeffekt noch viel ausgeprägter: *Dort stiegen die Überlebenschancen durch gute soziale Kontakte sogar um über 90 Prozent.* Wow!

Es ist schon ziemlich spät und um diese Uhrzeit ist der Strand beinahe menschenleer. Es ist ein bisschen kühl, der Wind peitscht die Wellen auf, und das Meer tobt, zeigt sich dabei aber von einer besonders eindrucksvollen Seite. Ich bin neun Jahre alt und gehe mit meinem Vater am Strand entlang, aber wir wagen uns nicht weiter vor als bis zu der Stelle, wo das Wasser gerade mal knietief ist. Allmählich türmen sich die Wellen immer höher auf, also waten wir wieder ins Trockene zurück.

Doch sechs Meter vom Strand entfernt trifft uns von hinten eine riesige Welle und schleudert uns zu Boden. Mein Kinn tut weh, und ich sehe nur noch trübes Wasser, das voller Sand, Algen und Luftblasen ist. Ich fühle mich wie schwerelos, drehe mich unkontrolliert um meine eigene Achse und weiß nicht einmal mehr, ob ich dabei auf dem Kopf stehe oder auf der Seite liege. So vergehen ein paar Sekunden – und dann werde ich mit einem kräftigen Sog ins Meer hinausgezogen. Es fühlt sich so an, als wäre ich in die Stromschnellen eines Flusses hineingeraten: nichts als Wasser und Luftblasen – keine Kontrolle, keine Luft mehr, nur noch panische Angst. Doch plötzlich spüre ich einen Druck rund um mein Handgelenk und jemand reißt mich mit festem Griff aus diesem schlammigen Abgrund heraus. Der todesmutige Retter ist mein Vater, der ebenfalls außer Atem ist und kaum noch stehen kann. Ich spucke und würge, bis ich endlich wieder Luft bekomme. Mit letzter Kraft taumeln wir zum Strand. Als wir in Sicherheit sind, schaue ich ihm in die Augen, und ich werde mich für den Rest meines Lebens an die kaum verhohlene Panik, aber auch an die Erleichterung, Dankbarkeit und Liebe in seinem Blick erinnern.

Wir alle brauchen Menschen in unserem Leben – Familienangehörige und Freunde, die sich um uns kümmern. Wir blühen auf, wenn wir ein Gefühl von Gemeinschaft und Zugehörigkeit spüren. Und warum? Weil es schwer ist, allein zu überleben. Wir sind darauf programmiert, in Stammesgemeinschaften zu leben, uns mit anderen Menschen zusammenzuschließen, enge soziale Bindungen einzugehen. Missgeschicke und Bedrohungen haben viele Gesichter. Ohne ausreichende persönliche Ressourcen können sie uns völlig außer Gefecht setzen. Deshalb brauchen wir manchmal jemanden, der uns – wenn auch nur symbolisch – die Hand reicht und uns aus dem tosenden Meer herauszieht, bevor wir darin ertrinken.

Soziale Bindungen sind wichtig für unsere Gesundheit im Alltagsleben

Menschen, die ein starkes soziales Unterstützungssystem haben, leiden normalerweise seltener unter Ängsten und Depressionen, fühlen sich wohler und besitzen ein größeres Selbstwertgefühl und Selbstvertrauen. Sie haben auch häufiger einen dem Normalgewicht entsprechenden Body-Mass-Index, treiben mehr Sport, schlafen besser, rauchen weniger und haben ein niedrigeres Risiko für die verschiedensten Krankheiten – von Krebs bis Demenz.

Bruce McEwen (der einflussreiche Zellbiologe, den wir bereits kennengelernt haben, als wir uns mit den Zusammenhängen zwischen Stress und Traumata beschäftigten) weist auf zwei wichtige Faktoren hin, die uns helfen, nach belastenden Lebensereignissen wieder auf die Beine zu kommen: angemessene Bewältigungsstrategien und ein gutes soziales Unterstützungssystem. Gute Freundschaften bauen uns nicht nur wieder auf, wenn wir deprimiert sind, sondern machen uns auch ganz allgemein glücklicher und geben uns ein beruhigendes Gefühl der Zugehörigkeit. Menschen mit positiven zwischenmenschlichen Beziehungen führen oft ein gesünderes Leben: Zum Beispiel ernähren sie sich vernünftiger und treiben mehr Sport. Allerdings mit einer sehr wichtigen Einschränkung: Soziale Bindungen wirken sich normalerweise nur dann positiv aus, wenn es sich dabei um *gesunde* zwischenmenschliche Beziehungen handelt. Beziehungen, die von sexueller, körperlicher oder emotionaler Misshandlung geprägt sind, haben dagegen eher negative gesundheitliche Auswirkungen: Menschen, die in solchen Beziehungen gefangen sind, leiden öfter unter Schmerzen, werden häufiger krank und haben ein höheres Sterberisiko.[54]

Deine Familie, deine Freunde, ja sogar deine Nachbarn üben also einen wichtigen Einfluss auf deine Gesundheit und dein Wohlbefinden aus. Im Rahmen der berühmten Framingham Heart Study haben James Fowler von der University of California in San Diego und Nicholas Christakis von der Harvard Medical School die sozialen Beziehungsnetzwerke sämtlicher Studienteilnehmer katalogisiert und dabei auch erfasst, wie glücklich oder unglücklich die Probanden und ihre Kontaktpersonen mit ihrem Leben waren.[55] Dabei stellten die Wissenschaftler fest, dass es innerhalb eines Netzwerks Cluster von glücklichen und unglücklichen Menschen gab. Ihre erstaunlichen Analysen zeigten, dass diese Häufung (»Clustering«) von Glücksgefühlen anscheinend eher auf die Ausbreitung solcher Gefühle von einer Person zur nächsten zurückzuführen war und nicht etwa darauf, dass Menschen mit ähnlich starken Glücks- oder Unglücksgefühlen sich *zusammengetan* hätten. Wenn ein Freund, der in einem Umkreis von anderthalb Kilometern von dir wohnt, sich zu einem glücklichen Menschen entwickelt, steigt die Wahrscheinlichkeit, dass du selbst ebenfalls glücklich wirst, um 25 Prozent. Wenn dein Nachbar glücklich ist, steigt deine Wahrscheinlichkeit, das Gleiche zu empfinden, sogar um 34 Prozent! Die Autoren der Studie kamen zu dem Schluss, dass Glück – ebenso wie Gesundheit – ein kollektives Phänomen ist. Mit anderen Worten: Wir werden gemeinsam glücklich oder unglücklich.

Soziale Kontakte wirken sich auf das Schmerzempfinden aus

Viele wissenschaftliche Studien befassen sich mit den Folgen von sozialer Ausgrenzung, Ablehnung und Ächtung. Die meisten dieser Untersuchungen zeigen, dass soziale Ausgrenzung zur Entstehung von psychischen Störungen wie beispielsweise Depressionen und Angsterkrankungen führt. Außerdem hat mangelnde soziale Unterstützung auch einen starken Einfluss auf das Schmerzempfinden. In einer Metaanalyse von 29 Studien an Menschen mit körperlichen Behinderungen wie beispielsweise Rückenmarksverletzungen, multipler Sklerose und Amputationen von Gliedmaßen, die Mark Jensen zusammen mit seinem Team von der University of Washington in Seattle durchgeführt hat, bestand zum Beispiel in allen Fällen ein enger Zusammenhang zwischen Schmerzen beziehungsweise Behinderungen und der wahrgenommenen Unterstützung, die die Probanden von ihrem sozialen Umfeld erhielten.[56]

Wissenschaftler untersuchen soziale Ausgrenzung oft mithilfe raffinierter Experimente. Eines der am häufigsten verwendeten Szenarien zur Provokation von Gefühlen der Ausgrenzung und Ablehnung ist ein Spiel namens Cyberball. Darin spielt die Versuchsperson zusammen mit zwei anderen Spielern, die angeblich an Computern in anderen Teilen der Welt sitzen, ein computergesteuertes Ballspiel. Das Spiel beginnt damit, dass alle drei Spieler einander den elektronischen Ball freundschaftlich zuwerfen. Bei mindestens einem von drei möglichen Würfen erhält die Testperson den Ball und wirft ihn einem der anderen beiden Spieler zu. Dabei scheint es zunächst sehr fair zuzugehen, so dass niemand sich aus dem Spiel ausgeschlossen fühlt. Doch dann fangen die beiden anderen Spieler an, die Versuchsperson auszuschließen, sodass sie den Ball immer seltener und schließlich fast gar nicht mehr zugespielt bekommt. Man kann sich vielleicht kaum vorstellen, dass dieses einfache Computerspiel tatsächlich Gefühle der Ausgrenzung und Ablehnung bei den betroffenen Spielern weckt – aber es ist so! Die Probanden reagieren darauf mit Frustration,

Traurigkeit, innerer Anspannung, und sogar ihre Schmerzempfindlichkeit nimmt zu.[57] Studienteilnehmer, die sich dabei sozial ausgegrenzt fühlten, berichteten tatsächlich über ein stärkeres Schmerzempfinden, reagierten empfindlicher auf Schmerzreize und zeigten auch Gehirnaktivierungsmuster, die auf stärkere Schmerzen hindeuteten.[58] Gleichzeitig aktiviert soziale Ausgrenzung aber auch das Stressreaktionssystem. Wie kommt das?

Einsamkeit ist tatsächlich ein weiterer wichtiger Faktor, der unser Schmerzempfinden beeinflusst. Die Abkürzung FIERCE (das ist eine Gruppe, die wir an der Abteilung für Anästhesiologie der University of Michigan aufgebaut haben) steht für »Female Investigators Engaging in Research that will Change Everything« [Wissenschaftlerinnen, deren Forschungsprojekte die Welt verändern werden] und unterstützt Frauen, die in der Schmerzforschung tätig sind. Victoria Powell – eine meiner FIERCE-Mentees – ist Palliativmedizinerin und interessiert sich schon seit Langem dafür, welche Rolle Einsamkeit für unsere Gesundheit spielt. Um zu untersuchen, inwiefern Einsamkeit zur Entstehung chronischer Schmerzen beitragen könnte, hat sie für eine von ihr geleitete Studie Daten aus der Health and Retirement Study (HRS) der University of Michigan verwendet. Dabei handelt es sich um eine Längsschnittstudie, die viele Menschen über einen längeren Zeitraum hinweg beobachtet, um Veränderungen in ihrem Gesundheitszustand festzustellen und herauszufinden, welche Faktoren an der Entstehung neuer Erkrankungen beteiligt sein könnten. Die HRS stützt sich auf Befragungen von fast 20 000 Menschen in Amerika, die die Allgemeinbevölkerung der USA repräsentieren.

Für Victoria Powells Studie analysierten wir die Daten von fast 6000 Personen ab einem Alter von 50 Jahren, die zu mindestens zwei verschiedenen Zeitpunkten über den Grad ihrer Einsamkeit und später auch darüber berichteten, inwieweit sie unter Schmerzen, Depressionen und Fatigue litten.[59] Dabei zeigte sich, dass Einsamkeit ein wichtiger Prädiktor für die Entwicklung von Schmerzen, Fatigue und Depressionen war, und zwar sowohl für alle drei Probleme getrennt voneinander als auch zusammen. Dieser starke negative Einfluss von Einsamkeit war auch dann zu beobachten, wenn wir in unserer Studie berücksichtigten, ob die befragten Personen allein oder mit anderen Menschen zusammenlebten (und ob einige ihrer Beschwerden womöglich bereits vor Beginn der Studie bestanden hatten), und auch demografische Variablen wie Alter, Geschlecht, Bildung und wirtschaftlichen Status in unsere Auswertung einfließen ließen. Das sind überzeugende Hinweise darauf, dass Einsamkeit bei der Entstehung von Schmerzen und damit zusammenhängenden Symptomen zumindest eine Rolle spielt.

Es erscheint seltsam, dass schon allein das Gefühl, mit einem anderen Menschen oder einer Gruppe in Verbindung zu stehen, das Schmerzempfinden verringern kann, aber das scheint tatsächlich der Fall zu sein. Untersuchungen zeigen, dass die Schmerztoleranz bei Menschen, die einen großen Freundeskreis haben, höher ist.[60] Anderen Studien zufolge kann schon allein die Anwesenheit einer nahestehenden Person während eines schmerzhaften medizinischen Eingriffs die Schmerzen lindern. Berührungen scheinen in dieser Hinsicht sogar noch wirksamer zu sein als die bloße Anwesenheit eines geliebten Menschen. Studien ergaben nämlich auch eine niedrigere Schmerzintensität (und eine dementsprechend geringere schmerzbezogene Gehirnaktivität), wenn jemandem, der Schmerzen hatte, die Hand gehalten wurde.[61] Dieser schmerzlindernde Effekt ist sogar noch stärker, wenn die Person, die dem Schmerzpatienten die Hand hält, kein Fremder, sondern ein Liebespartner ist. Körperliche Nähe und mitfühlende Berührungen scheinen die von dem Schmerz ausgehende wahrgenommene Bedrohung zu verringern, und dieser Puffereffekt verringert die Schmerzempfindung *im Gehirn*.

Wir brauchen alle einen »Stamm«!

Nach Ansicht des Gemeinschaftspsychologen David McMillan gibt es vier verschiedene Kriterien, die eine Gemeinschaft ausmachen. Erstens die Zugehörigkeit: Du hast das Gefühl, ein Mitglied der Gruppe oder größeren Gemeinschaft zu sein. Das zweite Kriterium ist der Einfluss, das heißt, du hast das Gefühl, in dieser Gruppe irgendetwas zu bewirken, und glaubst, dass die Gruppe auch wiederum einen gewissen Einfluss auf *dich* ausübt. Das dritte wichtige Kriterium ist Integration und Bedürfnisbefriedigung, also das Gefühl, dass andere Gruppenmitglieder deine Bedürfnisse erfüllen. Das letzte Kriterium ist eine emotionale Verbindung, also das Gefühl, dass alle Mitglieder deiner Gemeinschaft Zeit, Raum und ähnliche Erfahrungen miteinander teilen. Wir alle brauchen dieses Gemeinschaftsgefühl, und im Idealfall solltest du sogar gleich mehreren Gemeinschaften angehören, die dir ein starkes Gefühl der Verbundenheit vermitteln: Nachbarn, Kollegen, Mitgliedern einer gemeinsamen spirituellen oder religiösen Gruppe, Sportfans, Leuten, mit denen du gemeinsam einem Hobby nachgehst, Schulfreunden und vielleicht sogar Online-Followern. Es gibt unendlich viele Möglichkeiten. Wenn du keine starke Gemeinschaft hast, musst du dir eine aufbauen; doch das ist leider gar nicht so einfach, wenn man unter chronischen Schmerzen leidet.

Schmerz beeinträchtigt soziale Beziehungen

Schmerzen können dazu führen, dass du dich von Menschen und Aktivitäten zurückziehst, an denen du früher Freude hattest – und das ist ein großer Verlust. Vielleicht trauerst du um die Menschen, die du nicht mehr siehst, oder die Aktivitäten, die du nicht mehr ausüben kannst, weil deine Schmerzen jedem Sozialleben im Weg stehen. Es kann aber auch sein, dass du in sozialer Hinsicht übermäßig empfindlich bist; vielleicht ist deine Angst vor Ablehnung so groß, dass du dich einfach nicht traust, auf andere Menschen zuzugehen. Die Sozialpsychologin Jennifer Pierce, die ebenfalls zu meinen FIERCE-Mentees gehört, untersucht die Rolle sozialer Beziehungen bei Menschen mit chronischen Schmerzen und geht der Frage nach, ob solche Schmerzen zumindest teilweise durch soziale Prozesse verursacht werden können. Sie und ihr Team betrachten soziale Sensibilität – also eine besonders starke Empfindlichkeit gegenüber negativen sozialen Erfahrungen – als eine weitere Spielart der allgemeinen sensorischen Sensibilität. Diese soziale Sensibilität könnte bei Schmerzpatienten, die ein Trauma erlebt haben, besonders ausgeprägt sein, weil bei ihnen ohnehin bereits eine erhöhte allgemeine Sensibilität vorliegt.[62] Traumatische Erfahrungen können unsere Wahrnehmung sozialer Interaktionen verändern. Sie können zum Beispiel dazu führen, dass man negativen sozialen Signalen zu große Aufmerksamkeit schenkt und die Absichten anderer Menschen negativer bewertet. Denn bei traumatisierten Menschen erkennt das Gehirn womöglich auch dann eine Bedrohung oder böse Absichten, wenn gar keine vorhanden sind.

Bestimmte Hirnregionen verarbeiten sowohl sozialen Schmerz (zum Beispiel den Kummer über soziale Ablehnung) als auch körperlichen Schmerz – vor allem die unangenehmen Gefühle, die man dabei hat. Diese Überlappung deutet darauf hin, dass diese Hirnareale wahrscheinlich auch ähnliche Alarmsysteme zur Erkennung von Bedrohungen haben. Somit könnte man, indem man sozialen Schmerz behebt, gleichzeitig auch das körperliche Schmerzempfinden lindern (und vielleicht auch umgekehrt).

Was bedeutet das für Menschen mit chronischen Schmerzen?

Nur rund 50 Prozent all der chronischen Schmerzpatienten in unserer Ambulanz geben an, ein starkes soziales Unterstützungsnetz zu haben. Viele müssen sich die starke Gemeinschaft, die sie verdienen, erst noch aufbauen. Ich habe diesen Satz bewusst so formuliert: Ja, der Schmerzpatient sollte *selbst* die Initiative zum Aufbau solcher Beziehungen ergreifen. Starke Beziehungen und eine enge Verbundenheit mit anderen Menschen entstehen nicht von allein. Zwischenmenschliche Beziehungen erfordern Aufmerksamkeit, Geduld und Ausdauer. Sie aufzubauen, ist harte Arbeit – doch diese Arbeit lohnt sich. Bei den verschiedenen Aktivitäten, die ich in Teil zwei meines Buches beschreiben werde, geht es darum, wie du beschädigte zwischenmenschliche Beziehungen reparieren, stärkere Bindungen aufbauen und Kontakt zu neuen Gruppen von Menschen finden kannst, um etwas für deine Gesundheit und dein Glück zu tun.

Zählen Haustiere auch als »soziale Kontakte«?

Ja, bis zu einem gewissen Grad schon. Wissenschaftliche Untersuchungen zeigen, dass der Besitz eines Haustiers mit mehr Glücksgefühlen und einem besseren Gesundheitszustand einhergeht. Aber natürlich hängt die Antwort auf diese Frage weitgehend von der *Qualität* der Beziehung zu deinem Haustier ab. Wenn dein Haustier dich nachts wach hält, sich destruktiv verhält oder dir keine Liebe entgegenbringt, kann es dir unter Umständen mehr schaden als nützen. Doch wenn du eine gute Beziehung zu deinem Tier hast, liegen die Vorteile auf der Hand: Haustiere können tatsächlich dazu beitragen, dass wir uns weniger einsam fühlen. Sie geben uns das Gefühl, gebraucht zu werden; außerdem bieten sie uns die Möglichkeit, unsere Emotionen auszudrücken, ohne Angst vor Zurückweisung haben zu müssen. Die Liebe zwischen dir und deinem Tier ist echt, und eure Beziehung beruht auf Gegenliebe.

Bei liebevollen Interaktionen mit deinem Hund (zum Beispiel, wenn du mit ihm schmust oder ihr euch liebevoll anschaut) setzt dein Gehirn das Bindungshormon Oxytocin frei. Und was noch viel erstaunlicher ist: Auch Hunde schütten bei diesen liebevollen Kontakten mit ihren Besitzern Oxytocin aus! Die Liebe fließt also tatsächlich in beide Richtungen. Da Oxytocin schmerzlindernd wirkt, kann es auch das Schmerzempfinden verringern. In einer neueren Studie unter der Leitung von Ben Carey von der University of Saskatchewan in Kanada ließen die Forscher Patienten in der Notaufnahme entweder mit einem Therapiehund interagieren oder ganz normal auf ihre Behandlung warten.[63] Die Patienten, die nur zehn Minuten mit dem Therapiehund verbrachten, schätzten ihre Schmerzintensität deutlich geringer ein als diejenigen, die ganz allein dasaßen und warteten.

Außerdem hat der Besitz von Haustieren gleich einen doppelten positiven Effekt. Die Haltung von Haustieren wirkt sich nämlich nicht nur direkt auf unsere Gesundheit und unser Glücksempfinden aus, sondern wissenschaftlichen Untersuchungen zufolge hat vor allem der Besitz eines Hundes auch indirekte positive Auswirkungen: Er motiviert uns nämlich dazu, uns von unserer Couch aufzuraffen und regelmäßig nach draußen zu gehen. Das ist eine gute Gelegenheit, mit anderen Menschen in Kontakt zu kommen und uns auf diese Weise im Lauf der Zeit einen netten Freundes- oder Bekanntenkreis aufzubauen. Zum Beispiel ergeben sich dadurch oft zwanglose Gespräche mit Fremden, die uns nach unserem Hund fragen. Und zwischen Hundebesitzern, die sich beim Spaziergang mit ihren Vierbeinern immer wieder treffen, entsteht mit der Zeit oft eine enge Kameradschaft. Aber auch Katzen, Vögel, Reptilien und andere Haustiere liefern interessante Themen für Gespräche mit anderen Menschen und können zur Entstehung von Freundschaften zwischen Tierliebhabern beitragen.

Ein paar Schlussgedanken zum Thema »soziale Beziehungen«

Zu Beginn dieses Kapitels habe ich dir eine Geschichte von meinem Vater und mir erzählt, die sich vor vielen Jahren an einem stürmischen Strand abgespielt hat. Wir waren beide in Gefahr. Trotzdem hat mein Vater nicht einfach nur sein eigenes Leben gerettet, sondern sich sogar in noch größere Gefahr gebracht, um *mich* zu retten. Dieses Verhalten verstößt nicht nur gegen den gesunden Menschenverstand, sondern auch gegen unseren persönlichen Überlebensinstinkt. Doch wir Menschen sind nun einmal darauf programmiert, uns zum Wohl unseres »Stammes« umeinander zu kümmern und nicht nur unser eigenes Überleben zu sichern, sondern gleichzeitig auch dafür zu sorgen, dass wir als Spezies gedeihen. Also erhebe den Aufbau sozialer Kontakte und die Pflege der Beziehungen zu deinem Freundeskreis und deiner Familie zu einer deiner obersten Prioritäten!

Denn letzten Endes wird es bei deinen schönsten Erinnerungen nicht um das Arbeitsprojekt gehen, für das du auf einen Familienurlaub verzichtet hast, und auch nicht um die Lebensmittel, die du eingekauft hast, statt den Anruf eines Freundes entgegenzunehmen, dessen Leben gerade aus den Fugen geraten war. Am wertvollsten werden für dich im Nachhinein ganz andere Dinge sein: die Zeit, die du mit deinen Lieben verbracht hast; die neuen Orte, die du besucht, und die Menschen, die du kennengelernt hast; denkwürdige Ereignisse wie Geburten, Schulabschlussfeiern und Hochzeiten; Mahlzeiten im Freundes- oder Familienkreis und andere gemeinsame Augenblicke – egal ob glücklich oder traurig –, die unserem Leben einen Sinn geben. Solche Momente sind in unserem Leben wirklich das Allerwichtigste.

Wichtige Punkte, die du dir merken solltest

- Der Mensch ist ein soziales Lebewesen. Unser Bedürfnis danach, uns mit anderen Menschen zusammenzuschließen, trägt zur Sicherung unseres Überlebens bei. Starke soziale Beziehungen verbessern unsere körperliche und seelische Gesundheit, sie senken das Risiko für die meisten Erkrankungen und auch für einen vorzeitigen Tod.
- Vor allem Menschen mit Schmerzen und Behinderungen brauchen dringend soziale Unterstützung, aber nur rund 50 Prozent aller chronischen Schmerzpatienten geben an, ein starkes soziales Unterstützungsnetz zu haben.
- Die Qualität deiner zwischenmenschlichen Beziehungen ist wichtig. Gute Beziehungen haben eine schützende Wirkung, während toxische Beziehungen das Risiko für gesundheitliche Probleme erhöhen.
- Nur du selbst kannst dir deinen »Stamm« aufbauen. Seine Familienmitglieder, seine Nachbarn oder seinen Chef kann man sich zwar nicht immer aussuchen, aber du hast es zumindest in der Hand, wie du auf diese Menschen reagieren möchtest und mit wem du deine Freizeit verbringst. Also baue neue Freundschaften auf und stärke die Beziehungen, die dir in deinem Leben am allerwichtigsten sind!

Erfahrungsbericht: Shanna

Mit 12 Jahren bekam ich meine erste Migräne, mit 13 traten bei mir erstmals starke Knieschmerzen auf, mit 16 wurde ich zum ersten Mal am Knie operiert, mit 22 stellte sich bei mir plötzlich eine bleierne Müdigkeit ein, und mit 26 begannen meine Magenprobleme. Immer wieder kamen neue Diagnosen hinzu: chronische Migräne, Arthrose, Fibromyalgie, Hüftimpingement, Mastzellenaktivierungssyndrom, Zöliakie, posturales orthostatisches Tachykardiesyndrom und Funktionsstörungen der Beckengelenke. Manchmal fühlt eine chronische Krankheit sich an wie ein Briefmarkenalbum – man sammelt einfach eine Diagnose nach der anderen!

Trotzdem ist es für mich ein großes Glück, als behinderter und chronisch kranker Mensch in unserer heutigen Zeit zu leben. Wie viele meiner Schicksalsgenossen habe ich aufgrund meiner Behinderung übermäßige Diskriminierung, Isolation und Schwierigkeiten im Umgang mit dem US-amerikanischen Gesundheitssystem erlebt. Aber ich habe auch eine großartige Gemeinschaft von Leidensgenossen gefunden, die mich seelisch aufbaut und sich liebevoll um mich kümmert. Gemeinsam sind wir stärker, auch wenn viele von uns von ihren Betten oder Sofas aus miteinander kommunizieren.

Vor ungefähr zehn Jahren stieß ich auf den Vergleich mit den »Löffeln« im Zusammenhang mit unsichtbaren (oder zumindest nicht auf den ersten Blick erkennbaren) Behinderungen: Menschen, die dich nicht kennen, taxieren dich schnell von Kopf bis Fuß und »sehen«, dass du nicht behindert oder chronisch krank bist, und das kann einem das Leben als chronisch kranker Mensch wirklich sehr erschweren. Manchmal schreien mich die Leute zum Beispiel an, weil ich auf einem behindertengerechten Parkplatz parke, und das, obwohl ich einen Behindertenausweis habe. Oder sie werfen mir wütende Blicke zu, weil ich mich in öffentlichen Verkehrsmitteln auf den Platz für Behinderte setze. Wer diese Erfahrung noch nie gemacht hat, weiß nicht, wie es ist, sich in einer Welt zurechtfinden zu müssen, in der körperlich gesunde Menschen im Mittelpunkt stehen – vor allem dann, wenn man nicht so aussieht, wie die Leute es von einem Behinderten erwarten (also weder Rollstuhl noch sonstige Hilfsmittel benutzt und auch nicht von einem Assistenzhund begleitet wird).

Die Idee mit den Löffeln stammt übrigens von der Lupus-Patientin Christine Miserandino von ButYouDontLookSick.com. In einem Restaurant wollte ein Freund von ihr wissen, welche Auswirkungen diese Erkrankung auf ihr Leben hat. Daraufhin nahm sie einen Stapel Löffel in die Hand und erklärte, dass sie jeden Tag mit einer bestimmten Anzahl von Löffeln beginnt. Je nachdem, wie viel Energie und Leistungsfähigkeit eine bestimmte Tätigkeit erfordert, zieht sie im Lauf des Tages mehrere Löffel aus ihrem Stapel. Ein schnelles sich Waschen kostet zum Beispiel einen Löffel, während eine komplette Dusche (plus Haarewaschen und Frisieren) drei Löffel erfordern kann. Am Ende des Tages hat sie oft nur noch einen einzigen Löffel übrig und muss entscheiden, was sie damit machen will.

Diese Löffeltheorie hat sich in der Gemeinschaft der behinderten und chronisch kranken Menschen durchgesetzt, denn sie ist eine ausgezeichnete Möglichkeit, uns selbst und unseren Partnern, Freunden und Kollegen zu erklären, wozu wir in einem bestimmten Augenblick in der Lage sind (oder eben nicht). Zu sagen: »Ich würde ja gern mitkommen, aber ich habe keine Löffel mehr«, kommt viel besser rüber als der Satz: »Ich kann leider nicht mitkommen.« Manchmal reagieren meine Freunde dann sehr verständnisvoll und bieten sogar an, zum Filmegucken bei mir vorbeizukommen, weil das für mich weniger anstrengend ist als ein Kinobesuch.

Viele von uns nennen sich deshalb auch »Spoonies« und wir halten auf viele verschiedene Arten miteinander Kontakt. Als ich noch in Colorado lebte, habe ich dort eine virtuelle Spoonies-Gruppe gegründet. Inzwischen bin ich dabei, auch hier in Michigan so etwas aufzubauen. Wir tauschen Tipps und Informationen aus (zum Beispiel Vorschläge zur Schmerzbewältigung oder Adressen von Ärzten und Therapeuten, die sich mit unserem Problem auskennen) und haben auch ein Onlineforum, um uns gegenseitig unser Leid zu klagen, wenn wir an manchen Tagen nur wenige Löffel und viele Schmerzen haben. Und wenn wir wieder mal eine neue Diagnose erhalten, um sie in unsere »Briefmarkensammlung« einzufügen, dann haben wir dafür ein anderes Forum, in dem wir einander über diese unschöne Neuigkeit berichten und uns bei ihrer Verarbeitung von unserer Community unterstützt fühlen. Die Freundlichkeit dieser Menschen und der Kameradschaftsgeist, der in diesen Gruppen herrscht, macht unser aller Leben sehr viel besser und schöner.

Shanna Katz Kattari ist außerordentliche Professorin für Sozialarbeit an der University of Michigan, Behindertenaktivistin und Gründerin der »Michigan Spoonies« und »Colorado Spoonies«.

11

DEIN LEBEN DARF NICHT NUR AUS »MÜSSEN« BESTEHEN!

Unabhängig von unserem Gesundheitszustand verfügen wir alle nur über begrenzte körperliche und geistige Ressourcen, um all das zu schaffen, was wir an einem Tag gern tun würden. Das gilt vor allem für Menschen mit chronischen Schmerzen, denen nur ein paar kostbare Löffel pro Tag zur Verfügung stehen. Es kann sehr frustrierend sein, wenn dir der Treibstoff ausgeht oder du so starke Schmerzen hast, dass du deinen Lieben nicht die nötige Aufmerksamkeit und Zuwendung schenken kannst. Vielleicht hast du dann nicht einmal mehr genügend Energie, um deine Schuhe auszuziehen, bevor du ins Bett gehst, geschweige denn das warme Schaumbad zu nehmen, von dem du den ganzen Tag geträumt hast. Der Verzicht auf die Dinge im Leben, die ihnen am meisten am Herzen liegen, und auf die wichtigsten Elemente der Selbstfürsorge ist für chronisch kranke Menschen fast schon ein alltägliches Problem.

Hinzu kommt, dass man sich an den Tagen, an denen man sich wohlfühlt, unwillkürlich zu viel vornimmt. Denke nur einmal an jenen herrlichen Morgen zurück, an dem du mit mehr Energie und weniger Schmerzen aufgewacht bist als sonst! Natürlich ist dir da sofort der Gedanke gekommen, die in den letzten Tagen verlorene Zeit wieder hereinzuholen, *alle* noch unerledigten Besorgungen zu machen, ein bisschen Sport zu treiben und endlich wieder deine sozialen Kontakte zu pflegen – *und das alles an einem einzigen Tag*. Und sicherlich erinnerst du dich auch noch daran, wie diese Geschichte ausgegangen ist! Studien, die den Zusammenhang zwischen täglicher Aktivität und chronischen Schmerzsymptomen untersuchen, zeigen, dass ein übermäßig anstrengender Tag einen Schmerzschub auslösen kann, der mehrere Tage lang anhält. Der

Aktivitätsschub, mit dem du deinen Rückstand aufzuholen versuchst, wirft dich letztendlich nur noch weiter zurück, weil du mehr Zeit brauchst, um dich wieder davon zu erholen, und weil du während dieser Zeit total »platt« bist. Dieser anstrengende Teufelskreis aus zu viel Aktivität an guten Tagen und völliger Untätigkeit an schlechten Tagen ist keine Lösung.

Bemühe dich stattdessen lieber um ein ausgewogenes Gleichgewicht zwischen dem, was du tun musst, und dem, was dir Freude macht. Außerdem solltest du versuchen, in jeden Tag ungefähr gleich viel Aktivität einzubauen. Natürlich wird dein Aktivitätsniveau je nach Tagesbefinden mal höher und mal niedriger sein, aber versuche, dir dein Leben zumindest so einzurichten, dass deine Aktivitäten von Tag zu Tag halbwegs gleichmäßig verteilt sind. Stell dir eine Skala von eins bis zehn vor, wobei eins für null Aktivität und zehn für ein Maximum an Aktivität steht. Auf dieser Skala solltest du nicht von einer Acht plötzlich auf eine Zwei abstürzen. Die bessere Strategie besteht darin, dein Aktivitätsniveau so zu planen, dass es sich jeden Tag zwischen vier und sechs bewegt, egal, ob du gerade einen guten oder schlechten Tag hast. Auch an schlechten Tagen solltest du also ein gewisses Aktivitätsniveau beibehalten, selbst wenn du die Aufgaben dann vielleicht ein bisschen adaptieren musst, um sie besser bewältigen zu können. Andererseits solltest du es an guten Tagen aber auch nicht übertreiben, sondern vielleicht nur ein kleines bisschen mehr »Action« einplanen als sonst.

Aktivitäten, die dein Leben bereichern

Das Konzept der »Valued Life Activities« (VLAs) – Aktivitäten, die uns ganz besonders am Herzen liegen – für Menschen mit chronischen Schmerzen geht auf die Pionierarbeit von Lois Verbrugge zurück.[64] Bei Patienten mit Erkrankungen, die mit so starken Behinderungen einhergingen wie die rheumatoide Arthritis vor Einführung der neuen Medikamentenklassen, untersuchten Ärzte und Wissenschaftler früher hauptsächlich »instrumentelle« Aktivitäten wie Baden, Anziehen, die Zubereitung von Mahlzeiten und sogenannte »Verpflichtungen« (beispielsweise zur Arbeit zu gehen, Besorgungen zu machen und sich um den Haushalt zu kümmern). Doch mit der Verbesserung der medikamentösen Therapie rückten dann allmählich auch angenehme Freizeitaktivitäten, die für den allgemeinen Gesundheitszustand und das Wohlbefinden chronisch kranker Menschen eine noch viel wichtigere Rolle spielen können, in den Mittelpunkt der Aufmerksamkeit.

Die wichtige Bedeutung von Freizeitaktivitäten inspirierte Patricia Katz und Ed Yellen dazu, die Auswirkungen von chronischen Erkrankungen und Schmerzen auf diese VLAs näher zu untersuchen. VLAs erfüllen das Leben mit Sinn und Freude und können alles Mögliche umfassen: Sport (beispielsweise Tennis, Golf oder Schwimmen) treiben, ein Musikinstrument spielen, in einem Chor mitsingen, tanzen, Hobbys nachgehen, reisen oder sich mit Freunden und Familienangehörigen treffen. Eine von Katz und Yellen durchgeführte Untersuchung, in der Patienten mit rheumatoider Arthritis über einen längeren Zeitraum beobachtet wurden, hat gezeigt, dass der krankheitsbedingte Verzicht auf VLAs ein zuverlässiger Prädiktor für das Auftreten von Depressionen ist. Die beiden Wissenschaftler stellten fest, dass die Wahrscheinlichkeit, eine Depression zu entwickeln, fast sechsmal höher ist, wenn man nicht zur Ausführung von VLAs in der Lage ist![65] Und viele wissenschaftliche Untersuchungen zeigen, dass sich fast alle chronischen Erkrankungen verschlimmern und die Lebensqualität rapide abnimmt, je depressiver der betreffende Patient ist.

Was bedeutet das für dich? Ein wichtiges Element unseres Aktionsplans gegen deine chronischen Schmerzen besteht darin, dich jeden Tag mindestens einer Tätigkeit zu widmen, die für dich persönlich einen Sinn hat oder dich zumindest glücklich macht. Egal, wie elend du dich fühlst – plane wenigstens eine einzige solche Aktivität pro Tag ein. Das kann alles Mögliche sein, solange es dich zum Lächeln bringt, du es als bereichernd empfindest oder es dir als Baustein für eine bessere Zukunft dienen kann. An guten Tagen wirst du dich dieser Aktivität wahrscheinlich mit größerem Engagement widmen, sodass sie dir noch mehr Erfüllung schenkt. Und an schlechten Tagen kannst du dann wenigstens an diese beglückende Aktivität zurückdenken, sodass der schlechte Tag am Ende vielleicht doch kein totaler Flop war. Ich hoffe, dass du dir in diesem Wissen fest vornimmst, mehr VLAs in deine Tage einzubauen – ob sie nun gut oder schlecht sind! Und nun wollen wir uns ein paar Strategien überlegen, um dir das zu erleichtern.

Erhebe Glück zu deiner obersten Priorität, indem du regelmäßig angenehme Aktivitäten in dein Leben einplanst!

Was wäre, wenn der Arzt bei deinem nächsten Besuch sagen würde: »Ich verschreibe Ihnen, dass Sie sich in Zukunft mehr Zeit nehmen, um ein bisschen Spaß zu haben.« Dann würdest du wahrscheinlich denken, dass er sich einen Scherz mit dir erlaubt oder dringend Urlaub braucht. Doch damit wärst du völlig auf dem Holzweg. Viele wissenschaftliche Untersuchungen zeigen, dass glücklichere Menschen länger leben und mehr auf ihre Gesundheit achten. Und wenn sie tatsächlich einmal krank werden, verläuft ihre Erkrankung normalerweise leichter – das heißt, sie sind dadurch weniger stark beeinträchtigt, leiden unter weniger schweren Symptomen und erholen sich auch schneller wieder davon. Das gilt vor allem für Menschen mit chronischen Schmerzen.

Die Strategie, regelmäßig angenehme Aktivitäten einzuplanen, wurde ursprünglich für Menschen mit Depressionen eingesetzt, aber sie ist auch für chronische Schmerzpatienten eine sehr wirksame Methode. Denn sowohl Depressionen als auch ein Leben mit chronischen Schmerzen können zu sozialem Rückzug und Inaktivität führen. Und wenn wir uns von unseren Mitmenschen zurückziehen, verlieren wir die soziale Unterstützung, die wir gerade dann am dringendsten brauchen, wenn wir niedergeschlagen sind. Außerdem führt Inaktivität mit der Zeit zu einer Dekonditionierung der Muskulatur – und schwache Muskeln schmerzen normalerweise mehr! Und nicht zuletzt entgeht uns dadurch auch die stimmungsaufhellende Wirkung von Bewegung und Aktivität. Mit der Zeit führt eine solche Abwärtsspirale aus sozialem Rückzug und Inaktivität dazu, dass man sich immer unglücklicher fühlt. Das tut niemandem gut.

Bei chronischen Schmerzpatienten wurde diese Strategie des systematischen Einplanens angenehmer Aktivitäten nicht so eingehend untersucht, doch eine Metaanalyse von 16 Studien zur Wirksamkeit dieser Maßnahme bei Menschen mit Depressionen zeigte einen erstaunlich robusten Nutzen.[66] Andere Metaanalysen zur Wirksamkeit von Antidepressiva ergaben eine Effektgröße von 0,30 (geringer Nutzen).[67] Dagegen war die Effektgröße für die Vorausplanung positiver Aktivitäten mit 0,873 sehr hoch (großer Nutzen)!

Antidepressiva können sicherlich eine Hilfe sein, aber wenn du zusätzlich zu deiner bereits bestehenden medikamentösen Therapie auch noch angenehme Aktivitäten in dein Leben einplanst, ist das vielleicht sogar noch besser.

Indem du dir regelmäßig etwas Schönes vornimmst, schließt du einen Vertrag mit dir selbst, Dinge zu tun, die dir Freude machen – und zwar zu genau festgelegten Zeiten und ohne Ausreden, warum diese oder jene angenehme Aktivität leider noch ein bisschen warten muss oder irgendeine Pflichtaktivität (Hausarbeit, Besorgungen) Vorrang hat. Ich freue mich schon darauf, das in Teil zwei dieses Buches gemeinsam mit dir auszuprobieren!

Aktivitäten, die dir Freude machen, erzeugen positive Emotionen

Die Bereitschaft, kostbare Energie für VLAs zu investieren und dir in deinem täglichen Leben regelmäßig Zeit dafür zu nehmen, ist der erste wichtige Schritt. Durch die Beschäftigung mit Aktivitäten, die dich faszinieren, wirst du mehr und intensivere positive Emotionen erleben. Diese angenehmen Gefühle tragen wiederum dazu bei, die schädlichen Auswirkungen von Stress und negativen Emotionen abzupuffern. Wenn du etwas tust, das dir Spaß macht, hast du automatisch mehr Hoffnung, fühlst dich glücklicher, ruhiger, kompetenter und enger mit der Welt und deinen Mitmenschen verbunden. Wie Barbara Fredrickson von der University of North Carolina in ihrer bahnbrechenden Studie gezeigt hat, können positive Emotionen eine *Aufwärts*spirale in Gang setzen: Das heißt, je wohler du dich fühlst, umso aktiver wirst du, und umso mehr erfreuliche Menschen und Dinge scheinen dir in deinem Leben zu begegnen.[68] Glückliche, engagierte Menschen wirken genauso anziehend auf ihre Mitmenschen wie eine Blume auf Bienen. Je weiter du deinen Freundes- und Bekanntenkreis ausbaust, umso mehr fühlst du dich mit der Welt verbunden und umso gesünder und glücklicher wirst du. Erstaunlich, oder etwa nicht?

Aktivitäten, die dir Freude machen, versetzen dich in einen Flow-Zustand

Wenn du schon mal etwas von Mihaly Csikszentmihalyi gehört hast, ist dir wahrscheinlich auch das Wort »Flow« ein Begriff. (Keine Sorge – ich kann den Namen dieses Mannes auch nicht aussprechen!)[69] In seinem Buch *Flow: Das Geheimnis des Glücks* stellt Csikszentmihalyi die Theorie auf, dass Sportler, Musiker und Gamer sich im »Flow« befinden – einem Zustand intensiver Konzentration und Energie, in dem die Zeit stillzustehen scheint. Du fühlst dich achtsam und präsent, gehst ganz in deiner jetzigen Aktivität auf, genießt die Herausforderung und stehst vielleicht sogar kurz vor einem Erfolgserlebnis. Das ist ein unvergleichlicher Zustand – die Zeit und der Ort, an dem du dich befindest, verlieren ihre Bedeutung für dich, und es existiert nur noch das, was du gerade tust.

Dieser Flow-Zustand hat viele positive Auswirkungen. In einer jahrzehntelangen Längsschnittstudie fanden Susie Cranston und Scott Keller heraus, dass Menschen, die sich in einem solchen Zustand befanden, um 500 Prozent produktiver waren.[70] Stell dir nur einmal vor, was du innerhalb kürzester Zeit in so einem Flow-Zustand erreichen könntest! Wenn du dich im Flow befindest, fühlt sich auch dein Schmerz oft meilenweit entfernt an. Denn dieser Zustand lenkt dich von allen anderen Dingen ab und schwächt somit auch dein Schmerzempfinden ab – wahrscheinlich, indem er deine Gehirnfunktion verändert. Flow ist so etwas Ähnliches wie ein meditativer Zustand, und über die positiven gesundheitlichen Auswirkungen des Meditierens haben wir ja bereits gesprochen: bessere Stimmung und weniger Stress, Entzündungsprozesse und Muskelverspannungen.

Aktivitäten, die Freude machen, sind für chronische Schmerzpatienten oft schwierig oder sogar unmöglich

Bestimmte Aktivitäten sind für viele Menschen mit chronischen Schmerzen einfach zu anstrengend, das gilt vor allem für manche Sportarten. In einer Übersichtsarbeit, die die Ergebnisse von mehr als 120 Studien über Sport bei Patienten mit chronischen Kreuzschmerzen auswertete, kamen die Autoren der Untersuchung aber trotzdem zu dem Schluss, dass Schwimmen, Wandern und Radfahren (in moderater Intensität) die Fitness aufrechterhalten und Schmerzen lindern. Auch andere Sportarten wie Tennis, Golf und Kampfsport erwiesen sich als hilfreich, wenn die Probanden sie mit geringerer Intensität ausübten. Von Ballsportarten wie Fußball, Basketball und Football raten die Wissenschaftler aus naheliegenden Gründen jedoch ab.[71] Wenn dein Arzt sagt, dass eine bestimmte Sportart (oder irgendeine andere körperliche Aktivität) für dich gefahrlos möglich ist, dann plane sie ein, adaptiere sie und betreibe sie – aber vergiss dabei das Pacing nicht!

Eine Aktivität zu adaptieren, bedeutet, die Art ihrer Ausübung so zu verändern, dass du sie überhaupt ausüben *kannst*. Zum Beispiel kannst du eine bestimmte Sportart langsamer betreiben, mit anderen Geräten, Werkzeugen oder Hilfsmitteln oder in einem weniger wettbewerbsintensiven Umfeld. Es kann aber auch sein, dass du bestimmte Teile dieser sportlichen Aktivität weglassen oder stark verändern musst. Also betrachte die Aktivität, die du ausüben möchtest, mit kritischen Augen, geh dabei nachsichtig mit dir selbst um und entscheide dann, was vernünftig ist. Angenommen, du liebst Golf, aber deine Schläger liegen trotzdem schon seit Langem in der Ecke und setzen Staub an. Ein erster Schritt zu einer positiven Veränderung könnte darin bestehen, dass du dir dein Wedge und einen Putter schnappst und dich zunächst mit kurzen Schlägen begnügst – und das auch nur einmal pro Woche. Als Nächstes könntest du ein paar halbe Schwünge mit einem Neuner-Eisen auf der Driving Range versuchen. Fühlt sich gut an, den Ball ein bisschen weiter wegfliegen zu sehen, nicht wahr? Oder vielleicht gehst du mit ein paar Freunden auf eine Neun-Loch-Runde, fährst dabei mit einem Cart und beschränkst dich auf das kurze Spiel. Geh zu Fuß, wann immer du kannst, und pitche mit einer Distanz von weniger als 45 Metern. Auch wenn du noch nie einen Golfschläger in der Hand hattest, ist dir jetzt sicherlich klar, worum es geht: *Fang leicht an* (indem du die sportliche Aktivität auf ein Minimum reduzierst) und *geh die Sache langsam an* (indem du dein Aktivitätsniveau mit der Zeit ganz allmählich erhöhst).

Eine Aktivität zu pacen, bedeutet schlicht und einfach, es damit nicht zu übertreiben. Wenn du mit einer neuen körperlichen Aktivität beginnst, ist es im Zweifelsfall besser, dich ein bisschen weniger anzustrengen als ein bisschen mehr. Und lass dich dabei niemals von deinem Schmerz leiten! Mit anderen

Worten: Höre auf, *bevor* es zu sehr weh tut. Praktiziere die Aktivität lieber nur für eine bestimmte Zeitspanne, in der nicht die Gefahr einer Überlastung besteht, und ruhe dich dann ein bisschen aus. Nach dieser Ruhepause wirst du vielleicht das Gefühl haben, diese Aktivität noch einmal für die gleiche Zeitdauer ausführen zu können. Dann tue das und ruhe dich anschließend noch einmal aus. Zwinge dich niemals dazu, eine Aktivität auf Biegen oder Brechen durchzuziehen, nur weil du dir das vorgenommen hast! In Teil zwei dieses Buches werden wir versuchen, Aktivitäten zu pacen.

Ich habe keine Zeit!

Wer weiß – vielleicht doch. Unsere elektronischen Geräte sind wie schwarze Löcher, die unsere kostbare Freizeit auffressen. In Amerika beschäftigt sich jeder Erwachsene im Durchschnitt rund 195 Stunden pro Jahr mit sozialen Medien. Facebook-Nutzer verbringen sogar noch mehr Zeit damit: 297 Stunden im Jahr![72] Als Nächstes solltest du dir einmal überlegen, wie viel Bildschirmzeit du insgesamt investierst, wenn du dabei sämtliche Geräte und dazugehörigen Aktivitäten (Arbeit, Fernsehen, Spiele, SMS, E-Mails) berücksichtigst. Manchen Schätzungen zufolge beträgt unsere gesamte tägliche Bildschirmzeit bis zu 17 Stunden pro Tag![73]

Und wie viel Zeit kosten dich *deine* Geräte? Lass dir einmal die Nutzungsdauer anzeigen (falls das bei deinem Gerät möglich ist) oder führe drei Tage lang ein Bildschirmzeit-Tagebuch. In diesem Tagebuch notierst du, wie viel Zeit du vor deinen verschiedenen Bildschirmen und Displays verbringst – egal, ob du dabei arbeitest, fernsiehst, soziale Medien nutzt, SMS schreibst, Einkäufe tätigst, spielst und so weiter. Zum Schluss rechnest du alles zusammen. Wenn dir die Anzahl der Bildschirmstunden, auf die du bei diesem Experiment gekommen bist, zu hoch erscheint, solltest du vielleicht mal einen eintägigen Geräteurlaub einlegen. Notiere dir am Ende dieses elektronikfreien Tages, wie du dich fühlst. Hattest du den Eindruck, mehr Zeit zu haben? Ich wette, du hattest sogar *viel mehr* Zeit! Wie war deine Stimmung? Hoffentlich ausgezeichnet, denn statt auf einen Bildschirm zu starren, hast du einen schönen Spaziergang gemacht oder dich mit einem guten Freund getroffen – und zwar nicht online, sondern höchstpersönlich.

Ja, ich weiß schon, was du jetzt sagen willst: An schlechten Tagen bieten unsere Geräte uns Unterhaltung und wir bleiben dadurch mit anderen Menschen in Verbindung. Aber mal ganz ehrlich: Wie fühlst du dich, nachdem du dich in den sozialen Medien ein paar Stunden lang von einer Katastrophe zur anderen gescrollt hast? Sind deine Schmerzen dadurch schon jemals besser geworden? Und du solltest dir auch noch eine weitere Frage stellen: Welche Aktivität würde mir mehr Erfüllung schenken als die ständige Beschäftigung mit meinen Geräten? Welche Tätigkeit würde mir beim Aufbau einer besseren Zukunft helfen oder dazu führen, dass es mir jetzt in diesem Augenblick besser geht? Und dann beschäftige dich stattdessen lieber mit dieser VLA, nachdem du sie so adaptiert hast, dass sie zu deinem Befinden am jeweiligen Tag passt. Es gibt keinen besseren Zeitpunkt, um das zu tun, was dir Freude macht, als den jetzigen Augenblick. Ganz im Ernst: Lege dieses Buch ruhig für eine Zeit lang beiseite und amüsiere dich ein bisschen – aber bitte lies morgen wieder weiter!

Wichtige Punkte, die du dir merken solltest

- Entwickle ein ausgewogenes Gleichgewicht zwischen notwendigen Aufgaben (Arbeit, Besorgungen, Haushalt) und Tätigkeiten, die dir Freude machen (Dingen, die du als angenehm empfindest und die deinem Leben einen Sinn geben).
- Versuche jeden Tag ungefähr das gleiche Aktivitätsniveau aufrechtzuerhalten - auch wenn es dir schlecht (oder überraschend gut) geht.
- Sozialer Rückzug und Inaktivität machen unglücklich. Je schlechter es dir geht, umso mehr neigst du dazu, dich von der Welt zurückzuziehen und inaktiv zu werden. Das katapultiert dich in eine Abwärtsspirale.
- Wenn wir etwas tun, das uns Freude macht, und ganz in dieser Tätigkeit aufgehen, geraten wir in einen Flow-Zustand. Das tut unserem Gehirn und unserem Körper gut (ähnlich wie Meditieren).
- Wenn du mit einer Aktivität, einer Sportart oder einem Training beginnst, *dann fange zunächst mit einem leichten Aktivitätsniveau an und steigere dieses ganz langsam.*

Erfahrungsbericht: Cynthia

Als ich acht Jahre alt war, sprang mein Vater von einer Brücke. An diesem Tag verlor ich ihn für immer und wusste nicht, ob ich mich in meinem Leben jemals wieder sicher fühlen würde. Kurz darauf gab ich meinem verstorbenen Vater ein Versprechen: Ich schwor hoch und heilig, meinen College-Abschluss zu machen, denn wir hatten oft über diese wichtigen Ausbildungsjahre gesprochen, die vor mir lagen. Durch dieses Versprechen blieb ich mit dem Mann in Verbindung, den ich am meisten liebte.

Ich hatte meinen Vater stets vergöttert. In gewisser Weise war Papa einfach nur ein großes Kind gewesen: Er ging mit mir auf den Jahrmarkt, wo wir rosa Popcorn aßen und kichernd Kettenkarussell fuhren. Bis heute habe ich noch niemanden gesehen, der sich so sehr über einen Bären freuen konnte wie er im Yosemite-Nationalpark. Ich liebte es, ihn vor Vergnügen brüllen zu hören, wenn er auf den Bauch meiner Puppe drückte, woraufhin ein gelber Luftballon aus ihrer Nase kam. Und so benahm sich ein Mann, der am MIT promoviert hatte!

Doch mein Vater hatte zwei Persönlichkeiten: Manchmal starrte er stundenlang mit glasigen Augen geistesabwesend ins Leere. Eines Morgens brachte ich ihm ein Ei, das meine Ente gelegt hatte, und dachte, er würde vielleicht gern ein Spiegelei daraus zubereiten. Stattdessen legte er es einfach nur in den Kühlschrank und machte sich wieder an die Zubereitung unseres Frühstücks, ohne mich eines Blickes zu würdigen. Manchmal hatte ich Angst, ihn zu verlieren. Erst Jahre nach seinem Selbstmord erfuhr ich, dass er an paranoider Schizophrenie gelitten hatte.

Als ich dann schließlich aufs College ging, tat ich das nur, weil ich es meinem Vater versprochen hatte. Als Sängerin, Tänzerin und Schauspielerin, die nur dafür lebte, auf der Bühne zu stehen, brauchte ich keinen Universitätsabschluss. Trotzdem studierte ich an der University of California in Irvine Tanz, um das Andenken an meinen Vater in Ehren zu halten, weil mir das ein Gefühl innerer Sicherheit gab. Beim Ballettunterricht zog ich mir eine Verletzung zu, die bei mir ein komplexes regionales Schmerzsyndrom (CRPS) auslöste – eine Krankheit, die mich dazu zwang, mein Studium kurz vor dem Abschluss abzubrechen. Schon bald war dieses Schmerzsyndrom so weit fortgeschritten, dass ich zehn Jahre lang ans Bett gefesselt war und fünf Jahre lang nicht sprechen konnte.

Die verheerenden Folgen des CRPS nahmen mir alles, was mir lieb und teuer war: meine Karriere, meine Unabhängigkeit und meine Aussicht darauf, irgendwann einmal zu heiraten und ein Kind zu bekommen. Doch trotz der nicht enden wollenden Schmerzen, die sich so anfühlten, als hätte man mich mit Benzin übergossen und angezündet, zweifelte ich nie daran, dass ich mein Studium eines Tages wieder aufnehmen und meinen Abschluss machen würde. Als es mir endlich so gut ging, dass ich mich im Rollstuhl fortbewegen und eine gemeinnützige Organisation leiten konnte, um anderen Schmerzpatientinnen zu helfen, schrieb ich die Verwaltung der University of Irvine immer wieder an und bat darum, dort weiterstudieren zu dürfen – vergeblich. Nach mehreren abschlägigen Antworten legte ich beim Kanzler der Universität Einspruch ein. »Cynthia wird niemals ihren Abschluss an der UC Irvine machen dürfen«, antwortete er mir und begründete diese Entscheidung damit, dass »die Tanzfakultät gegen die Wiederaufnahme ihres Studiums gestimmt hat«.

Das ärgerte mich wahnsinnig. Ich weigere mich, ein Opfer zu sein; für mich war jedes »Nein« ein zukünftiges »Ja«. Schließlich wandte ich mich an einen Kollegen meines Vertrauens, der ein wichtiger Spendenbeschaffer für die UC Santa Barbara war. Er berichtete einem Mitglied des Verwaltungsrats der University of California und früheren Botschafterin im Jemen von meinem Dilemma. Diese Frau war ein wahrer Engel und wusste genau, welche Strippen sie ziehen musste, um mir meinen Wunsch zu erfüllen. Kurz darauf meldete sich der Dekan der Tanzfakultät der UC Irvine bei mir und erklärte mir, welche Schritte ich unternehmen musste, um doch noch zu meinem Diplom zu kommen.

Daraufhin lud man mich dazu ein, im Rahmen des Kurses für Verletzungsprävention der UC Irvine einen Vortrag zu halten. Umgeben von einer Schar strahlender Ballerinen erzählte ich die Geschichte von meiner Verletzung, die ihnen als warnendes Beispiel dienen sollte, und setzte hinzu, dass ich mein Tanzstudium zum selben Zeitpunkt abschließen würde wie sie – nur eben mit 23 Jahren Verspätung und im Rollstuhl. Die Studentinnen klatschten und schrien vor Begeisterung und stampften mit ihren Schuhen auf den Boden.

Mein Vortrag fand im selben Tanzstudio statt, in dem ich mich damals verletzt hatte.

Endlich mein Tanzdiplom zu erhalten, war mein größter Stolz. Als ich mit dem Rollstuhl in die Halle fuhr, strahlte ich über das ganze Gesicht, weil ich wusste, dass ich mein Versprechen gehalten hatte, und überzeugt davon war, dass Papa stolz und glücklich auf mich herabschaute. Ich war gerettet.

Cynthia Toussaint ist Buchautorin und Begründerin von »For Grace« (einer gemeinnützigen Organisation, die sich für eine bessere Versorgung von Schmerzpatientinnen einsetzt). Mehr darüber erfährst du unter ForGrace.org.

12

WERTVORSTELLUNGEN, TUGENDEN UND STÄRKEN

Dank ihrer enormen inneren Stärke und Resilienz ist es Cynthia Toussaint trotz eines Kindheitstraumas und schier unüberwindlicher Hindernisse gelungen, ein erfolgreiches Leben zu führen. Was hat ihr dabei geholfen? Denk einmal nach. Was für Eigenschaften fallen dir da ein? Mut, Hoffnung, Beharrlichkeit, ja sogar Lebensfreude. Cynthia ist eine starke Frau, die nach ihren Wertvorstellungen lebt. Wenn du deinen ganz persönlichen Mix aus Charakterstärken nutzt, kannst du deine Wertvorstellungen besser verwirklichen. Dann wirst du dein Leben auch automatisch als sinnvoller und bereichernder empfinden.

Charakter ist etwas sehr Wichtiges. Wir alle hoffen, für einen fairen Chef arbeiten zu dürfen, der gute Führungsqualitäten besitzt. Wer Kinder hat, versucht sie zu ehrlichen, warmherzigen Erwachsenen zu erziehen, die später auch entsprechend liebevolle, loyale Partner finden werden. Wenn wir uns unseren Wertvorstellungen entsprechend verhalten und uns von unserer besten Seite zeigen, fühlen wir uns am wohlsten und sind am glücklichsten. Wir lassen uns bei unserem Urteil über unseren eigenen Charakter und den Charakter anderer Menschen von unseren wichtigsten Wertvorstellungen leiten. Kurz gesagt: Deine Charakterstärken machen dich zu deinem besten Ich. Wenn du diese Stärken kennst, sie tagtäglich einsetzt und immer wieder neue Wege entdeckst, um sie zu nutzen, steigen deine Chancen, im Leben Erfolg zu haben, ganz erheblich. Wenn du mit deinen Wertvorstellungen im Einklang lebst, fühlt sich dein Leben sinnvoller und kohärenter an – und das sind wichtige Glücksindikatoren. Offenbar ist die moderne Wissenschaft nun endlich so weit, die Weisheit des antiken griechischen Philosophen Heraklit zu erkennen, der gesagt haben soll: »Der Charakter des Menschen ist sein Schicksal.«

Andererseits konzentriert sich unsere Psychologie und Psychiatrie schon seit jeher darauf, alles zu diagnostizieren und zu behandeln, was mit der menschlichen Psyche und dem menschlichen Verhalten nicht stimmt. Wir Menschen sind alles andere als unfehlbar, das steht fest! Doch wir sind mehr als nur unsere Fehler und Schwächen. Es steckt auch viel Gutes in uns. Der Wissenschaftszweig der Positiven Psychologie erkennt diese Komplexität des menschlichen Charakters und vertritt den Standpunkt, dass man sich nicht nur darauf konzentrieren sollte, was alles schiefgehen kann: Genauso wichtig ist es, sich mit den menschlichen Stärken zu beschäftigen und herauszufinden, was man tun muss, um glücklich zu sein und ein gutes Leben zu führen.

Die Begründer der Positiven Psychologie – zum Beispiel Martin Seligman, Chris Peterson, Nansook Park und Mihaly Csikszentmihalyi – haben sich mit dem menschlichen Streben danach befasst, einen guten Charakter zu entwickeln. Während ihrer jahrelangen Beschäftigung mit dieser Frage entdeckten sie, dass alle philosophischen und religiösen Traditionen (beispielsweise Christentum, Hinduismus, Buddhismus, Konfuzianismus, Taoismus, Judentum und Islam) sich in bestimmten Punkten darüber einig sind, was moralisches Verhalten und ein gutes Leben ausmacht. Dabei stehen sechs Kerntugenden im Mittelpunkt: Weisheit, Menschlichkeit, Mut, Gerechtigkeit, Mäßigung und Transzendenz.[74]

Innerhalb dieses groben Orientierungsrahmens schufen die Vertreter der Positiven Psychologie ein Klassifikationssystem, das ziemlich große Ähnlichkeit mit der traditionsgemäßen Einteilung psychiatrischer Störungen hat: Sie ordneten den sechs Tugenden insgesamt 24 Charakterstärken zu. Das Buch *Character Strengths and Virtues: A Handbook and Classification* ist eine gute »Gebrauchsanleitung« dafür, wie man sich verhalten sollte, um psychisch gesund und belastbar zu sein und vor allem auch zu bleiben.[75] Es beschreibt diese sechs Tugenden genau und erklärt, wie wir sie entwickeln und immer weiter ausbauen können, um ein besseres Leben zu führen.

Die nun folgenden Beschreibungen stammen aus diesem Handbuch und dem VIA (Values in Action) Institute on Character, einer gemeinnützigen Organisation, die sich mit der Beurteilung und Erforschung des menschlichen Charakters beschäftigt. Während du diese Beschreibungen durchliest, solltest du dir notieren, welche Tugenden du für besonders wichtig hältst und welche

Stärken du bereits besitzt. Wir alle haben zumindest ein bisschen von allen 24 Charakterstärken mit auf den Weg bekommen, aber versuche bitte trotzdem, ungefähr fünf Stärken zu finden, die dich am meisten ansprechen. Kreise die Sternchen neben den Beschreibungen dieser Charakterstärken ein oder markiere sie farbig. In diesen Beschreibungen sind auch Anregungen dafür enthalten, wie du deine besonderen Stärken (und andere positive Eigenschaften) dazu nutzen kannst, trotz deiner Schmerzen ein bereicherndes Leben zu führen. Denk daran, dass jeder Mensch andere persönliche Stärken hat. Sei also nicht schüchtern, sondern bekenne dich zu deinen positiven Eigenschaften! Du solltest dir über die einzigartige Kombination aus Stärken, die du besitzt, klar werden und sie weiterentwickeln, damit du deine Wertvorstellungen in die Tat umsetzen und dich stets von deiner besten Seite zeigen kannst.

Weisheit

Bei dieser Tugend handelt es sich um eine kognitive Eigenschaft, nämlich um dein Interesse am Wissenserwerb und deine Neigung zum Aufbau von Kenntnissen.

☆ **Kreativität:** Bei dieser Stärke geht es darum, neue Wege dafür zu finden, wie man auf der Welt und in der Gesellschaft einen positiven Beitrag leisten kann. Kreativität kann auch künstlerische Aktivitäten umfassen, beschränkt sich aber nicht darauf. Wenn du ständig nach neuen Möglichkeiten suchst, dein Haus oder deinen Garten zu verschönern, dann solltest du diese Kreativität auch auf andere Weise nutzen: Du kannst dir zum Beispiel neue Strategien überlegen, wie du es schaffen könntest, dich trotz deiner Schmerzen wieder Aktivitäten zuzuwenden, die dir Freude machen.

☆ **Neugier:** Menschen mit dieser Charakterstärke haben ein angeborenes Interesse an neuen Ideen, Menschen, Orten oder Erfahrungen und möchten unbedingt mehr darüber lernen. Wenn du dich immer wieder dabei ertappst, wie du dich durch verschiedene Wikipedia-Einträge klickst, dann nutze diese natürliche Gabe der Neugier, um zu verstehen, wie dein Gehirn Schmerz verarbeitet und wie man es »neu starten« kann.

☆ **Aufgeschlossenheit:** Wer diese Stärke besitzt, der denkt kritisch, hat ein gesundes Urteilsvermögen und zieht seine Schlussfolgerungen mit psychischer Flexibilität. Wenn du auf neue Informationen stößt, nimmst du sie bereitwillig in dich auf und änderst dafür, wenn es notwendig ist, auch deine Denkweise. Wenn du diese Stärke bisher dazu eingesetzt hast, besser mit Familienangehörigen auszukommen, dann wende sie jetzt nach innen, um deinen »inneren Kritiker« zum Schweigen zu bringen und deine Einstellung zu deinen Schmerzen zu ändern.

☆ **Freude am Lernen:** Genau wie die Neugier zielt auch die Lernfreudigkeit darauf ab, dein Wissen systematisch zu erweitern. Wenn du diese Stärke bisher genutzt hast, um eine Fremdsprache zu erlernen oder das Gesamtwerk deines Lieblingsautors zu lesen, dann solltest du sie jetzt vielleicht auch für andere Zwecke einsetzen: Du kannst dir mit ihrer Hilfe zum Beispiel neue Fähigkeiten aneignen, um deine Schmerzen besser zu bewältigen.

☆ **Weitblick:** Menschen mit Weitblick besitzen eine besondere Gabe, die großen Zusammenhänge zu erkennen. Wenn du zu diesen Leuten gehörst, lernst du aus Fehlern und bist ein guter Ratgeber. Wenn du deinen Freunden und Verwandten oft dabei hilfst, bessere Entscheidungen zu treffen, dann versuche doch auch einmal die nächste Phase deines Lebens aus dieser Perspektive zu betrachten: Stell dir vor, dass sie voller großartiger Möglichkeiten steckt.

Menschlichkeit

Bei dieser Tugend geht es um die Verbesserung deiner Beziehungen zu anderen Menschen.

☆ **Güte:** Wissenschaftliche Untersuchungen zeigen, dass gütige, warmherzige Menschen, die rücksichtsvoll mit ihren Mitmenschen umgehen, normalerweise auch gesündere Beziehungen führen und insgesamt glücklicher sind. Wenn du dich normalerweise um alle anderen Menschen in deinem Umfeld kümmerst, solltest du auch darauf achten, gut mit dir selbst umzugehen – zum Beispiel durch Selbstfürsorge oder indem du dir Fehler verzeihst, statt deswegen ein schlechtes Gewissen zu haben.

☆ **Liebe:** Damit ist weniger die Emotion der Liebe als vielmehr die Eigenschaft gemeint, dass dir enge Beziehungen wichtig sind und du anderen Menschen ein Gefühl echter Verbundenheit entgegenbringst. Wenn du deine Liebe bisher durch die Unterstützung eines Partners oder kleinen Sohnes gezeigt hast, der sich krank oder einsam fühlte oder niedergeschlagen war, dann wende diese Haltung des Mitgefühls jetzt nach innen und gehe mit dir selbst genauso liebevoll um.

☆ **Soziale Intelligenz:** Diese Eigenschaft wird auch als emotionale Intelligenz bezeichnet und bedeutet, dass du ein besonders gutes Gespür für die Motive und Gefühle anderer Menschen hast. Wenn es dir leichtfällt, ein Team aus verschiedenen Menschen mit unterschiedlichen Zielen und Interessen zu leiten, dann nutze diese Stärke jetzt auch einmal für dich selbst: Denn damit kannst du deinen Mitmenschen helfen, mehr Verständnis für deine Beeinträchtigungen – und deine Stärken! – zu entwickeln.

Mut

Wenn du diese Tugend besitzt, kannst du besonders gut mit Missgeschicken umgehen und lässt dich nicht so leicht unterkriegen – eine wichtige Voraussetzung für die Eigenschaft der Resilienz.

☆ **Tapferkeit:** Tapfer zu sein, bedeutet nicht, dass du keine Angst hast, sondern dass du *trotz* deiner Angst nicht vor einer Bedrohung oder Herausforderung oder einem Schmerz zurückschreckst. Wenn du aufgrund deiner Tapferkeit keine Probleme damit hast, dich an körperliche Aktivitäten heranzuwagen, die wehtun könnten, dann nutze diese Charakterstärke jetzt auch, um auf Menschen zuzugehen und neue Freunde zu finden.

☆ **Ehrlichkeit oder Integrität:** Wer diese Stärke besitzt, der sagt die Wahrheit, verhält sich ehrenhaft und übernimmt die Verantwortung für seine Handlungen und Gefühle. Wenn du deine Integrität normalerweise am Arbeitsplatz einsetzt, dann solltest du dir jetzt angewöhnen, Emotionen, die du sonst verdrängst, und Gedanken, die dir unangenehm sind, ehrlich in die

Augen zu sehen. Denk daran, dass das schließlich nur Gedanken und Gefühle sind, die du niemals auszuleben brauchst!

☆ **Beharrlichkeit:** Solche Menschen besitzen die Ausdauer und das Durchhaltevermögen, etwas einmal Begonnenes auch zu Ende zu führen – und zwar trotz aller Hindernisse (beispielsweise der Tatsache, dass das oft eine Menge Zeit kostet). Diese Eigenschaft kann sehr hilfreich sein, wenn es darum geht, neue Fähigkeiten zu erlernen oder sich in bereits vorhandenen Stärken und Fähigkeiten noch weiter zu verbessern. Wenn du bisher bei der Hausarbeit oder im Berufsleben ausdauernd warst, solltest du dieses Durchhaltevermögen jetzt zur Abwechslung auch einmal bei Aktivitäten einsetzen, die dir Freude machen.

☆ **Lebensfreude:** Hurra! Bei dieser Eigenschaft geht es darum, sich hundertprozentig auf das Leben einzulassen – voller Begeisterung und Abenteuerlust. Sie hängt eng mit deiner emotionalen und körperlichen Gesundheit zusammen und ist eine der wichtigsten Stärken, die du entwickeln (oder weiterentwickeln) kannst, um ein aktiveres, erfülltes Leben zu führen. Wenn du dein Lieblingshobby mit Begeisterung ausübst, kannst du diese Lebenslust vielleicht auch auf banalere Aufgaben übertragen, sodass jeder Tag für dich zu einem besonderen Erlebnis wird.

Gerechtigkeit

Dank dieser Tugend kannst du gut und erfolgreich mit anderen Menschen innerhalb einer Gruppe umgehen – zum Beispiel bei der Arbeit, in der Nachbarschaft oder deiner Gemeinde.

☆ **Fairness:** Wer diese Stärke besitzt, neigt dazu, alle Menschen gleich zu behandeln, ohne sich von persönlichen Gefühlen beeinflussen zu lassen. Bei solchen Menschen bekommt jeder eine faire Chance. Wenn du stolz darauf bist, deine Mitmenschen fair zu behandeln, dann nutze diese Stärke jetzt auch einmal für dich selbst: Geh fairer mit dir selbst um und beurteile dich nicht so streng.

☆ **Führungsqualität:** Wer diese Eigenschaft besitzt, kann eine Gruppe dazu anspornen, ihre Ziele zu erreichen, und gleichzeitig für gute Beziehungen zwischen ihren Mitgliedern sorgen. Wenn du am Arbeitsplatz eine starke Führungspersönlichkeit bist, dann kannst du diese Fähigkeit auch in deinem häuslichen Umfeld einsetzen: Wenn du deinen Familienangehörigen mit mehr Taktgefühl und Geduld begegnest und sie stärker unterstützt, kannst du ihnen damit eine große Hilfe sein. Und wer weiß – vielleicht inspirierst du sie mit diesem Verhalten sogar dazu, sich dir gegenüber genauso zu verhalten.

☆ **Teamgeist oder soziales Engagement:** Wenn du diese Stärke besitzt, fügst du dich gut in eine Gruppe ein – egal ob klein oder groß. Diese Eigenschaft erfordert Loyalität und die Bereitschaft, einen Beitrag zum Allgemeinwohl zu leisten. Wenn du diese Stärke bisher dazu genutzt hast, zusammen mit deinen Familienmitgliedern häusliche Aufgaben zu erledigen, kannst du dich jetzt vielleicht auch ehrenamtlich engagieren – zum Beispiel, indem du mithilfst, einen öffentlichen Park zu restaurieren oder einen Gemeinschaftsgarten anzulegen.

Mäßigung

Diese Tugend hilft dir, deine Impulse unter Kontrolle zu halten und stets auf dem Teppich zu bleiben – realistisch und vernünftig.

☆ **Vergebung:** Wenn du diese Stärke besitzt, bist du in der Lage, die Fehler und Schwächen anderer Menschen zu akzeptieren und mit Nachsicht zu betrachten. Das bedeutet nicht, dass du falsches Verhalten billigen oder deine Mitmenschen womöglich sogar noch darin ermutigen sollst, aber es befreit dich von den destruktiven Kräften von Groll und Hass. Wenn du Milde und Nachsicht walten lässt, um für Harmonie in deiner Familie zu sorgen, dann versuche bitte auch dir selbst zu verzeihen, statt unerreichbar hohe Maßstäbe an dein Verhalten anzulegen.

☆ **Bescheidenheit:** Bescheidene Menschen halten sich zwar nicht für etwas Besonderes; aber sie sind auch nicht übertrieben selbstkritisch, sondern lassen ihre Leistungen und Errungenschaften für sich selbst sprechen. Wenn du diese Stärke bisher dazu genutzt hast, deinen Kindern ein gutes Beispiel zu sein, dann versuche sie jetzt auch bei der Arbeit oder in deinem engsten Freundeskreis einzusetzen, indem du Freunde und Kollegen um Feedback bittest.

☆ **Besonnenheit:** Solche Menschen treffen Entscheidungen mit der gebotenen Sorgfalt oder verhalten sich ganz allgemein eher vorsichtig und zurückhaltend. Sie gehen keine ungerechtfertigten Risiken ein und lassen sich nicht zu voreiligen Handlungen hinreißen, die sie später bereuen könnten. Wenn du bei wichtigen Entscheidungen wie beispielsweise einem Stellungswechsel oder dem Kauf eines Hauses Besonnenheit an den Tag legst, solltest du das auch im Umgang mit deinen Schmerzen tun und dir an »guten« Tagen lieber nicht zu viel vornehmen.

☆ **Selbstkontrolle:** Das bedeutet – wie der Name schon sagt –, dein Handeln und deine Gefühle unter Kontrolle zu halten. Du besitzt genügend Selbstdisziplin, um deine Triebe, Emotionen und Gelüste im Zaum zu halten. Wenn es dir mithilfe dieser Charakterstärke bisher gelungen ist, auf eine gesunde Ernährung zu achten, dann solltest du sie vielleicht auch nutzen, wenn du dich das nächste Mal über irgendetwas aufregst: Du kannst zum Beispiel gegen deinen inneren Aufruhr ankämpfen, indem du dreimal tief durchatmest.

Transzendenz

Bei dieser Tugend geht es um die spirituelle Seite deiner Persönlichkeit. Sie hilft dir, einen Sinn in deinem Leben zu finden.

☆ **Schönheitssinn und Wertschätzung von Exzellenz:** Schönheit gibt es in den verschiedensten Formen: Kunst, Tanz, Literatur, Musik und die Natur sind nur ein paar Beispiele dafür. Wenn du dank deines Schönheitssinns einen Museumsbesuch genießen kannst, dann öffne dich zur Abwechslung doch auch einmal für die Schönheit eines Spaziergangs im Stadtpark! Suche das Schöne im Alltäglichen und mache es auf diese Weise zu etwas *Außergewöhnlichem*.

☆ **Dankbarkeit:** Diese Gabe spielt für unsere körperliche und emotionale Gesundheit eine besonders wichtige Rolle. Wenn du sie besitzt, erkennst du all das Gute in deinem Leben und bist dankbar dafür. Wenn du es gewohnt bist, deine Dankbarkeit im Rahmen spiritueller Praktiken zum Ausdruck zu bringen, solltest du sie vielleicht auch anderen Menschen zeigen, denen deine Wertschätzung guttun könnte.

☆ **Hoffnung:** Diese Eigenschaft bedeutet nicht nur, dir das Beste zu wünschen, du musst auch etwas dafür tun. Dazu gehören eine positive Erwartungshaltung, optimistisches Denken *und* zielgerichtete Planung. Hoffnung ist also keine passive Eigenschaft, sondern dabei geht es auch um *Aktivität*. Wenn du aufgrund deiner Gabe, niemals die Hoffnung aufzugeben, von einer schmerzfreien Zukunft träumst, dann nimm dir von jetzt an jeden Tag einen kleinen Schritt vor, der dich diesem Ziel näher bringt.

☆ **Humor:** Gemeinsam zu lachen, stärkt unsere Beziehungen zu anderen Menschen und kann zur Linderung emotionaler und körperlicher Schmerzen beitragen. Zu dieser Charakterstärke gehören auch Verspieltheit und die Bereitschaft, selbst angesichts schwieriger Umstände die positiven Seiten des Unerwarteten zu erkennen. Wenn du gern Witze reißt, um in angespannten Situationen das Eis zu brechen, dann solltest du vielleicht auch versuchen, dich an Tagen, an denen deine Schmerzen besonders schlimm sind, gezielt durch Humor abzulenken.

☆ **Spiritualität:** Bei dieser Eigenschaft geht es darum, an etwas zu glauben, einen Sinn im Leben zu erkennen und sich mit der Welt und seinen Mitmenschen verbunden zu fühlen. Wenn du einen festen Glauben hast und weißt, welchen Platz du in der Welt einnimmst, kann dir das Trost spenden und du kannst dich in deinem Verhalten davon leiten lassen. Wenn du Missgeschicke und schwierige Situationen mithilfe deiner Spiritualität leichter überstehst, dann solltest du diese innere Haltung vielleicht auch in glücklichen Situationen an den Tag legen und Ehrfurcht und Dankbarkeit empfinden, wenn es dir gut geht.

Charakterstärken bei Menschen mit chronischen Schmerzen

Welche dieser Stärken glaubst du zu besitzen? Blättere ein paar Seiten zurück und schau dir die Überschriften noch einmal an. Hast du einige dieser Eigenschaften bei dir selbst wiedererkannt und die dazugehörigen Sternchen eingekreist oder farbig markiert? Wenn nicht, dann tu das bitte jetzt.

Vielleicht fragst du dich nun, welche Bedeutung diese Eigenschaften für Menschen mit chronischen Schmerzen haben und ob bestimmte Charakterstärken dir beim Umgang mit deinem Schmerzproblem weiterhelfen könnten. In einer Reihe von Studien an chronischen Schmerzpatienten haben Marianna Graziosi mit ihrem Team von der University of Pennsylvania und Ryan Niemiec vom VIA Institute on Character diese Charaktereigenschaften unter der Fragestellung untersucht, inwieweit sie die schmerzbezogene Selbstwirksamkeit der Probanden (also ihre Überzeugung, trotz ihrer Schmerzen funktionsfähig zu sein) verbessern,[76] und zwar mit sehr vielversprechenden Ergebnissen: Menschen mit hoher schmerzspezifischer Selbstwirksamkeit haben normalerweise auch eine bessere gesundheitsbezogene Lebensqualität (wozu auch gehört, dass sie gut schlafen und funktionstüchtig sind). Die erste dieser Studien, in der 491 chronische Schmerzpatienten befragt wurden, ermittelte anhand von Fragebogen, welche Charakterstärken am häufigsten mit einer guten schmerzbezogenen Selbstwirksamkeit einhergehen. Dabei zeigte sich, dass Patienten mit der größten Schmerzselbstwirksamkeit vor allem sehr beharrliche und lebensfrohe Menschen sind.

In einer anderen Studie wurden 122 chronische Schmerzpatienten nach dem Zufallsprinzip einer von vier Gruppen zugeteilt, die etwas darüber schreiben sollten, wie sie eine bestimmte Stärke weiterentwickeln könnten: Gruppe eins sollte sich überlegen, was sie zur Verbesserung ihrer Lebensfreude tun könnte. Bei der Schreibaufgabe in Gruppe zwei ging es darum, ihre Führungsqualitäten zu verbessern. Gruppe drei sollte sich Gedanken darüber machen, wie sie spiritueller werden könnte, und dann gab es auch noch eine Kontrollgruppe, deren Mitglieder einfach nur ihre eigene Persönlichkeit beschreiben sollten. Auch bei dieser Studie zeigte sich, dass Lebensfreude die Selbstwirksamkeit bei Schmerzpatienten besonders stark erhöht.

In einer dritten Studie schrieben 81 chronische Schmerzpatienten entweder etwas darüber, was sie tagsüber taten (das war die Kontrollgruppe), oder sie schilderten, wie sie ihre Fähigkeit zur Lebensfreude in ihrem täglichen Leben einsetzten. Und – ja, du hast richtig geraten: Auch diese dritte Untersuchung bestätigte die wichtigsten Ergebnisse der zweiten Studie, nämlich dass mehr Lebensfreude die Selbstwirksamkeit der Patienten im Umgang mit ihren Schmerzen deutlich verbesserte. An späterer Stelle in diesem Buch werde ich eine Form dieser Aktivität beschreiben, die du selbst ausprobieren kannst – also lies weiter!

In einer vor Kurzem am CPFRC durchgeführten klinischen Studie haben wir 100 Menschen mit chronischen Schmerzen dem »Brief Strengths Test« unterzogen – mit dem Ergebnis, dass Ehrlichkeit, Güte, Kreativität, Humor und Lernfreudigkeit zu den häufigsten Stärken der befragten chronischen Schmerzpatienten gehörten. Wie in den meisten Studien, in denen unterschiedliche Populationen berücksichtigt werden, rangierten Besonnenheit und Selbstkontrolle auf den hinteren Plätzen. Doch gerade bei Menschen mit chronischen Schmerzen war – und jetzt bitte einen Trommelwirbel! – Lebensfreude die Stärke, die diese Probanden am seltensten besaßen! Die 100 befragten Personen, von denen jeder sieben bis acht verschiedene Stärken ankreuzte, erwähnten insgesamt nur siebenmal die Lebensfreude. Doch nur weil eine Stärke ganz unten auf der Liste steht, bedeutet das noch lange nicht, dass es sich dabei um eine Schwäche handelt. Betrachte sie lieber als einen Lebensbereich, in dem du noch ein bisschen an dir arbeiten solltest!

Angekreuzte Charakterstärken

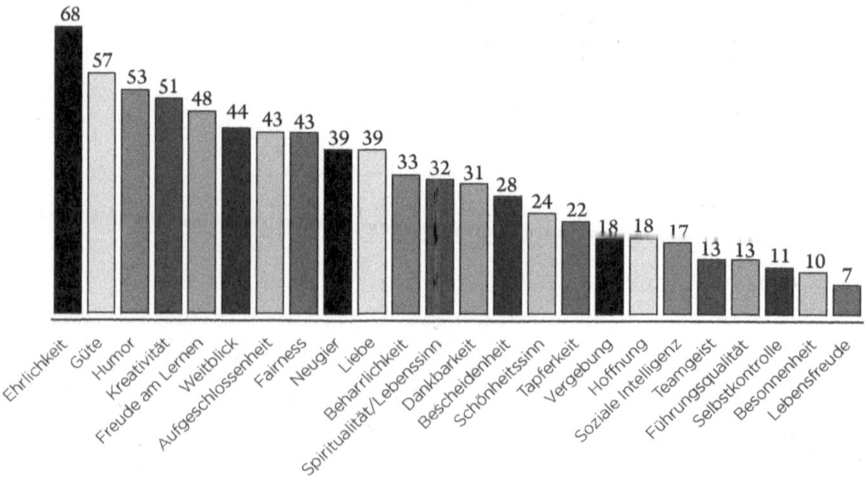

Kleiner Selbsttest: Bist du ein lebensfroher Mensch?

Wir wollen Lebensfreude in diesem Test folgendermaßen definieren: Du begeisterst dich für das Leben, bist sehr aktiv und hast jede Menge Energie, die du auch hundertprozentig einsetzt.

Und nun kommt deine Aufgabe: Versuche in den nächsten zwei Wochen jeden Tag mindestens eine Aktivität mit ein bisschen mehr Lebensfreude auszuführen, und beschreibe am Ende des Tages in ein bis zwei Sätzen, wie dir das gelungen ist. Das ist alles!

Und worin bestehen *deine* besonderen Charakterstärken?

Man hat festgestellt, dass das eigene Urteil der Menschen darüber, welche Stärken sie zu besitzen glauben, ziemlich genau den Ergebnissen offizieller, validierter Fragebogen entspricht – also verlass dich ruhig auf deine Selbsteinschätzung! Du kannst aber natürlich auch die kostenlose Umfrage auf der Website des VIA Institute on Character (VIACharacter.org) nutzen. [Anmerkung der Redaktion: Die Umfrage ist in englischer Sprache.] Über 20 Millionen Menschen haben an dieser Umfrage teilgenommen, deren Auswertung man sich als PDF-Datei kostenlos herunterladen kann. Wenn du die Aktivitäten in Teil zwei dieses Buches ausprobierst, solltest du nicht nur darüber nachdenken, wie du deine größten Charakterstärken weiterentwickeln kannst, sondern auch, wie du diejenigen Stärken, die dir wichtig sind, die du bisher aber noch nicht so gut beherrschst, weiter ausbauen könntest. Du wirst feststellen, dass es bei vielen der Aktivitäten in Teil zwei um die Verbesserung positiver Emotionen (einschließlich der Lebensfreude) geht.

Wichtige Punkte, die du dir merken solltest

- Die sechs Kerntugenden der Positiven Psychologie sind Weisheit, Menschlichkeit, Mut, Gerechtigkeit, Mäßigung und Transzendenz; und diese Kategorien bestehen wiederum aus 24 verschiedenen Charakterstärken.
- Durch den Einsatz deiner persönlichen Stärken kannst du zu deinem bestmöglichen Ich werden. Wenn du diese Stärken kennst und nutzt, steigen deine Erfolgschancen bei allem, was du tust – auch bei der Linderung deiner Schmerzen.
- Menschen mit chronischen Schmerzen zeichnen sich am häufigsten durch Ehrlichkeit, Güte, Kreativität, Humor und Freude am Lernen aus. Am seltensten besitzen sie die Stärke der Lebensfreude, obwohl gerade diese Eigenschaft anderen Studien zufolge für Schmerzpatienten besonders wichtig ist.
- Im Rahmen deines Wohlfühlplans solltest du dir über deine Wertvorstellungen klar werden, deine Stärken nutzen und mehr Lebensfreude entwickeln. Dadurch wird sich dein Leben in jeder Hinsicht verbessern.

13

KAMPFGEIST, DANKBARKEIT UND GNADE

Leuchtspurgeschosse zischten über ihre Köpfe hinweg, und die Munition explodierte ganz in ihrer Nähe – so nah, dass der Boden unter ihren Füßen erzitterte. »Was zum Teufel mache ich hier eigentlich?«, fragte Liam sich nun schon zum fünfhundertsten Mal. Als Grundausbildungssoldat nahm er in dieser Kompanie eine gewisse Sonderstellung ein. Denn er war bereits 33 Jahre alt, hatte an der University of Montana Forstwirtschaft studiert und seine Kniegelenke knirschten schon ein bisschen. Trotzdem hatte er der inneren Stimme, die ihn bereits seit seiner Kindheit zum Militärdienst lockte, eines Tages nicht mehr widerstehen können. Nun saß er hier zusammen mit lauter Männern und Frauen, die fast halb so alt waren wie er, im Dunkeln in einem tiefen Graben und überwachte eine kontrollierte, aber trotzdem gefährliche Kampfsimulationsübung.

»Also los«, sagte er, und in seiner Stimme schwang mehr Entschlossenheit mit, als er tatsächlich empfand, als sie sich in das rauchige Getümmel stürzten. Auf dem Bauch kriechend, mit dem Gesicht im Sand, überquerten sie das vom Regen durchweichte Feld. Sie kletterten über Stacheldraht, Baumstämme und andere Hindernisse, während um sie herum Explosionen dröhnten und Phosphorfackeln den Nachthimmel erhellten. Als sie endlich am Ziel angekommen waren, klopfte jemand von oben an seinen Helm, und eine Hand streckte sich ihm entgegen, um ihn aus dem Schlamm herauszuziehen – das ersehnte Signal dafür, dass er die letzte Aufgabe seiner Grundausbildung erfüllt hatte. Alle jetzigen Mitglieder der Delta Company hatten sich für die Graduierung qualifiziert. Wie immer waren einige Rekruten, die bei dieser Kompanie angefangen hatten, vorzeitig ausgeschieden, weil sie den körperlichen, emotionalen, sozialen und psychischen Herausforderungen der Grundausbildung nicht gewachsen waren – einer Ausbildung, die die großartigen jungen Männer und Frauen, die sich freiwillig zum Kriegsdienst melden, um unser Land zu schützen, auf eine harte Probe stellt und richtige Soldaten aus ihnen macht. *Hooah!* Liam ist mein Sohn.

Aus welchen Gründen manche Menschen ihre Grundausbildung abbrechen oder dabei durchfallen, ist für das US-Militär auch heute noch eine wichtige Frage. Denn die Ausbildung neuer Rekruten ist sehr kostspielig – vor allem auf den höchsten Ebenen, also beispielsweise bei den Soldaten, die in die Militärakademie in West Point aufgenommen werden. Trotz der strengen Bewerbungsbedingungen (zu denen auch eine Empfehlung vonseiten eines Kongressmitglieds gehört) bricht fast jeder zwanzigste Kadett die Ausbildung in den Beast Barracks bereits im ersten Sommer ab.

Echter Kampfgeist

In zwei Studien, die Angela Duckworth an der University of Pennsylvania durchgeführt hat, wurden Persönlichkeitsmerkmale untersucht, die voraussagen könnten, wer es schafft, diese Ausbildung in West Point abzuschließen.[77] Duckworth und ihr Team bewerteten insgesamt fast 2500 Kadetten – nicht nur anhand ihrer Militärakten, sondern auch mithilfe von Fragebogen, die sie kurz nach ihrer Ankunft an der Akademie ausfüllen mussten. Dabei zeigte sich, dass es einen ganz bestimmten psychischen Prädiktor gibt, der besonders zuverlässig voraussagt, wer den ersten schwierigen Sommer überstehen wird: Kampfgeist – definiert als leidenschaftliche Entschlossenheit, Leistungen zu erbringen, für die man einen langen Atem braucht, gepaart mit dem dafür notwendigen gesunden Durchhaltevermögen, aber ohne besonderes Interesse daran, auf dem Weg zu diesem Ziel irgendeine Anerkennung zu erhalten. Die Wissenschaftler, die diese beiden Studien durchführten, kamen zu dem Schluss, dass die Erreichung schwieriger Ziele mehr als nur Begabung erfordert: Man muss dafür auch zu einem längeren fokussierten Einsatz bereit sein. Oft steckt hinter dieser Bereitschaft zu kontinuierlicher Anstrengung eine gewisse Leidenschaft: Das heißt, irgendetwas liegt der betreffenden Person so sehr am Herzen, dass sie bereit ist, dafür notfalls auch Zweifeln, Ängsten, Rückschlägen, Schmerzen und Erschöpfung standzuhalten.

Es scheint logisch zu sein, dass Menschen, die über solchen Kampfgeist verfügen, ein Leben mit chronischen Schmerzen besser meistern können. Dennoch ist es unklug, eine Aufgabe *trotz* Schmerzen bis zum bitteren Ende durchzuziehen. Das wäre sogar ein großer Fehler! Wenn du jedoch unter chronischen Schmerzen leidest, kann Kampfgeist dir dabei helfen, nach bereichernden sozialen Kontakten zu suchen, dich an sinnvollen Wertvorstellungen und Zielen zu orientieren oder Sport und sonstige körperliche Aktivitäten so zu adaptieren, dass sie für dich machbar sind. Mithilfe von Kampfgeist kannst du also ein aktiveres, sozialeres und erfüllteres Leben führen, das dir mehr Freude bereitet. Eine der wenigen Studien über die Auswirkungen dieser Eigenschaft bei chronischen Schmerzpatienten hat gezeigt, dass ältere Erwachsene mit Kreuzschmerzen und viel Kampfgeist eher dazu neigen, selbstbestimmt körperlich aktiv zu sein, als Menschen mit weniger Kampfgeist.[78] Selbstbestimmter Sport (also körperliche Aktivitäten, die man in Eigenregie ausübt) ist ein wichtiger Bestandteil fast aller hilfreichen Schmerzbewältigungsprogramme.

Wie schafft man es also, mehr Kampfgeist zu entwickeln? Studien versuchen nach wie vor, diese Frage zu beantworten. Nach unserem jetzigen Wissensstand sieht es so aus, als würde eine wachstumsorientierte Denkweise dabei eine wichtige Rolle spielen. Wie wir bereits im Kapitel über Traumata und chronische Schmerzen gesehen haben, vertritt Carol Dweck den Standpunkt, dass manche Menschen eine Wachstumsmentalität haben, das heißt, sie glauben, dass Talente nichts von vornherein Feststehendes sind, sondern dass man sie durch Engagement und harte Arbeit entwickeln kann. Menschen mit wachstumsorientierter Denkweise betrachten Misserfolg auch nicht als Schwäche oder Unzulänglichkeit, sondern als ein Zeichen dafür, dass sie sich Mühe geben und bis an die Grenzen ihrer Fähigkeiten gehen. Aus dieser Perspektive betrachtet, kann Misserfolg durchaus ein wirksames Hilfsmittel auf dem Weg zum Erfolg sein – nämlich dann, wenn man etwas daraus lernt und diese Lektionen bei seinen zukünftigen Bemühungen beherzigt.

Kleines Dankeschön an die Dankbarkeit

Dankbarkeit hat zwar zurzeit Hochkonjunktur – in den Medien, am Arbeitsplatz und auch in den Schulen –, doch in Wirklichkeit ist dieses Gefühl schon seit Jahrtausenden ein Grundpfeiler jeder spirituellen Praxis und (im weitesten Sinn) auch jeder menschlichen Gesellschaft.

Wir können zum Beispiel dankbar dafür sein, dass wir alles haben, was man zum Leben braucht – eine sichere Unterkunft, genug zu essen, sauberes Trinkwasser und so weiter. Und wir können auch für bestimmte Besitztümer Dankbarkeit empfinden – vor allem für solche, die eine emotionale Bedeutung für uns haben, beispielsweise das Familienporzellan oder die Baseballkappe aus unserer Kindheit. Auch abstrakte Dinge (zum Beispiel Familie, Freundschaften und die Möglichkeit, Beschäftigungen nachzugehen, die uns Freude machen) können intensive Gefühle der Dankbarkeit in uns hervorrufen. Spirituelle Erlebnisse – etwa die Beobachtung eines spektakulären Sonnenuntergangs oder das Gefühl, mit irgendetwas verbunden zu sein, das größer ist als man selbst – können ebenfalls tiefe Dankbarkeitsgefühle auslösen.

Wissenschaftler, die das Gefühl der Dankbarkeit näher untersuchten, haben festgestellt, dass es mit emotionalem, psychischem und sozialem Wohlbefinden einhergeht. Mehrere Studien zeigen, dass Dankbarkeitspraktiken wie beispielsweise das Führen eines Dankbarkeitstagebuchs zur Verstärkung des allgemeinen Wohlbefindens und Glücksgefühls beitragen können. Eine neuere Metaanalyse deutet allerdings darauf hin, dass Dankbarkeitspraktiken allein für eine umfassende Verbesserung unseres Gesundheitszustands wahrscheinlich nicht ausreichen.[79] Eine Kombination aus Dankbarkeitsübungen und regulärer medizinischer und psychologischer Betreuung wäre in dieser Hinsicht wohl effektiver.

Andere Wissenschaftler haben festgestellt, dass Dankbarkeit mit besserem Schlaf (dafür gibt es die besten Beweise), gesünderer Ernährung, einem niedrigeren Blutdruck und besserer Blutzuckereinstellung einhergeht. Im Labor von Andrew Steptoe am University College London leitete Marta Jackowska eine Studie, bei der man 119 nach dem Zufallsprinzip ausgewählten Frauen Hefte aushändigte, in die sie zwei Wochen lang entweder etwas über Dankbarkeit oder über Ereignisse ihres Alltagslebens hineinschreiben sollten.[80] Während dieser Zeit wurden die Frauen immer wieder mit anspornenden E-Mails motiviert. Diejenigen, die der Kontrollgruppe (ohne Behandlungsmaßnahme) zugeteilt wurden, sollten dagegen einfach nur ihrem ganz normalen Leben nachgehen, und man erklärte ihnen, dass sie nach drei Wochen eine Schreibaufgabe erhalten würden. In dieser Studie berichteten die »Dankbarkeitsschreiberinnen« über mehr Glücksgefühle, Optimismus und eine bessere Schlafqualität. Je wohler sie sich fühlten, umso mehr verbesserte sich ihr Schlaf und umso tiefer sank ihr Blutdruck. Diese Studie zeigt, dass selbst etwas so Einfaches wie eine Dankbarkeitsaktivität sich positiv auf die Gesundheit unseres Herz-Kreislauf-Systems auswirken kann, indem sie den Blutdruck senkt.

Vor allem bei Schmerzpatienten sind Dankbarkeitspraktiken normalerweise allerdings nur ein kleines Puzzleteil im Rahmen eines größeren Spektrums an Kompetenzen und Fähigkeiten, die man entwickeln sollte. Ich habe zum Beispiel an einer Studie mitgearbeitet, die von Mary Janevic (einer weiteren FIERCE-Mentee) an der School of Public Health der University of Michigan geleitet wurde. In dieser Studie untersuchten wir ein von kommunalen Gesundheitshelfern geleitetes Schmerzselbstmanagementprogramm, das positive Aktivitäten wie beispielsweise eine Dankbarkeitspraxis und Akte der Nächstenliebe mit einem traditionellen Schmerzselbstmanagementtraining kombinierte.[81] In dieser Studie, in der wir vor allem ältere afroamerikanische Probanden in Detroit untersuchten, nahm die Schmerzstärke durch diese Aktivitäten ab und die schmerzbezogene Funktionsfähigkeit und Selbstwirksamkeit der Patienten verbesserten sich. Über 85 Prozent der Teilnehmer berichteten von einer »besseren« oder sogar »viel besseren« allgemeinen Funktionsfähigkeit im Vergleich zur Kontrollgruppe, in der es nur bei 25 Prozent zu einer ähnlich starken Verbesserung kam. Dieser enorme Unterschied spricht für die Wirksamkeit des Schmerz-Selbstmanagementansatzes, auf den wir in Teil zwei dieses Buches noch näher eingehen werden – einer Kombination aus traditionellen Schmerzbewältigungsverfahren und Methoden, die Wohlbefinden und positive Emotionen fördern.

Gnade und der Dominoeffekt von Akten der Nächstenliebe

Im Kontext dieses Kapitels sind mit dem Begriff »Gnade« Güte und die heilende Wirkung von Akten der Nächstenliebe auf andere Menschen und dich selbst gemeint. Auf meinem Lieblingsautoaufkleber steht: »Übe dich in Akten willkürlicher Güte und sinnloser Schönheit«. Ein schöner Gedanke – aber wusstest du, dass solche altruistischen Taten tatsächlich große Auswirkungen auf unsere Gesundheit haben können? Und nicht nur das: Die Ausführung einer solchen Tat kann dir selbst sogar am meisten bringen! Studien zufolge profitiert der Mensch, der die gute Tat vollbringt, normalerweise nämlich mehr davon als der Empfänger. Außerdem erzeugt Freundlichkeit immer wieder neue Freundlichkeiten: Der

Nutznießer, der von der Schönheit einer guten Tat gerührt ist, beschließt daraufhin aus Dankbarkeit nämlich oft, wiederum jemand anderem eine Freundlichkeit zu erweisen, und so setzt sich dieser Dominoeffekt immer weiter fort.

Viele Studien zeigen, wie positiv gute Taten sich auf unsere emotionale und körperliche Gesundheit auswirken können. Laut einer Metaanalyse von Lee Rowland und Oliver Scott Curry von der University of Oxford leiden Menschen, die solche Taten begehen, zum Beispiel seltener unter Depressionen, sind zufriedener und fühlen sich rundum wohler.[82] Anhand eines Experiments versuchten Rowland und Curry auch festzustellen, ob solche Akte der Güte je nach ihrer Art womöglich unterschiedliche Auswirkungen auf unsere Zufriedenheit haben. Daher forderten sie die Teilnehmer ihres Experiments auf, sich sieben Tage lang permanent freundlich und liebevoll zu verhalten. Auf diese Weise wollten sie herausfinden, welchen Unterschied es machte, ob diese Güte Fremden, Freunden oder den Probanden selbst zugutekam (was man als selbstbezogene Freundlichkeit bezeichnet). Das Experiment zeigte, dass ein starker Zusammenhang zwischen der Anzahl der guten Taten und unserem Glücksniveau besteht: Je mehr solcher Taten wir begehen, umso glücklicher sind wir. Überraschenderweise zeigte sich aber auch, dass die Menschen dabei stets *ähnlich glücklich* waren – egal, ob Freunde, Fremde oder sie selbst Nutznießer dieser guten Taten waren. Gütiges, liebevolles Verhalten scheint die Menschen also schon per se glücklicher zu machen.

Ehrenamtliche Tätigkeit

Eine sehr gut erforschte Form der Güte und Nächstenliebe ist das ehrenamtliche Engagement, das eine äußerst wirksame Medizin für Körper, Geist und Seele sein kann. Eine interessante Studie untersuchte Daten, die im Rahmen der »Survey of Texas Adults« gesammelt worden waren. Genau wie in anderen Studien stellten die Wissenschaftler auch bei dieser Umfrage fest, dass ehrenamtliche Tätigkeit große gesundheitliche Vorteile bringt: Sie verbessert die psychische und körperliche Gesundheit, die Lebenszufriedenheit und das soziale Wohlbefinden; selbst Depressionen bessern sich dadurch.[83] Und die Autoren der Studie beobachteten dabei auch einen kumulativen Effekt: Mehrere ehrenamtliche Aktivitäten wirkten sich positiver auf die Gesundheit der Probanden aus als nur eine einzige.

Diese Studie war übrigens eine der ersten, in der zwei verschiedene Arten von ehrenamtlicher Tätigkeit untersucht wurden: fremd- und selbstorientierte. Bei der fremdorientierten ehrenamtlichen Arbeit geht es in erster Linie darum, *anderen* Menschen mit Aktivitäten in den Bereichen Gesundheit, Bildung, Religion, soziale Dienste und Jugendarbeit zu helfen. Selbstorientierte ehrenamtliche Aktivität kreist dagegen um Themen wie Kunst oder Kultur, Umweltschutz, Tierschutz, arbeitsbezogene Dienstleistungen oder politische Kampagnen. Die Studie ergab, dass beide Formen ehrenamtlichen Engagements sich positiv auswirken, ihre stärksten positiven Effekte aber jeweils in unterschiedlichen Bereichen liegen. Fremdorientierte ehrenamtliche Tätigkeit wirkte sich in dieser Studie in erster Linie positiv auf das *soziale* Wohlbefinden der Probanden aus, während selbstorientiertes ehrenamtliches Engagement vor allem günstige Auswirkungen auf ihre *körperliche* Gesundheit hatte. Ein Akt der Güte, der gleichzeitig auch deinen persönlichen Bedürfnissen und Interessen entspricht, könnte sich also besonders positiv auf deine Gesundheit auswirken!

Bisher haben nur wenige Studien untersucht, wie selbstloser Dienst an anderen sich speziell auf Menschen mit chronischen Schmerzen auswirkt. Eine Studie unter der Leitung von Elizabeth Salt von der University of Kentucky hat jedoch gezeigt, dass chronische Schmerzpatientinnen mittleren Alters, die mehr ehrenamtliche Tätigkeiten ausübten, über weniger Schmerzen und weniger depressive Symptome klagten als Probandinnen, die weniger häufig ehrenamtlich tätig waren. Außerdem empfanden die Schmerzpatientinnen, die sich stärker ehrenamtlich engagierten, ihr Leben als sinnvoller und waren auch körperlich aktiver.[84]

Selbstmitgefühl

Schon zu Beginn meiner Karriere fiel mir bei meinen Patienten ein spezielles Muster auf: Fast alle neigten ihren eigenen Schilderungen zufolge dazu, sich mehr um andere Menschen zu kümmern als um sich selbst. Dass sie ihren Mitmenschen oberste Priorität einräumten, wirkte auf den ersten Blick sehr tapfer und liebevoll. Doch auf die Dauer ließ sich dieses Verhalten nicht durchhalten: All diese Patienten fühlten sich mit der Zeit ausgebrannt, verletzt, nicht ausreichend gewürdigt oder empfanden Ressentiments gegen ihre Mitmenschen – oft kamen bei ihnen sogar all diese negativen Gefühle zusammen. In diesem Zustand totaler Erschöpfung konnten sie die Betreuer- und Versorgerrolle, die ihnen so wichtig war, nicht mehr ausfüllen, was ihrem Selbstwertgefühl einen schweren Schlag versetzte. Du kannst dir sicherlich vorstellen, wie die Sache ausging: Mit der Zeit wurden die Schmerzen und Depressionen dieser Patienten immer schlimmer.

Wo liegt die Lösung dieses leider so häufigen Problems? Ganz einfach: Wir müssen uns in Selbstmitgefühl, Selbstliebe und Selbstfürsorge üben.

Selbstmitgefühl bedeutet, dass du dir selbst die gleiche Unterstützung und die gleichen guten Ratschläge gibst und den gleichen Freiraum einräumst, wie du es auch bei einem Freund oder Familienangehörigen tun würdest, den du magst und respektierst. So einfach ist das. Wenn du einen Fehler gemacht hast, dann verurteile dich dafür nicht strenger, als du dies bei einem guten Freund tun würdest. Wenn du Unterstützung brauchst, dann rede dir deshalb nicht ein, dass du schwach und hilfsbedürftig bist. Zu einem Menschen, der dir am Herzen liegt, würdest du so etwas schließlich auch nicht sagen. Gib dir stattdessen lieber die Erlaubnis, Hilfe zu suchen. Wenn dir die Energie ausgeht und du beim besten Willen nicht mehr weiterkannst, dann überlege dir, was du einem engen Freund oder einer guten Freundin in so einer Situation empfehlen würdest. Vielleicht würdest du diesem Menschen raten, sich auszuruhen, irgendetwas Angenehmes zu tun, sich auszuschlafen – oder was auch immer. Also tue das Gleiche auch für dich selbst!

Das Erstaunliche daran ist, dass Selbstmitgefühl uns guttut. Laut einer neueren Metaanalyse, die über 90 Studien zum Thema Selbstmitgefühl untersuchte, ist diese innere Haltung ein positiver Prädiktor für viele Aspekte unserer Gesundheit. Vor allem aber wirkt sie sich positiv auf unseren allgemeinen körperlichen Gesundheitszustand und auf eine gesunde Lebensweise, guten Schlaf und eine starke körpereigene Abwehr aus.[85] Ja, du hast richtig gelesen: Selbstmitgefühl kann tatsächlich dein Immunsystem beeinflussen!

Und wie lautet die Quintessenz aus alldem? Lerne, dir selbst ein besserer Freund zu sein. Die »Loving Kindness Meditation« (Meditation der liebevollen Güte oder Metta-Meditation) ist eine sehr wirksame, evidenzbasierte Aktivität, die dir helfen kann, mehr Selbstmitgefühl und mehr positive Emotionen zu entwickeln.[86] Hör dir einmal eine Audioaufnahme dieser Meditation unter AftonHassett.com (Resources) an. Na los, probiere es aus! [Anmerkung der Redaktion: Im Internet, zum Beispiel auf YouTube, sind ebenfalls jede Menge deutschsprachiger Metta-Meditationen zu finden. Die deutsche Version der Autorin ist unter folgendem Link abrufbar: m-vg.de/link/hassett-meditation-1/]

Meditation der liebevollen Güte

Suche dir einen Platz, wo du dich bequem hinsetzen oder hinlegen kannst. Atme ein paarmal tief durch die Nase ein und lasse den Atem durch den Mund wieder aus deiner Lunge hinausfließen. Spüre, wie kühle Luft durch deine Nase hineinströmt, halte kurz den Atem an und lasse die warme Atemluft dann durch den Mund wieder hinausströmen. Wenn du möchtest, kannst du dabei die Augen schließen, falls du das nicht schon getan hast. Atme noch ein- oder zweimal tief durch und fühle dich dabei immer entspannter.

Konzentriere dich nun auf dein Herz. Wenn du möchtest, kannst du sanft und liebevoll eine Hand oder beide Hände auf dein Herz legen. Sage dabei in aufrichtigem, freundlichem Ton zu dir selbst:

Möge ich stark sein.
Möge ich glücklich sein.
Möge ich ruhig und gelassen sein.
Möge ich geliebt werden.

Vielleicht fällt es dir schwer, dir so etwas zu sagen. Akzeptiere diese Gefühle, aber lasse dich trotzdem von der Güte einhüllen wie von einer warmen, liebevollen Umarmung, während du diese Worte wiederholst:

Möge ich stark sein.
Möge ich glücklich sein.
Möge ich ruhig und gelassen sein.
Möge ich geliebt werden.

Lasse diese Worte bei jedem Atemzug durch sämtliche Zellen deines Körpers hindurchfließen – von deinem Kopf und deinem wunderbaren Gehirn bis zu deinen Zehen hinunter.

Möge ich stark sein.
Möge ich glücklich sein.
Möge ich ruhig und gelassen sein.
Möge ich geliebt werden.

Denke jetzt an jemanden, der dir sehr am Herzen liegt – jemanden, für den du starke positive Gefühle hegst. Einen guten Freund oder Familienangehörigen, mit dem du gern zusammen bist. Sage seinen Namen vor dich hin und stelle dir vielleicht vor, dass diese Person jetzt bei dir sitzt. Lenke deine liebevolle Güte auf diese Person.

Mögest du stark sein.
Mögest du glücklich sein.
Mögest du ruhig und gelassen sein.
Mögest du geliebt werden.

Als Nächstes stellst du dir eine Person vor, die du regelmäßig siehst, aber vielleicht nicht so gut kennst. Vielleicht weißt du nicht einmal ihren Namen, aber du kennst ihr Gesicht. Stelle dir vor, dass diese Person jetzt vor dir steht, und schenke ihr deine liebevolle Güte.

Mögest du stark sein.
Mögest du glücklich sein.
Mögest du ruhig und gelassen sein.
Mögest du geliebt werden.

Als Nächstes stellst du dir jemanden vor, mit dem du gerade Probleme hast. Das kann zum Beispiel ein Familienmitglied, ein Arbeitskollege oder enger Freund sein – einfach irgendjemand, mit dem du dich gerade in einem Konflikt befindest. Sage den Namen dieser Person vor dich hin. Stelle dir vor, dass sie vor dir sitzt. Lenke deine liebevolle Güte auf diese Person.

Mögest du stark sein.
Mögest du glücklich sein.
Mögest du ruhig und gelassen sein.
Mögest du geliebt werden.

Trotz der Schwierigkeiten, die du mit dieser Person hast, erlaubst du dir, euch beide in liebevolle Güte einzuhüllen. Auch wenn dir das schwerfällt. Wünsche dir Liebe und Güte für diesen Menschen:

Mögest du stark sein.
Mögest du glücklich sein.
Mögest du ruhig und gelassen sein.
Mögest du geliebt werden.

Als Nächstes stellst du dir vor, dass sich die liebevolle Güte von deinem jetzigen Standort aus auf deine ganze Nachbarschaft, dein Land, den Kontinent und dann auf sämtliche Lebensformen in der ganzen Welt ausbreitet.

Möget ihr stark sein.
Möget ihr glücklich sein.
Möget ihr ruhig und gelassen sein.
Möget ihr geliebt werden.

Lenke dein Bewusstsein nun langsam wieder auf deinen Atem, dein Herz und deine Umgebung zurück. Atme tief durch die Nase ein und langsam durch den Mund wieder aus. Öffne nun langsam die Augen, falls du sie vorher geschlossen hattest, und lächle. Mein Wunsch für dich:

Mögest du stark sein.
Mögest du glücklich sein.
Mögest du ruhig und gelassen sein.
Mögest du geliebt werden.

m-vg.de/link/hassett-meditation-1/

Akte willkürlicher Güte und sinnloser Schönheit

Liebe und Güte um uns herum zu verbreiten, erfordert keine große Planung. Das können auch Kleinigkeiten sein – zum Beispiel, jemandem ein von Herzen kommendes Kompliment zu machen, einem Fremden die Tür aufzuhalten oder uns ein bisschen Zeit für einen Freund zu nehmen, der Gesellschaft braucht. Doch planvollere Akte der Güte und Nächstenliebe können sogar *noch* positivere Auswirkungen haben. Am effektivsten scheint es zu sein, innerhalb eines einzigen Tages fünf gute Taten zu planen und auszuführen. Denn durch die sorgfältige Planung und Vorbereitung bleiben einem diese Taten stärker im Gedächtnis haften. Die Vorfreude und Begeisterung, die man dabei empfindet, erhöht ihren Nutzen für unser Gefühlsleben und unsere körperliche Gesundheit wahrscheinlich ebenfalls.

Ich hoffe, ich konnte dich davon überzeugen, dass es dir leichterfallen wird, deine angeborenen Selbstheilungskräfte zu nutzen, wenn du mit mehr Kampfgeist, Dankbarkeit und Gnade an dein Leben herangehst. Im zweiten Teil dieses Buches findest du Vorschläge für ein paar wunderbare Aktivitäten, die genau diesem Zweck dienen. Wenn du am liebsten jetzt gleich damit loslegen möchtest, dann leg dieses Buch ruhig vorübergehend beiseite und tue drei Dinge: etwas Nettes für einen Fremden, etwas Nettes für einen Menschen, der dir am Herzen liegt, und etwas Nettes für dich selbst.

Wichtige Punkte, die du dir merken solltest

- Kampfgeist bedeutet, dich langfristig für Zielsetzungen zu begeistern, deren Erreichung du als ein Zeichen von Erfolg empfindest, und diese Ziele mit Ausdauer zu verfolgen.
- Dankbarkeit ist eine tief empfundene Wertschätzung für weltliche Besitztümer und Vergünstigungen, aber auch für abstraktere Dinge wie beispielsweise Familie, Freundschaften und die Möglichkeit, Beschäftigungen nachzugehen, die dir Freude machen. Das Gefühl der Dankbarkeit kann aber auch etwas Spirituelles sein.
- Gnade bedeutet im Kontext dieses Kapitels, anderen Menschen und sich selbst etwas Gutes zu tun. Selbst kleine Nettigkeiten können einen wunderschönen Dominoeffekt auf der Welt erzeugen.
- Dich in Kampfgeist, Dankbarkeit und Gnade zu üben, hat sehr positive Auswirkungen auf deine seelische und körperliche Gesundheit.
- Selbstmitgefühl bedeutet, verständnisvoll, liebevoll und geduldig mit dir selbst umzugehen und dir genauso gute Ratschläge zu geben wie einem guten Freund. Solches Selbstmitgefühl kann dein Leben verbessern und sich positiv auf deine Schmerzwahrnehmung auswirken.

Erfahrungsbericht: Monica

Früher glaubte ich, dass der einzige Zweck des Schmerzes darin besteht, dem Körper eine Stimme zu geben, wenn er in Not ist, um ihn auf diese Weise vor weiterem Schaden zu bewahren. Doch als ich vor rund fünf Jahren zu einer chronischen Schmerzpatientin wurde, hat sich meine Einstellung zum Sinn und Zweck des Schmerzes für immer verändert.

Im Jahr 2018 erlebte ich als Fahrgast einen katastrophalen Busunfall. Ich erlitt schlimme Verletzungen an Nacken, Lendenwirbelsäule und Gehirn und trug auch noch viele andere schmerzhafte Wunden davon. Diese lebensverändernden Verletzungen haben meine zuvor sehr komfortable Lebensqualität für immer zerstört. Zu allem Übel musste ich nach diesem Unfall auch noch meine geliebte Karriere als klinische Sozialarbeiterin aufgeben. Das tat weh! Mit drei Jahrzehnten Sozialarbeit, in denen ich gute Beziehungen zu meinen Klienten aufgebaut hatte, war es nun plötzlich von einer Minute zur anderen vorbei.

An die Stelle meines einst so schönen Lebens trat eine Existenz, die nur noch aus Mühsal zu bestehen schien: chirurgischen Eingriffen, der Einnahme von vier verschiedenen starken Schmerzmitteln, täglichen Arztterminen und der Überwachung durch 15 verschiedene Fachärzte. Außerdem war ich auf Hilfsmittel und medizinische Transporte angewiesen, bei denen ich mit anderen behinderten Fahrgästen in einem Kleinbus saß.

Diese Situation war wirklich mehr als surreal. Ich empfand sie als so niederschmetternd, dass ich hoffte, es nicht mehr lange in meinem neuen Leben aushalten zu müssen – einer Existenz, in der es keine Begeisterung, keine Freude und keinen Sinn mehr zu geben schien. Irgendwie sah ich keinen Grund mehr, weiterzuleben. Diese von Verlust und innerer Leere geprägten Grübeleien begleiteten mich auf den täglichen Fahrten zu meinen verschiedenen Behandlungsterminen, und doch begann ich, während dieser Fahrten allmählich auch spirituelle Erfahrungen zu machen und ein neues Selbstbild zu entwickeln.

Auf dem Weg zu und von meinen Arztterminen und in diversen Wartezimmern erzählten wildfremde Menschen mir ihre Lebensgeschichte, und ich erfuhr, wie ihre chronischen Schmerzen entstanden waren und welche Erfahrungen sie damit machten. Als mir die Not und das Elend dieser Menschen zum Bewusstsein kam, begann ich für sie und mit ihnen zu beten. Je mehr ich betete, umso weniger achtete ich auf die ständigen Schmerzen, die mich selbst 24 Stunden am Tag quälten, und ein umso größeres Verständnis eröffnete sich mir für den anderen Zweck (oder die anderen Zwecke) des Schmerzes.

Schmerzen können unsere spirituelle Entwicklung fördern oder sogar beschleunigen. Ein solches inneres Wachstum kann uns einen tieferen spirituellen Glauben und mehr innere Kraft, Mut und Weisheit schenken. Diese Eigenschaften können uns wiederum dabei helfen, körperliche und seelische Schmerzen so lange zu ertragen, bis sie wieder nachlassen oder wir sie eines Tages vielleicht besser bewältigen können. Durch das Gebet – für mich ist das ein Gespräch mit Gott – und durch den Dienst aneinander entsteht eine Vertrautheit mit etwas, das größer ist als man selbst. Wenn wir uns innerlich darauf einlassen, erleben wir immer häufiger, dass unsere Gebete erhört werden.

Vor allem bei langwierigen körperlichen oder emotionalen Schmerzen ist die Versuchung groß, an der Existenz Gottes oder an seiner Liebe zu uns zu zweifeln. Wenn es Ihn wirklich gibt, warum haben deine Schmerzen dann immer noch nicht nachgelassen, oder warum verschwinden andere Schwierigkeiten nicht so schnell aus deinem Leben, wie sie es deiner Meinung nach tun sollten?

Obwohl ich auch heute noch unter Schmerzen und anderen Beschwerden leide, sind sie bei Weitem nicht mehr so stark wie zu Beginn dieser schwierigen Reise. Dank Gottes Hilfe bin ich in den Genuss einer ganzen Reihe wirksamer Behandlungsmaßnahmen gekommen, die mir durch die Köpfe, Hände und Herzen von Medizinern und anderen Wissenschaftlern zugeflossen sind. Dazu kam dann auch noch die positive Wirkung meiner hingebungsvollen Gebete. Durch beides zusammen bin ich inzwischen von einer Sozialarbeiterin zu einer Seelenarbeiterin geworden. Im Jahr 2019 wurde ich von der Universal Life Church zur Pastorin ordiniert und mein Leben hat jetzt trotz der Schmerzen wieder einen großen Sinn und Zweck. Ich hoffe, dass es dir genauso ergehen wird!

Mach's gut. Ich werde für dich beten.

Monica Gay ist eine ordinierte Pastorin und Seelsorgerin.

14

EHRFURCHT VOR ETWAS GRÖSSEREM

Ehrfurcht weckt in uns nicht nur den Gedanken, dass wir sehr klein und unwichtig sind, sondern gibt uns gleichzeitig auch das Gefühl, dass uns in einem Universum, in dem es etwas viel Größeres und Großartigeres gibt als uns, dennoch eine besondere Bedeutung zukommt.

Wissenschaftliche Forschung zum Thema Ehrfurcht

Noch vor dem Jahr 2000 gab es nur wenige Untersuchungen zu diesem Thema; doch seitdem hat das Interesse an der Frage, wie dieses Gefühl der Ehrfurcht sich auf unsere Seele und unseren Körper auswirkt, zugenommen. Du kannst dir Ehrfurcht als einen Zustand oder ein Gefühl vorstellen, das eine relativ vorhersehbare Reihe von Gedanken und Emotionen in uns weckt. Und nun denke einmal über folgende Frage nach: Kann ein weißes Blatt Papier wirklich eine inspirierende Wirkung haben?

Ja! Das Greater Good Science Center an der University of California in Berkeley hat im Jahr 2018 ein solches White Paper für die John-Templeton-Stiftung erstellt.[87] Darin fasst die Autorin Summer Allen den aktuellen wissenschaftlichen Kenntnisstand zum Thema Ehrfurcht sehr schön zusammen: Sie stellt fest, dass »Ehrfurcht oft mit einem Gefühl der Geringschätzung der eigenen Bedeutung und stärkeren Verbundenheit mit anderen Menschen einhergeht. Das Gefühl der Ehrfurcht versetzt Menschen häufig in einen Zustand der Selbsttranszendenz, in dem sie sich weniger auf sich selbst konzentrieren und sich mehr als Teil eines größeren Ganzen fühlen. Somit kann man Ehrfurcht nicht nur als Gemütszustand, sondern auch als veränderten Bewusstseinszustand betrachten, der mit einem Flow-Gefühl vergleichbar ist.«

In dem White Paper heißt es, dass es sehr verschiedene Reize gibt, die ein Gefühl der Ehrfurcht in uns hervorrufen können, zum Beispiel: spirituelle Praktiken, die Natur, bildende und darstellende Kunst, imposante Bauwerke, aber auch menschliche Akte der Güte, Tapferkeit und Liebe. Vielleicht hat sich dieses Gefühl bei uns Menschen deshalb entwickelt, weil es sich positiv auf unser Überleben auswirkt, indem es durch intensive gemeinsame Erfahrungen unsere sozialen Beziehungen stärkt, uns zwingt, neue Informationen in uns aufzunehmen und zu verarbeiten (was unsere kognitive Flexibilität erhöht), und uns (natürlich aus sicherer Entfernung) einen geschärften Blick für weite Landschaften entwickeln lässt, in denen eine Bedrohung auf uns lauern oder irgendetwas Leckeres zum Essen auf uns warten könnte.

Wo auch immer der Ursprung oder evolutionäre Nutzen der Ehrfurcht liegt – jedenfalls scheint sie sich positiv auf unsere Gesundheit auszuwirken. Zunächst einmal kann sie uns zu glücklicheren, bescheideneren, liebevolleren Menschen machen, Stress und Depressionen abbauen und unsere Lebenszufriedenheit steigern. Das Gefühl der Ehrfurcht löst physiologische Reaktionen wie beispielsweise »Gänsehaut« aus. Sie hat aber auch noch andere physiologische Auswirkungen: Zum Beispiel bewirkt sie eine gesunde Aktivierung des vegetativen Nervensystems und Veränderungen im Immunsystem, die dazu beitragen können, schädliche Auswirkungen von Stress und Entzündungen einzudämmen.

Um besser zu verstehen, wie unser Gehirn das Gefühl der Ehrfurcht verarbeitet, haben Ryota Takano und Michio Nomura von der Universität Kyoto in Japan eine faszinierende Studie durchgeführt, bei der Menschen sich ehrfurchterweckende Videos anschauten, während man gleichzeitig Gehirnscans bei ihnen durchführte.[88] Dabei stellten die Wissenschaftler fest, dass positive Ehrfurchtserlebnisse nicht nur neuronale Netzwerke aktivieren, die an der ästhetischen Belohnungsverarbeitung beteiligt sind *(Oh, wie schön!)*, sondern auch Netzwerke, die für unsere Sichtweise unserer selbst in Beziehung zu anderen Menschen zuständig sind. *(Eigentlich sind wir alle* ein *großes Ganzes.)* Und wie wir inzwischen wissen, sind Erfahrungen, die belohnungsverarbeitende Hirnregionen aktivieren, für Menschen mit chronischen Schmerzen möglicherweise besonders wichtig. Wohin sollen wir also gehen und was sollen wir tun, um ein bisschen mehr Ehrfurcht zu empfinden?

Ehrfurcht und die Natur

Die Natur ruft mit ihrer unermesslichen Weite und Macht starke Ehrfurchtsgefühle hervor. Vor allem weite Landschaften wecken oft ein Gefühl ehrfürchtigen Staunens. Stell dir zum Beispiel eine im purpurnen Licht der untergehenden Sonne erstrahlende Bergkette vor, den Grand Canyon oder eine meilenweite Ebene mit goldenen Grashalmen, die im Wind hin und her wogen, Tausende von Sternen, die am Nachthimmel glitzern wie kleine Pünktchen, oder das Meer, dessen Wogen sich an zerklüfteten Felsen brechen. Unvorstellbar weite und wunderschöne Landschaften können uns das Gefühl geben, dass hier eine größere Macht am Werk ist – denn wie könnte etwas so Erstaunliches sonst überhaupt existieren?

In einer Studie, die Matthew Ballew und Allen Omoto an der Claremont Graduate University in Kalifornien durchgeführt haben, wurden 100 Probanden nach dem Zufallsprinzip entweder in einer natürlichen Umgebung (beispielsweise einem Arboretum) oder in einem bebauten Umfeld – zum Beispiel einem Sportstadion – platziert.[89] Die Studienteilnehmer sollten 15 Minuten lang dort sitzen bleiben und sich auf ihre Umgebung konzentrieren. Anschließend forderte man sie auf, ihre Gefühle zu bewerten. Dabei zeigte sich, dass die Probanden in der natürlichen Umgebung deutlich mehr Ehrfurcht und andere positive Emotionen wie Glück und Zufriedenheit empfanden als diejenigen, die sich in einem künstlichen Umfeld aufhielten. Anscheinend waren diese positiven Emotionen auf das Gefühl zurückzuführen, von der naturnahen Landschaft fasziniert oder total in ihren Anblick versunken zu sein.

Aber nicht jede Art von Ehrfurcht fühlt sich friedlich oder angenehm an. In verheerenden Waldbränden, über die Ufer tretenden Flüssen oder Orkanböen kann sich auch die Brutalität der Natur zeigen. Und selbst solche Ereignisse, angesichts deren wir uns klein und verletzlich fühlen, können Ehrfurcht hervorrufen. Diese Ehrfurcht ist zwar kein freudiges Gefühl, veranlasst uns aber dazu, über unseren Platz im Universum nachzudenken, und bringt uns auf eine Art und Weise mit anderen Menschen zusammen, die sich positiv auf unser Überleben auswirken kann.

Doch wenn die Naturgewalten uns nicht gerade zu verschlingen drohen, empfinden wir den Anblick der Natur normalerweise als großartiges Erlebnis. Selbst Stadtbewohner haben ein angeborenes Bedürfnis danach, sich draußen im Grünen oder am Wasser aufzuhalten. Daraus sind die Naturtherapie und das Shinrin-yoku – die traditionelle japanische Praxis des »Waldbadens« – entstanden. Bei diesen Praktiken geht es darum, auf achtsame Art und Weise in die Natur einzutauchen und dabei alle fünf Sinne einzubeziehen. Laut wissenschaftlichen Untersuchungen flößt so ein bewusster Aufenthalt in der Natur uns Ehrfurcht ein und wirkt sich nicht nur positiv auf unsere seelische Gesundheit, Aufmerksamkeit und Konzentration, sondern auch auf Herzfrequenz, Blutdruck und Immunsystem aus.[90] In einer japanischen Studie zur Praxis des Waldbadens stieg die Anzahl natürlicher Killerzellen (die ein wichtiger Bestandteil unseres Immunsystems sind) um 50 Prozent an, nachdem die Teilnehmer eine dreitägige Waldbadekur absolviert hatten.[91] Die Zunahme der Anzahl dieser Zellen, die bei der Bekämpfung von Krankheiten eine so wichtige Rolle spielen, hielt sogar nach der Kur noch ganze zwei Wochen lang an. Wenn eine Tablette diese enorme Wirkung hätte, wäre sie ein absoluter Verkaufsschlager!

Auch Aufenthalte im Freien in der Nähe deines Hauses können sich positiv auf deine Gesundheit auswirken, zum Beispiel ein ganz normaler Spaziergang im Park oder ein paar schöne Stunden in deinem Garten. Die heilende Wirkung von Gärten, die man sich bei der Gartentherapie zunutze macht, kann Stress und Depressionen abbauen und Angstzustände lindern.[92] Blumen erfreuen alle unsere fünf Sinne, und der Anbau von frischem Obst und Gemüse kann zu einer gesünderen Ernährung beitragen. Regelmäßige Aufenthalte in einer natürlichen Umgebung können uns also tatsächlich gesünder und glücklicher machen. Dabei kommt es allerdings darauf an, uns nicht einfach nur in so einem Umfeld aufzuhalten, sondern alle Eindrücke – Anblicke, Geräusche, Gerüche, Aromen und Oberflächenstrukturen – in einer Haltung der Offenheit und des Staunens in uns aufzunehmen wie ein kleines Kind.

Ehrfurcht und Kunst

Hast du beim Hören eines Musikstücks auch schon mal ganz plötzlich eine Gänsehaut bekommen – zum Beispiel, wenn das Stück einen Höhepunkt erreichte, zärtliche Gefühle in dir weckte oder irgendeine besondere Bedeutung für dich zu haben schien? Dieses »Gänsehautgefühl« unterscheidet sich vielleicht ein bisschen von der Empfindung der Ehrfurcht. Ehrfurcht beinhaltet ein Gefühl der »Geringschätzung der eigenen Bedeutung« – man kommt sich dabei auf positive Weise klein und unbedeutend vor und fühlt sich gleichzeitig eng mit anderen Menschen verbunden. Ein Kunstwerk kann sicherlich auch Ehrfurcht in uns wecken, doch das ist mehr als nur eine Gänsehaut. Wir sprechen hier von diesem Kribbeln am ganzen Körper, das ich zum ersten Mal in meinem Leben spürte, als ich Beethovens 9. Sinfonie im Konzertsaal hörte (ein Erlebnis, das mich mit anderen Menschen verband) – vor allem jenes klar definierte Crescendo, das förmlich schreit: *Klammere dich an deine Armlehnen und bereite dich auf ein überwältigendes Gefühl der Ehrfurcht vor!*

Musik hat ausgesprochen positive Auswirkungen auf unsere Gesundheit. Studien zu Demenzerkrankungen zeigen zum Beispiel, dass musikalische Erinnerungen erstaunlich widerstandsfähig gegen Verschlechterungen des Gedächtnisses sind. Außerdem demonstrieren diese Studien, wie Musiktherapie die kognitiven Funktionen und die Lebensqualität von Menschen mit Demenz verbessern und Depressionen entgegenwirken kann.[93] In vielen Studien wurde übrigens auch untersucht, inwieweit sich das Schmerzempfinden von Menschen mit akuten und chronischen Schmerzen durch Musik verringern lässt – mit sehr vielversprechenden Ergebnissen: Musik lindert akute Schmerzen bei Entbindungen und chirurgischen Eingriffen; und bei chronischen Schmerzen kann sie die Schmerzstärke reduzieren, die Stimmung verbessern und Ängste abbauen.[94] Eine wichtige Voraussetzung für die Wirksamkeit von Musik stellte in diesen Studien die Art und der angenehme Charakter der Musik dar: Sie hat stärkere positive Auswirkungen, wenn die Menschen selbst auswählen, welches Musikstück sie hören möchten.

Auch das Anschauen eines besonders bewegenden Theaterstücks kann Ehrfurcht wecken – ebenso wie ein Musical, das in einer kraftvollen, synchronen Tanznummer gipfelt. Man denke nur an den Song »One Singular Sensation« aus dem Musical *A Chorus Line* oder an den düsteren, aber elektrisierenden »Cell Block Tango« aus dem Musical *Chicago*. Auch bildende Kunst kann etwas sehr Bewegendes sein. Jedes Jahr warten über sechs Millionen Menschen in langen Schlangen vor dem Louvre, um das geheimnisvolle Lächeln der *Mona Lisa* zu sehen: Weitere sechs Millionen besuchen alljährlich die Sixtinische Kapelle, um dort das herrliche Deckengemälde zu bestaunen, und über acht Millionen strömen zum Taj Mahal. Wir sehnen uns also förmlich nach Gefühlen der Ehrfurcht – wir *wollen* von Größe, Schönheit und überragenden menschlichen Leistungen und Errungenschaften beeindruckt sein.

Und wenn du mehr Schönheit in dein Leben hineinbringst, hat das nachweislich auch positive Auswirkungen auf deine Gesundheit. Eine Reihe von Studien, die Töres Theorell und sein Team am Karolinska Institut in Stockholm zu diesem Thema durchführten, hat gezeigt, dass unterschiedliche Kunsterlebnisse zum Teil unterschiedliche gesundheitliche Vorteile bringen können.[95] In einer dieser Studien betrachtete und diskutierte eine Gruppe älterer Frauen verschiedene Kunstwerke. Diese Frauen berichteten, sich im Vergleich zu einer Kontrollgruppe glücklicher und weniger deprimiert zu fühlen und bessere Blutdruckwerte zu haben. In einer anderen Studie sangen Patienten mit Reizdarmsyndrom sechs Monate lang einmal pro Woche in einem Chor. Diese Chorsänger litten unter weniger Entzündungen und tendenziell auch weniger Schmerzen als die Probanden aus der Kontrollgruppe, die nicht mitgesungen hatten. In einer dritten Studie nahmen Fibromyalgiepatienten über einen Zeitraum von sechs Monaten entweder an einem wöchentlichen Tanzkurs teil oder erhielten einfach nur ihre übliche Therapie. Diese Studie ergab, dass die Tanzkursteilnehmer weniger Schmerzen und mehr Energie hatten und auch beweglicher waren. Diese und viele andere Studien beweisen, dass Kunst eine sehr starke heilende Wirkung haben kann.

Und prompt setzte die Musik ein …

Ihr Gesicht war in sanftes blaues Licht getaucht, als sie ehrfürchtig die mit Blättern und Sternen übersäte Decke anstarrte. Steinsäulen in Form von Bäumen verzweigten sich zu einem geometrischen Baldachin und ragten bis in schwindelerregende Höhen empor. Das Licht, das durch die Buntglasfenster hereindrang, hüllte das Innere der Kathedrale Sagrada Familia in ein Feuerwerk aus Grün-, Blau-, Gelb- und Rottönen. Die leuchtenden Farben funkelten und tanzten, brachten Leben in das graue Gemäuer und berührten die Seelen der Menschen, die angesichts der majestätischen Erhabenheit dieses Gebäudes klein und unbedeutend wirkten. Es war unsere Mutter-Tochter-Reise nach Europa. Meine Mutter hatte noch nie zuvor den Atlantik überquert, um die großen Städte zu sehen, die sie als wissbegieriges kleines Mädchen in Büchern oder dunklen Kinosälen bestaunt hatte. Wir hatten bereits Paris, Florenz, Venedig und Rom erkundet, besichtigten jetzt Barcelona und genossen die Tage, in denen wir gemeinsam durch Museen schlenderten oder uns andere Sehenswürdigkeiten anschauten und anschließend dankbar ein ausgiebiges Essen in irgendeinem Straßencafé genossen. Als wir die gigantische Orgel bewunderten, die an der Wand der Kathedrale emporragte, traten meiner Mutter Tränen in die Augen. »Das ist so wunderschön«, flüsterte sie und setzte eine Minute später hinzu: »Wenn diese Orgel jetzt auch noch spielen würde, dann wäre die Stimmung perfekt.«

Als hätte ein Engel diese Worte gehört, füllte sich der Raum plötzlich mit herrlicher Orgelmusik, die das leise Gemurmel der Besucher sanft unterbrach. Wir schauten uns mit großen Augen und erstauntem Lächeln an und ein Schauer durchlief unsere Körper. Dieser Augenblick ehrfürchtigen Staunens hat uns beide noch näher zusammengebracht.

Selbstlose Akte der Liebe und Schönheit

Manchmal überraschen wir uns gegenseitig. Ein ganz normaler Mensch kann unglaubliche Taten der Tapferkeit oder Selbstlosigkeit vollbringen. In unserer Diskussion über Güte und Nächstenliebe im vorigen Kapitel ging es darum, dass so eine gute Tat sich nicht nur auf die psychische (und vielleicht auch körperliche) Gesundheit des Adressaten positiv auswirkt, sondern auch auf die Gesundheit desjenigen, der die Tat *vollbringt*. Altruismus kann sehr positive gesundheitliche Auswirkungen haben – bei Frauen möglicherweise noch mehr als bei Männern. In einer Studie an Patienten mit schmerzhaften Lendenwirbelsäulenerkrankungen berichteten alle Teilnehmer über ähnliche altruistische Taten, die sie vollbracht hatten. Den Frauen hingegen brachte ein höheres Maß an Altruismus größere gesundheitliche Vorteile, die sich unter anderem auch darin äußerten, dass sie weniger Schmerzen hatten.[96]

Spiritualität und Ehrfurcht

Menschen, für die Spiritualität eine wichtige Rolle spielt, empfinden dieses Gefühl der Ehrfurcht am häufigsten während ihrer spirituellen Praktiken – sei es im Gottesdienst, beim Beten oder Meditieren oder bei einem besinnlichen

Spaziergang draußen in der Natur. Die Pew-Stiftung hat in ihren Umfragen viele Jahre lang Trends in der Religionszugehörigkeit der Weltbevölkerung untersucht und festgestellt, dass rund 85 Prozent aller Menschen einer Religion angehören – Tendenz steigend.[97] Außerdem glauben die meisten Menschen, die keiner offiziellen Konfession angehören, an irgendeine höhere Macht und betrachten sich als spirituell.

Spiritualität bedeutet, sich mit etwas verbunden zu fühlen, das größer ist als man selbst. Ähnlich wie Ehrfurcht umfasst sie häufig das starke Gefühl, auf eine tiefe, sinnvolle Weise mit anderen Menschen verbunden zu sein. Spirituelle Praktiken kann man allein ausüben. Oft umfassen sie aber auch Aktivitäten, bei denen mehrere Menschen zusammenkommen, um zu beten und sich miteinander auszutauschen. Eine solche Gemeinschaft könnte ein Schlüsselelement für die seelische und körperliche Gesundheit sein, die spirituelle Praktiken bewirken. Gemäß Ergebnissen von Studien, die die positiven Auswirkungen von Spiritualität auf unsere psychische und körperliche Gesundheit untersuchen, neigen spirituelle Menschen weniger zu Depressionen, Drogenmissbrauch und Suizidalität. Außerdem kann Spiritualität dafür sorgen, dass wir gesünder bleiben (also zum Beispiel weniger Herzinfarkte und Schlaganfälle erleiden) und zufriedener sind, und sie kann die Sterblichkeit verringern. Auch das Familienleben funktioniert bei solchen Menschen oft besser.[98]

Es gibt auch ein paar Studien, die die Zusammenhänge zwischen Spiritualität und Schmerzempfinden bei chronischen Schmerzpatienten untersucht haben. In einer neueren Studie schrieben Schmerzpatienten, die aus ihrer Spiritualität Hoffnung und eine positive Lebensperspektive schöpfen, dieser inneren Einstellung beispielsweise eine bessere psychische Funktionsfähigkeit und wirksamere Bewältigungsreaktionen zu:[99] Solche Menschen konnten Schmerzen besser ignorieren und effektiver mit Affirmationen zur Schmerzbewältigung arbeiten. Wenn Spiritualität diesen Schmerzpatienten bei ihrer Suche nach einem Sinn und Zweck im Leben half, waren sie außerdem in der Lage, ihre Aufgaben trotz der Schmerzen besser und ausdauernder zu bewältigen (eine Eigenschaft, die man im wissenschaftlichen Fachjargon als »Task Persistence« bezeichnet). Wenn Spiritualität uns dabei unterstützt, ein sinnvolleres Leben zu führen, ist sie also offenbar tatsächlich ein hervorragender Weg, um Schmerzen im Alltag besser zu bewältigen.

Auf der Suche nach Ehrfurchtserlebnissen

Auf die Suche nach Situationen zu gehen, die uns Ehrfurcht einflößen, kann ein sehr sinnvolles Unterfangen sein, das zudem auch noch Freude macht. Wenn wir zu Hause bleiben, uns in unserem Bett verkriechen und an den faszinierenden Orten, Menschen oder Ereignissen dieser Welt vorbeigehen, versäumen wir die Chance, innerlich zu wachsen und unserem Leben (mehr) Sinn zu geben. Eine der Aktivitäten, die du während des 30-tägigen Programms in Teil zwei dieses Buches ausprobieren wirst, ist die Planung und Gestaltung eines »Ehrfurchtstags«. Damit möchte ich dich dazu motivieren, dir trotz deiner Schmerzen hin und wieder ein ehrfürchtiges Gänsehautgefühl zu gönnen.

Wichtige Punkte, die du dir merken solltest

- Ehrfurcht ist ein positives Gefühl der Geringschätzung der eigenen Bedeutung, bei dem wir uns gleichzeitig besonders stark mit unseren Mitmenschen verbunden fühlen. Wenn man Ehrfurcht empfindet, konzentriert man sich weniger auf sich selbst und fühlt sich mehr als Teil eines größeren Ganzen.
- Die Natur, Kunstwerke, architektonische Meisterwerke, außergewöhnliche menschliche Taten und spirituelle Praktiken (um nur ein paar Beispiele zu nennen) können ein Gefühl der Ehrfurcht in uns wecken.
- Positive Ehrfurchtserlebnisse aktivieren neuronale Netzwerke im Gehirn, die an der Belohnungsverarbeitung beteiligt sind, und auch andere Gehirnnetzwerke, die dafür zuständig sind, wie wir uns selbst in Beziehung zu anderen Menschen sehen. Solche Erfahrungen und die Aktivierung dieser Netzwerke im Gehirn sind für Menschen mit chronischen Schmerzen besonders wichtig.
- Ehrfurcht einflößende Situationen zu erleben (zum Beispiel interessante Orte zu besuchen oder faszinierende Landschaften und Sehenswürdigkeiten zu bewundern), tut dir in vielerlei Hinsicht gut. Also los - mach dich auf die Suche nach ein paar Ehrfurchtserlebnissen!

Erfahrungsbericht: Kathleen

Nachdem die chronischen Schmerzen sich in meinem Körper eingenistet hatten, fühlte ich mich fix und fertig. Ich war stets ein aktiver, vitaler Mensch gewesen. Nun musste ich mich damit abfinden, dass ich wahrscheinlich nie wieder reisen konnte und kaum noch aus meinen vier Wänden herauskommen würde. Während der Wintermonate war ich praktisch ans Haus gefesselt. Ich war zwar nicht selbstmordgefährdet, hatte aber trotzdem das Gefühl, dass mein Leben jetzt – mit 52 Jahren – bereits zu Ende war: Meine besten Jahre lagen eindeutig hinter mir. In Zukunft würde ich nur noch dahinvegetieren und wahrscheinlich eines Tages froh sein, wenn ich endlich »den Löffel abgeben« durfte. In dieser düsteren Zeit fragte ich mich oft: *Wozu bin ich überhaupt noch auf der Welt?* Am stärksten empfand ich dieses Gefühl, wenn ich vom Tod eines Kindes oder jungen Menschen hörte. Warum konnte Gott oder das Universum diese Menschen nicht verschonen und stattdessen lieber *mich* sterben lassen?

Doch dann begannen mir auf der Welt trotz alldem Dinge aufzufallen, die sinnvoll oder schön waren, und ich war froh, noch hier zu sein. Wenn ich gestorben wäre, als ich das Gefühl hatte, bereit dazu zu sein, hätte ich all diese Erlebnisse verpasst. Außerdem merkte ich, dass ich anderen Menschen immer noch helfen konnte, obwohl ich das Gefühl hatte, dass mein ruhiges, einfaches Leben kaum noch einen Nutzen hatte. Zum Beispiel konnte ich Menschen, die die COVID-Einschränkungen als frustrierend empfanden, ganz besondere Weisheiten und Erkenntnisse vermitteln, weil ich mich schon seit vielen Jahren an Isolation und Einschränkungen gewöhnt hatte. Als ein Freund mir erklärte, dass mein Rat ihm in einer schwierigen beruflichen Phase sehr weitergeholfen hatte, dachte ich mir: *Vielleicht bin ich deshalb noch hier. Vielleicht habe ich in den letzten Jahren nur deshalb so trostlos vor mich hin gelebt, um diesen Punkt zu erreichen, an dem ich wenigstens* einem *Freund helfen kann.*

Mit dieser neuen Einstellung begann ich allmählich auch andere Gründe zu erkennen, warum mein Leben vielleicht doch noch einen Sinn hatte. Zum Beispiel bin ich die Einzige, die unserer Katze jeden Tag ihre Medikamente verabreichen kann. Wer weiß – vielleicht besteht ein wichtiger Teil des größeren Plans darin, dieses wunderbare Geschöpf gesund und munter zu halten? Das allein würde schon ausreichen. Vielleicht geht es bei alldem ja gar nicht um mich, sondern um andere. Durch diese achtsame Haltung fielen mir mit der Zeit immer mehr wichtige Gründe zum Weiterleben ein: die Liebe meines Mannes, angeregte Gespräche mit Freunden, die Freude am Kochen und an einer köstlichen Mahlzeit. Vielleicht ist das der Grund, warum ich so lange durchgehalten habe.

So unbedeutend meine Handlungen und Erfahrungen auch erscheinen mögen – ich bin zu der Überzeugung gelangt, dass sie ein wichtiger Bestandteil des großen Ganzen sind: lauter kleine Fäden, die zum bunten Wandteppich des Lebens dazugehören. Ich werde gebraucht. Früher hatte ich geglaubt, dass ein Leben ohne physische Annehmlichkeiten und ohne Freiheit, um die vielen Möglichkeiten zu nutzen, die das Leben uns bietet, etwas Minderwertiges ist – etwas, das man nur bedauern kann und schweren Herzens ertragen muss. Jetzt weiß ich, dass jeder Tag, an dem ich etwas lerne, anderen meine Liebe schenke oder irgendjemandem helfen kann, ein wunderbarer Tag war. Der Käfer, den ich heute gerettet und draußen freigelassen habe, war vielleicht der Grund, warum ich heute früh aufgewacht bin. Und die Gebete um Heilung und inneren Frieden, die ich anderen Menschen schicke, erreichen vielleicht doch ihr Ziel.

Da ich meine Aufmerksamkeit für solche Dinge geschärft habe, erlebe ich oft erstaunliche glückliche Zufälle – was mich wiederum davon überzeugt, dass ich genau da bin, wo ich hingehöre. Die jetzige Schöpfung – diese Augenblicke, die von Sekunde zu Sekunde aufs Neue entstehen – macht mich demütig und bescheiden. Natürlich kann ich nicht genau wissen, aus welchen Gründen ich hier bin und warum dieses oder jenes Ereignis eintritt. Aber ich kann über die Möglichkeiten, die das Leben bietet, staunen und sicher sein, dass ich hier auf dieser Welt gebraucht werde. Und wenn ich eines Tages woanders gebraucht werde, dann werde ich ganz sicher auch dort sein. Ich sehne mich nicht mehr nach dem Tod oder frage mich, warum ich überhaupt weiterlebe. Ich bin hier, um zu lieben, zu lernen und all das Licht, den Schatten, die Freude und den Kummer zu empfangen, die jeder Augenblick dieses Lebens in Hülle und Fülle mit sich bringt. *Das* ist der Grund, warum ich hier bin.

Kathleen Sutherland ist Schriftstellerin, kreative Bäckerin und spirituelle Entdeckungsreisende.

15

DER SINN DES LEBENS – UND WIE MAN IHN VERWIRKLICHT

Kathleen beschreibt in ihrer Geschichte eine Erfahrung, die viele Patienten zu Beginn ihrer chronischen Schmerzerkrankung machen, wenn ihr Leben plötzlich völlig aus der Bahn geworfen wird – wenn sie all ihre Visionen, Ziele, Hoffnungen und Bestrebungen plötzlich durchkreuzt sehen. In so einer lebensverändernden Situation kann einem das eigene Identitätsgefühl völlig abhandenkommen und man sieht keinen Sinn mehr in seinem Leben. Oft hängt unser Selbstbild von den Rollen ab, die wir (zum Beispiel als Berufstätige, Partner, Eltern, Freunde, Künstler oder Sportler) spielen. Doch wenn wir diese Rollen nicht mehr so ausfüllen können, wie wir es für richtig halten, kann es passieren, dass wir uns plötzlich verloren fühlen. Oft zehren unsere Bemühungen, den Schmerz zu bekämpfen, unsere ganze Energie auf, sodass für die Erfüllung dieser Rollen nichts mehr übrig bleibt. Dann stecken wir in einem Dilemma: Der Verlust unserer Identität und unseres Lebenssinns macht uns hilf- und hoffnungslos. Ein Gefühl tiefer Niedergeschlagenheit überkommt uns, und wir haben das Gefühl, dass jetzt alles vorbei ist. Für kurze Zeit solche Gedanken oder Gefühle zu haben, ist völlig menschlich und normal, doch danach solltest du dich wieder davon verabschieden. Wenn dir diese Gedanken ständig im Kopf herumgehen oder du das Gewicht deiner Depression nicht abschütteln kannst, solltest du professionelle Hilfe suchen, denn dann reicht dieses Buch als psychologische Hilfestellung für dich nicht aus. Auf Seite 326 im Anhang findest du Adressen, die dir bei der Suche nach Experten weiterhelfen können.

Wie also sollen wir das, was wir *können*, und das, was wir *wollen*, miteinander in Einklang bringen? Wie können wir ein Leben führen, das sich trotz unserer Schmerzen sinnvoller und bereichernder anfühlt? In diesem Kapitel wollen wir uns überlegen, warum man sich gerade in so einer Situation darauf konzentrieren muss, sich ein sinnvolleres, zielgerichteteres Leben aufzubauen.

Warum es so wichtig ist, einen Sinn in seinem Leben zu sehen

Studien, die die positiven Auswirkungen eines sinnerfüllten Lebens untersuchten, haben gezeigt: Menschen, die ihr Leben als sinnvoll empfinden, besser schlafen und sich gesünder ernähren, haben ein stärkeres Immunsystem und altern gesünder. Sie verhalten sich auch gesundheitsbewusster. Zum Beispiel unterziehen sie sich regelmäßig einer Darmspiegelung oder Mammografie oder lassen ihre Cholesterinwerte untersuchen. Andere Studien zeigen, dass Menschen, die einen Sinn im Leben sehen, auch länger gesund bleiben. Sie haben ein niedrigeres Herzinfarkt- oder Alzheimerrisiko, erleiden seltener einen Schlaganfall, haben bessere Blutzuckerwerte und leiden auch nicht so oft unter Depressionen oder Angststörungen.

Es gibt übrigens auch sehr aussagekräftige Studien zu den Zusammenhängen zwischen chronischen Schmerzen und einem sinnerfüllten Leben. Diesem Thema widmete sich zum Beispiel eine Studie unter der Leitung von Eric Kim von der Harvard T. H. Chan School of Public Health, die unser Team an der University of Michigan durchgeführt hat. (Zu diesem Team gehören unter anderen der Lebenssinnexperte Vic Strecher und die Psychologin Carol Ryff von der University of Wisconsin, die sich auf das Thema Wohlbefinden spezialisiert hat.) In dieser wissenschaftlichen Untersuchung ging es um die Frage, ob ein starker Lebenssinn das Risiko des Missbrauchs verschreibungspflichtiger Medikamente senken kann.[100] Wie du dir sicherlich vorstellen kannst, spielt dieses Thema in der Schmerzforschung und klinischen Versorgung von Patienten nach wie vor eine wichtige Rolle, vor allem angesichts der Opioidkrise und des häufigen Missbrauchs von anderen Substanzen (verschreibungspflichtigen Medikamenten, Alkohol, ja sogar Straßendrogen) zur Selbstbehandlung emotionaler oder körperlicher Schmerzen. Deshalb untersuchten wir 3535 Erwachsene mittleren Alters aus der »Midlife in the United States«-Studie, die bei ihrer ersten Befragung keine Drogen und/oder verschreibungspflichtigen Medikamente missbraucht hatten, um festzustellen, wie es neun bis zehn Jahre später mit ihrem Drogenkonsum aussah. Dabei verglichen wir Studienteilnehmer mit einem klar definierten Lebenssinn mit Probanden, die besonders wenig Sinn in ihrem Leben sahen – mit dem Resultat, dass ein starkes Gefühl der Sinnhaftigkeit die Wahrscheinlichkeit zukünftigen Drogen- und Medikamentenmissbrauchs erheblich senkte. Das war auch der Fall, wenn man andere häufige Risikofaktoren wie beispielsweise psychische Belastungen, das Vorliegen anderer Krankheiten oder Beschwerden und negatives Gesundheitsverhalten wie Rauchen oder Alkoholkonsum aus den Ergebnissen der Studie herausrechnete.

Eine andere Studie, die ebenfalls auf die Datenbank der »Midlife in the United States«-Studie zurückgriff, untersuchte den Zusammenhang zwischen Lebenssinn und chronischen Schmerzen. Diese Studie wollte anhand einer etwas differenzierteren Vorgehensweise herausfinden, was es uns bringt, ein sinnerfülltes Leben zu führen. Das von Brandon Boring geleitete Team von der Texas A&M University ging von der Prämisse aus, dass »Lebenssinn« ein ziemlich komplexes Gedankenkonstrukt ist, das drei verschiedene Facetten umfasst: Es bedeutet 1.) zu wissen, worin dein Lebenszweck besteht, 2.) das Gefühl zu haben, dass du wichtig bist beziehungsweise dass dein Leben für dich selbst und andere Menschen eine Bedeutung hat, und 3.) dass dein Leben kohärent ist. Dieser dritte Begriff bedarf vielleicht einer kurzen Erklärung: Kohärenz bedeutet, dass dein Leben für dich einen Sinn ergibt. Denke einmal an den bekannten Satz: »Nichts geschieht ohne Grund.« Ein Gefühl der Kohärenz bedeutet, daran zu glauben, dass in deinem Leben irgendeine übergreifende Ordnung herrscht.

Um die Rolle dieser drei Facetten – Lebenszweck, Bedeutung und Kohärenz – bei chronischen Schmerzen zu untersuchen, führten die Wissenschaftler drei verschiedene Studien durch.[101] Zunächst untersuchten sie die Beziehungen zwischen den drei oben beschriebenen Facetten und der Entstehung von chronischen Schmerzen innerhalb der nächsten neun Jahre. In der zweiten Studie analysierten sie die Zusammenhänge zwischen den drei Facetten und der Schmerzstärke bei jungen Erwachsenen. In der dritten Studie verfolgten sie die Veränderungen der Schmerzstärke über einen Zeitraum von vier Wochen und setzten die Schwankungen in der Schmerzintensität zu den drei Facetten in Beziehung.

Die erste Studie ergab, dass ein starkes Gefühl der Kohärenz eindeutig mit weniger Kopfschmerzen und auch weniger Schmerzen in Rücken, Gelenken und Extremitäten (Armen, Händen, Beinen, Füßen) korrelierte. Und was noch wichtiger war: Ein ausgeprägtes Kohärenzgefühl reduzierte auch die Wahrscheinlichkeit der Entstehung chronischer Schmerzen über einen Zeitraum von neun Jahren. Außerdem stand das Kohärenzgefühl mit einer geringeren Schmerzintensität in Zusammenhang (zweite Studie) und war der beste Prädiktor für Schwankungen in der wöchentlichen Schmerzstärke (dritte Studie). Überraschenderweise ging das Gefühl der eigenen »Wichtigkeit« oder »Bedeutung« in der ersten Studie mit häufigeren Rückenschmerzen und in der zweiten Studie mit einer größeren Schmerzstärke einher. Boring und seine Kollegen vermuteten: Das Gefühl, auf der Welt etwas zu bedeuten oder eine wichtige Rolle zu spielen, kann dazu führen, dass man sich darauf konzentriert, wie das eigene Leben sich auf andere Menschen auswirkt oder was für eine tiefere Bedeutung es hat. Da chronische Schmerzen mit Beeinträchtigungen einhergehen, die diese Erwartungen durchkreuzen, könnten sie Stress verursachen, weil man diese Rolle dann nicht ausfüllen kann – und alles, was uns stresst, verschlimmert wahrscheinlich auch unsere Schmerzen.

Die Sterblichkeit (also ob Menschen früher versterben oder länger leben) könnte eines der überzeugendsten Ergebnisse einer Studie sein. Eine Metaanalyse, in der Studien ausgewertet wurden, die mehr als 130 000 Menschen über einen längeren Zeitraum hinweg verfolgt hatten, befasste sich mit der Frage, ob Menschen mit einem starken Gefühl der Sinnhaftigkeit länger leben.[102] Die Autoren der Metaanalyse stellten fest, dass ein solcher Lebenssinn tatsächlich mit einem um 17 Prozent niedrigeren Sterberisiko einherging – und zwar auch unter Berücksichtigung wichtiger Gesundheitsfaktoren wie beispielsweise Alter, allgemeiner Gesundheitszustand und Herz-Kreislauf-Erkrankungen. Wenn du von einem so wirksamen Medikament erführst, würdest du es dann nicht sofort einnehmen?

Lebenssinn und Schmerzen: eine Warnung

An dieser Stelle ist allerdings ein kleiner Warnhinweis für Menschen mit chronischen Schmerzen angebracht. Die von Brandon Boring und seinem Team an der Texas A&M durchgeführte Studie hat auch einige Zusammenhänge zwischen dem Thema Lebenssinn und der Entstehung oder Verschlechterung von

Schmerzen ergeben, die auf den ersten Blick widersinnig erscheinen: Bei manchen Probanden hat der Lebenssinn ihre Schmerzen nämlich vielleicht sogar verschlimmert. Wie die Wissenschaftler vermuten, könnte das damit zusammenhängen, dass Schmerzen Menschen bei der Erreichung ihrer Lebensziele behindern und somit die Erfüllung ihres Lebenssinns vereiteln können. Das kann zu Stress, Ängsten und Depressionen führen und die Schmerzen verschlimmern oder womöglich sogar chronisch werden lassen.

Dein Lebenssinn oder -ziel muss also mit deinen Begrenzungen oder Beeinträchtigungen vereinbar sein, egal, wie diese aussehen. Mit anderen Worten: Es ist wichtig, einen vernünftigen Erwartungshorizont zu haben. Normalerweise entwickelt sich diese psychische Flexibilität oft in der Jugend oder im frühen Erwachsenenalter – einem Alter, in dem auch die beruflichen Ambitionen, denen man in der Kindheit nachhing (Astronaut, Sportler, Präsident, Rockstar), realistischeren Karrierezielen weichen. Gesellschaftliche Zwänge, Bildungschancen, die in der Familie herrschenden finanziellen Verhältnisse, körperliche Einschränkungen, aber auch Talent und pures Glück oder Pech machen viele Lebenswege unrealistisch. Das bedeutet aber nicht, dass der realistischere Weg keinen Sinn oder Zweck hat. Einschränkungen wie beispielsweise Schmerzen müssen uns nicht davon abhalten, ein sinnvolles, zielgerichtetes Leben zu führen – wir müssen es nur wollen und unserem Leben gegebenenfalls eben einfach einen neuen Sinn geben.

Unseren Lebenssinn finden, ändern und verwirklichen: ein Leitfaden

Noch bis vor sieben oder acht Jahren hatte ich mir nie große Gedanken über den Sinn meines Lebens gemacht – bis ich eines Tages eine Klasse von Erstsemestern an der University of Michigan unterrichtete. Für diese Freshmen biete ich schon seit fast zehn Jahren mehr oder weniger regelmäßig ein Seminar mit dem Titel »Glück und Gesundheit: die Wissenschaft der Resilienz« an. Dieses Seminar abzuhalten, ist für mich eine große Ehre und Freude, denn es stellt womöglich meine sinnvollste Tätigkeit als Akademikerin und vielleicht auch als Mensch dar. Darin lernen die aufgeweckten jungen Studenten etwas über Forschungsmethoden und erfahren, wie man Recherchen in der wissenschaftlichen Fachliteratur durchführt und die Ergebnisse auswertet. Aber sie probieren in meinem Seminar auch viele der evidenzbasierten Aktivitäten aus, die ich in Teil zwei dieses Buches beschreibe. Dadurch lernen sie sehr viel über sich selbst und andere Menschen und erwerben gleichzeitig Fähigkeiten, die ihr ganzes Leben lang dazu beitragen können, sie glücklicher zu machen.

Einer dieser Studenten hat mich einmal gefragt: »Und worin besteht *Ihr* Lebenssinn, Dr. Hassett?«

Vielleicht blitzte in diesem Moment eine gewisse Panik in meinen Augen auf, weil ich die Antwort auf diese Frage noch nie in Worte gefasst hatte. Nach kurzem Nachdenken antwortete ich: »Mein Lebenssinn besteht darin, euch und möglichst vielen anderen Menschen einfache Kompetenzen zu vermitteln, mit deren Hilfe ihr ein glücklicheres und erfüllteres Leben führen könnt.«

Seit diesem Tag ist mir klar, welchen Sinn mein Leben hat. Dieses Wissen um meinen Lebenszweck hilft mir bei meinen täglichen Entscheidungen, was ich tun und wie ich mir meine Zeit einteilen soll. Es gibt mir die Richtung meiner Forschung vor und hat mich sogar zum Schreiben dieses Buches inspiriert.

Wo soll man anfangen zu suchen, wenn man sich nicht über den Sinn und Zweck seines Lebens im Klaren ist? Wenn du an chronischen Schmerzen leidest, erfordert deine Reise vielleicht ein bisschen mehr psychische Flexibilität. Bist du bereit, von Zielen Abstand zu nehmen, die für dich nicht realistisch sind oder dich nicht befriedigen? Manche Leute schlagen einen Lebensweg ein, den sie eigentlich gar nicht selbst gewählt haben, sondern mit dem sie nur den Wunsch eines anderen Menschen erfüllen – zum Beispiel den eines Elternteils oder Ehepartners. Doch du solltest dir ein eigenes Ziel setzen, das deinen persönlichen Wertvorstellungen entspricht und sich für *dich* sinnvoll anfühlt. Dieses Ziel ist nicht irgendwo da draußen, wie eine seltene Münze oder Briefmarke, sondern du legst deinen Lebenssinn aufgrund deiner Werte, Interessen, Fähigkeiten und Leidenschaften selbst fest. Fang am besten gleich jetzt an, darüber nachzudenken, um später mehr Zeit für die nähere Erkundung verschiedener Lebensziele zu haben.

Wenn du Klarheit über deinen eigenen Lebenszweck gewinnst, wirst du nicht nur mehr inneren Frieden finden, sondern gleichzeitig auch voller Energie und Tatendrang sein. Dann wirst du vielleicht sogar an schlechten Tagen mit dem Wunsch aufwachen, den Tag möglichst gut zu nutzen. Vielleicht musst du deine Aktivitäten an dein Tagesbefinden anpassen. Doch das, was du tust, kann trotzdem immer noch deinem Lebenssinn entsprechen. Jeder Tag ist kostbar. Er ist das Einzige, was wir haben – also: *Carpe diem!*

Wichtige Punkte, die du dir merken solltest

- Menschen, die einen eindeutigen Sinn in ihrem Leben erkennen, kümmern sich besser um sich selbst und ihre Gesundheit und haben ein niedrigeres Risiko für Herzinfarkt, Schlaganfall, Alzheimer-Demenz, Depressionen, Substanzmissbrauch und chronische Schmerzen.
- Ein starkes Kohärenzgefühl (also der Glaube, dass ihr Leben einen Sinn ergibt) kann sich auf Menschen mit chronischen Schmerzen besonders positiv auswirken.
- Wenn du feststellst, dass du die Rolle, die du auf dieser Welt spielen möchtest, nicht ausfüllen kannst, verlierst du vielleicht die Orientierung und gewinnst den Eindruck, dass dein Leben keinen Sinn und Zweck mehr hat. Vielleicht erscheint es dir nicht immer einfach, trotz aller Herausforderungen, mit denen das Leben dich konfrontiert, einen neuen Weg zu finden; aber es lohnt sich.
- Du *findest* deinen Lebenssinn nicht, sondern legst ihn aufgrund deiner Wertvorstellungen, Interessen, Fähigkeiten und Leidenschaften selbst fest.

16

VORBEREITUNG AUF DEINE REISE

Qigong umfasst normalerweise die Ausführung einer Reihe von Bewegungen, die den freien Fluss des Qi (»Chi« ausgesprochen) – also der Lebensenergie – im ganzen Körper fördern und dadurch zu einem guten Gesundheitszustand beitragen sollen. Vielleicht hast du in einem Stadtpark auch schon einmal beobachtet, wie Menschen nach den Anweisungen eines Lehrers diese anmutigen Bewegungen ausführen. Das äußere Qigong dagegen ist eine Behandlungsmethode, bei der ein Qigong-Meister mit den Händen starken Druck auf bestimmte Körperpunkte ausübt, dann mit energischen Bewegungen über dem Körper des Patienten hin und her wedelt und ihn anschließend schröpft. (Das heißt, er setzt einen kleinen erhitzten Schröpfkopf in Form einer Tasse auf seine Haut und erzeugt dadurch einen Sog, um blockiertes Qi zu lösen.)

Len Sigal – der damalige Leiter der Abteilung für Rheumatologie an der Robert Wood Johnson Medical School und einer meiner ersten Mentoren – stellte mir Kevin Chen vor und schlug uns vor zusammenzuarbeiten. Im Rahmen seiner Beschäftigung mit der Traditionellen Chinesischen Medizin hatte Kevin einen Qigong-Meister kennengelernt, der behauptete, chronische Schmerzpatienten mithilfe der äußeren Qigong-Therapie heilen zu können. Wenn wir in der Wissenschaft von der Behandlung chronischer Schmerzen sprechen, verwenden wir selten oder nie das Wort »heilen«. Wir streben zwar eine deutliche Verbesserung der Schmerzen an, aber *Heilung*? Nein. Dieses Phänomen wollte ich unbedingt genauer unter die Lupe nehmen, und wenn auch nur, um eine falsche Behauptung zu widerlegen. Als Wissenschaftlerin war ich – freundlich ausgedrückt – skeptisch.

Am ersten Tag trafen Kevin und ich uns mit unseren Studienteilnehmern und erzählten ihnen mehr über die geplante Studie. Sie lasen und unterzeichneten ihre Einverständniserklärungen, in denen unter anderem darauf hingewiesen wurde, dass einige der geplanten Aktivitäten Schmerzen oder vielleicht sogar Blutergüsse verursachen könnten. Da kam wie aufs Stichwort plötzlich ein junger, fitter, dynamischer Mann in marineblauem Trainingsanzug und Joggingschuhen ins Zimmer gestürmt. Obwohl er ganz und gar nicht so aussah, wie ich ihn mir vorgestellt hatte, übernahm er sofort die Führung und erklärte, dass er nun bereit sei, mit der Behandlung zu beginnen. Der erste Studienteilnehmer solle ihm in den Untersuchungsraum folgen. Er warf mir einen flüchtigen Blick zu und bot mir an, dass ich gern zuschauen könne, wenn ich wolle. Ja, bitte!

Mitten in dem viel zu kleinen Untersuchungszimmer stand ein gepolsterter Untersuchungstisch, ein zweiter befand sich an der Wand. Auf diesem zweiten Tisch saß – mit dem Rücken zur Wand, ein Klemmbrett in der Hand – die wissenschaftliche Mitarbeiterin. Ich stellte mich neben sie.

Dann begann die Therapiesitzung. Die erste Probandin – eine ruhige Frau mittleren Alters mit einem köstlichen Sinn für Humor – legte sich wie aufgefordert bäuchlings auf den Untersuchungstisch. Wie bei allen Teilnehmern dieser Studie war auch bei ihr eine Fibromyalgie diagnostiziert worden und sie litt unter starken, chronischen Ganzkörperschmerzen. Der Qigong-Meister übte starken Druck auf das Muskelgewebe in ihrem oberen Rückenbereich aus, und sie fing so laut an zu schreien, dass ich fast mitgeschrien hätte! *Was zum Teufel macht der denn da?*, dachte ich.

»Soll ich weitermachen?«, fragte der Meister.

»Ja, ja, kein Problem. Es geht mir gut«, erwiderte sie. Ihre Antwort überraschte mich. Ich wäre weniger schockiert gewesen, wenn sie aufgesprungen wäre und ihm eine heruntergehauen hätte, doch das tat sie nicht.

Noch mehr Druck, noch mehr Schreie – und noch mehr Fragen vonseiten des Meisters, ob er weitermachen solle, die die Patientin erneut bejahte.

In dem Behandlungszimmer herrschte eine drückende Hitze und mir brach der Schweiß aus allen Poren. Das hier war sicherlich das Ende meiner Karriere. Gleich würden die Security-Mitarbeiter hereingestürmt kommen, um festzustellen, wer hier körperlich attackiert wurde, und mich dafür zur Rechenschaft ziehen. Als ich mir den Schweiß von der Stirn wischte, drehte der Qigong-Meister sich zu mir um.

»Ihnen ist warm«, sagte er. »Wir alle spüren das.«

Die wissenschaftliche Mitarbeiterin warf mir einen Blick zu und nickte.

»Die Energie ist in Bewegung«, fuhr der Meister fort. »Kommen Sie her und legen Sie Ihre Hände neben ihre Füße.«

Ich gehorchte und legte beide Hände in einer Entfernung von ungefähr 15 Zentimetern neben die Füße der Patientin, wobei meine Finger nach oben und meine Handflächen zu ihr zeigten. Mit heftigen Bewegungen wedelte der Qigong-Meister mit den Händen ein paar Zentimeter oberhalb ihres Körpers hin und her und spreizte dabei die Finger, als wollte er Wasser in einem flachen Becken aufwühlen. Dann hielt er ein paar Sekunden lang inne – die Hände immer noch über ihrem Körper schwebend, die Augen geschlossen. Schließlich trat er einen Schritt zurück und ließ die Hände sinken. »Was spüren Sie jetzt?«, fragte er die Patientin.

Ein leichter Strom kühler Luft schien von ihren Füßen aufzusteigen wie eine sanfte Brise. Ich konnte es nicht glauben, denn es gab keine Erklärung dafür. Der Meister erklärte mir, was ich da spüre, sei der Austausch von Energie – warm gegen kühl –, und der Patientin würde es bald besser gehen. Wochen später, nach mehreren schmerzhaften Behandlungen, fühlte sie sich tatsächlich schon sehr viel wohler.

Alle wissenschaftlichen Erkenntnisse, die ich im Lauf der Jahre gewonnen habe, sind nach wie vor keine Erklärung dafür, was an diesem Tag und in den Wochen danach geschehen ist. Ich weiß nur, was unsere Studiendaten zeigten: Bei etlichen Probanden war tatsächlich eine deutliche Besserung ihrer Schmerzen, ihrer Depression und ihrer Funktionsfähigkeit eingetreten. Die Ergebnisse dieser Pilotstudie sind im Jahr 2006 im *Journal of Alternative and Complementary Medicine* erschienen.[103] Um die potenzielle Wirksamkeit dieser Behandlung zu beweisen, wären sehr viel größere, randomisierte und kontrollierte Studien notwendig, doch bis heute wurden keine solchen Studien durchgeführt. Trotzdem habe ich aus dieser Erfahrung wieder einmal gelernt, dass wir eben doch noch nicht so viel über unser Gehirn, unseren Körper und das Leben wissen, daher ist es am besten, innerlich offen und neugierig zu bleiben. Schließlich weiß man nie, wann etwas Außergewöhnliches passieren könnte!

Bist du bereit?

Das hoffe ich! Wir haben uns inzwischen mit einem breiten Spektrum an Themen – von der Neurowissenschaft bis hin zur Spiritualität – beschäftigt, und du hast mir dabei freundlicherweise deine Aufmerksamkeit geschenkt. Ich hoffe, du hast inzwischen verstanden (oder bist zumindest offen für die Vorstellung), dass das Gehirn im Zentrum deines Schmerzempfindens steht und dass dein Denken, Fühlen und Handeln sich darauf auswirken kann, wie dein Gehirn Schmerzsignale verarbeitet: Es kann sie verstärken, dämpfen, ignorieren oder sogar hervorrufen. Außerdem haben wir darüber gesprochen, wie Stress, Angst, Ärger, Hoffnungslosigkeit, Wut und Traurigkeit die Schmerzschaltkreise deines Gehirns überfrachten können und dass Schmerzen nachlassen, wenn man sich stattdessen für Gefühle der Freude, Freundschaft, inneren Ruhe und Liebe entscheidet, einen Sinn in seinem Leben erkennt und Spaß daran hat. Ich empfehle dir, nun die Texte in den Kästchen »Wichtige Punkte, die du dir merken solltest« am Ende jedes Kapitels noch einmal zu lesen, um dein Gedächtnis aufzufrischen und dir klarzumachen, warum bestimmte Dinge, die scheinbar gar nichts miteinander zu tun haben, für deine Schmerzen eine wichtige Rolle spielen. Ich werde währenddessen geduldig hier warten und ein bisschen Hintergrundmusik hören. (Wie wäre es zum Beispiel mit »The Girl from Ipanema«?)

Lies dir alle Zusammenfassungsboxen mit dem Titel »Wichtige Punkte, die du dir merken solltest« am Ende jedes vorangegangenen Kapitels noch einmal durch. Ja, jetzt gleich, bitte!

Willkommen zurück!

Ich wette, dass du jetzt noch viel neugieriger darauf bist, die Aktivitäten und Übungen auszuprobieren, die ich in diesem Buch bereits mehrfach erwähnt habe, und die damit zusammenhängenden Kompetenzen zu erwerben. Diese Übungen beruhen auf wissenschaftlichen Erkenntnissen und zielen darauf ab, deine Schmerzen und deine Funktionsfähigkeit auf direkte und indirekte Weise zu verbessern. Die Reihenfolge dieser täglichen Aktivitäten ist übrigens genau durchdacht. Sie basiert auf den Prinzipien der kognitiven Verhaltenstherapie, den Erfahrungen, die ich in meiner klinischen Praxis und Forschungsarbeit gemacht habe, und den Ratschlägen meiner unglaublich schlauen Kolleginnen und Kollegen, die mir bei den Vorarbeiten zu diesem Buch geholfen haben.

Zunächst wirst du ein paar Kompetenzen erlernen, die du jederzeit einsetzen kannst, um deine Gedanken zur Ruhe zu bringen und deine körperlichen Stressreaktionen besser in den Griff zu bekommen. Mithilfe dieser Zentrierungstechniken wirst du nicht nur effizienter mit Stress umgehen, sondern auch besser schlafen können. (Auf das Thema Schlaf werden wir in Kürze noch näher eingehen.) Vielleicht hast du sogar schon angefangen, deinen Schlaf zu verbessern, indem du mit festen Zubettgeh- und Aufwachzeiten experimentiert oder einige der in Kapitel 8 besprochenen schlaffördernden Verhaltensweisen ausprobiert hast. Auf jeden Fall wirst du nun bald versuchen, ein paar kontraproduktive Gewohnheiten zu ändern, die einem guten Schlaf im Weg stehen können. Danach ist es Zeit für ein bisschen Bewegung – aber keine langweiligen, schmerzhaften Gymnastikübungen aus den Vierzigerjahren, sondern interessante körperliche Aktivitäten, die Spaß machen und für die du dich an interessante Schauplätze begeben musst! An den darauffolgenden Tagen wirst du Methoden kennenlernen, um deine Gedanken und Gefühle besser in den Griff zu bekommen. Und während dieses gesamten Programms wirst du Strategien entdecken, mit deren Hilfe du ein aktiveres, erfüllteres Leben führen kannst, das Freude macht und bei dem du dich stärker mit der Welt und deinen Mitmenschen verbunden fühlst. Vieles von dem, was du dabei ausprobieren wirst, hilft dir beim Aufbau von *Lebens*kompetenzen, die für alle Menschen – mit oder ohne Schmerzen – von Nutzen sein können. Gib diese Kompetenzen ruhig an andere Leute weiter, denn wie du ja inzwischen weißt, wirken Güte und Nächstenliebe sich positiv auf deine Gesundheit aus!

Und so funktioniert es

In den nächsten 30 Tagen wirst du jeden Tag eine andere auf wissenschaftlichen Erkenntnissen beruhende Aktivität, Übung oder Fähigkeit ausprobieren. »Auf wissenschaftlichen Erkenntnissen beruhend« bedeutet, dass die

Forschung bereits gezeigt hat, dass diese Aktivitäten Menschen mit chronischen Erkrankungen helfen können. Lies dir die Beschreibungen durch, denke darüber nach und probiere die betreffende Übung oder Aktivität dann *gleich am selben Tag* aus. Und was jetzt kommt, ist ganz besonders wichtig: Selbst wenn du es schon einmal mit irgendeiner dieser Aktivitäten versucht hast und bereits weißt, ob sie dir Spaß macht oder nicht, solltest du sie im Rahmen dieses Programms unbedingt noch ein *zweites* Mal ausprobieren. Am Ende des Tages schlägst du die Seite, auf der die betreffende Tätigkeit beschrieben ist, nochmals auf und ziehst Bilanz: Überlege dir, wie die Sache gelaufen ist und ob du diese Aktivität später in deinen Wohlfühlplan aufnehmen möchtest. Über jeder dieser Beschreibungen findest du ein Sternchen, das du ankreuzen, einkreisen oder farbig markieren kannst, damit du die Aktivitäten, die du weiterhin praktizieren möchtest, beim späteren Durchblättern sofort wiederfindest. Doch bevor du diese Entscheidung triffst, solltest du dir zunächst einmal folgenden wichtigen Gedanken durch den Kopf gehen lassen.

Ein einziger Trainingstag reicht nicht aus, um fit für einen Marathon zu werden. Ebenso wenig kannst du erwarten, dass deine Schmerzen sich sofort bessern, du sofort besser schläfst oder dich plötzlich eine fröhliche Stimmung überkommt, nur weil du eine neue Aktivität einen Tag lang ausprobiert hast. Ein einziger Tag wird deine Schmerzen oder sonstigen Beschwerden nicht verschwinden lassen.

Trotzdem musst du diese Aktivitäten *alle ausprobieren*. Denn dieser Neustart für dein Gehirn funktioniert nur dann, wenn du dabei aktiv und engagiert bleibst: Du musst dir darüber klar werden, welche dieser Fähigkeiten du brauchst und welche dieser Aktivitäten dir Freude machen, um die betreffenden Kompetenzen dann allmählich aufzubauen. Und damit du daran denkst, auch ja nicht in deinen Bemühungen nachzulassen, kannst du dir einen Zettel an den Kühlschrank kleben, eine Notiz in deinen Kalender schreiben oder eine Erinnerung auf deinem Smartphone einrichten. Lege dieses Buch neben deinen Wecker oder dein Bett, damit du es morgens zuallererst und abends zuallerletzt siehst. Überlege dir, mithilfe welcher Strategie du *garantiert* nicht vergessen wirst, dass du dir fest vorgenommen hast, in den nächsten 30 Tagen (und auch in der Zeit danach) dein Leben zu verbessern. Du kannst natürlich auch zusammen mit einem geliebten Menschen oder Freund, dem du vertraust, ein »Chronische Schmerzen überwinden (CSÜ)«-Team bilden: Lege irgendeinen schönen Preis für den Abschluss des 30-Tage-Programms oder für das Teammitglied beziehungsweise die Teammitglieder fest, die damit den größten Durchbruch erzielt haben. Tue, was auch immer du willst, solange du dich dazu verpflichtest, jeden Tag mindestens 15 Minuten für eine der auf den folgenden Seiten beschriebenen Aktivitäten zu investieren!

Fragen und Antworten

Und nun kommen ein paar häufig gestellte Fragen und die dazugehörigen Antworten, Kommentare und Vorschläge.

Woher stammen diese Aktivitäten und Kompetenzen?

Sie sind evidenzbasiert und stammen aus der kognitiven Verhaltenstherapie (KVT) zur Behandlung von Schmerzen, aber auch aus später entstandenen KVT-Methoden: beispielsweise der achtsamkeitsbasierten Stressreduktion (MBSR), der Akzeptanz- und Commitment-Therapie (ACT), der Positiven Psychotherapie, der dialektischen Verhaltenstherapie (DVT) und den emotionsfokussierten KVTs zur Behandlung von Schmerzen (PRT, EAET und so weiter).

Was ist, wenn mir eine dieser Aktivitäten auf Anhieb gefällt und ich sie daher weiter praktizieren möchte?

Dann tu es! Dein Ziel besteht darin, einen persönlichen Wohlfühlplan zu erstellen. Wenn du irgendetwas findest, das dir zu helfen scheint, dann bleibe dabei. Vielleicht gehörst du ja zu den Leuten, bei denen dieses Programm besonders schnell anschlägt! Also mach weiter.

Was ist, wenn mir eine dieser Aktivitäten so albern vorkommt, dass ich beim besten Willen nicht an ihre Wirkung glaube?

Dann solltest du trotzdem innerlich offen und neugierig bleiben und sie ausprobieren. Wir wissen leider immer noch nicht besonders viel über unser Gehirn und unseren Körper, und manchmal funktioniert eine Sache eben einfach, ohne dass man weiß, warum. Was hast du schon zu verlieren? Schlimmstenfalls bringt dich diese Aktivität zum Lachen, oder sie bietet dir Stoff für eine gute Geschichte, die du deinen Freunden später erzählen kannst.

Und was ist, wenn mir *zu viele* dieser Aktivitäten Freude machen?

Ha! Was für ein Riesenproblem. Selbst wenn du 25 meiner 30 Aktivitäten angekreuzt oder markiert haben solltest, schadet das nichts. Denn schließlich wirst du diese Übungen ja nicht alle auf einmal machen – weder jetzt noch später. Und wenn du an späterer Stelle in diesem Buch deinen Wohlfühlplan erstellst, wirst du unter den Aktivitäten und Kompetenzen, die du am angenehmsten findest beziehungsweise am dringendsten brauchst, Prioritäten setzen und dir höchstens eine oder zwei davon gleichzeitig vornehmen. Weitere Aktivitäten kannst du dann später in dein Programm einbauen.

Was sind »Bereiche«?

In den Überschriften sind bei jeder Tagesaktivität bestimmte »Bereiche« – also therapeutische Aspekte wie beispielsweise »körperliche Aktivität«, »besserer Schlaf« oder »positive Emotionen« – aufgelistet. Vorläufig brauchst du dich um diese Behandlungsaspekte noch nicht zu kümmern; sie werden erst dann wichtig, wenn du anfängst, deinen Wohlfühlplan zu erstellen.

Und was ist, wenn ich einmal einen ganz besonders schlimmen Tag habe und zu gar nichts imstande bin?

Dann gibt es mehrere Möglichkeiten: Lies dir die Beschreibung deiner heutigen Tagesaktivität durch und überlege dir, ob sie machbar ist. Falls nicht, dann nimm dir einfach einen Tag frei und versuche die betreffende Aktivität am nächsten Tag durchzuführen. Wenn du dieses Programm in einem CSÜ-Team absolvierst, dann lies dir ebenfalls die Beschreibung durch, besprich sie mit deinen Teamkameraden und/oder bitte sie, sich diesen freien Tag ebenfalls zu gönnen. Dann dauert diese Reise eben nicht 30, sondern 31 Tage. Was ist schon dabei? Schließlich ist es *deine* Reise.

Hast du sonst noch irgendwelche Tipps oder Tricks für mich?

Ja, habe ich. Erstens: Du besitzt bereits alles, was du brauchst, um dieses Programm erfolgreich durchzuziehen. Deine Lektüre dieses Buches ist der beste Beweis dafür, dass du dir das wünschst. Du hast dir inzwischen auch jede Menge *Wissen* angeeignet, um besser zu verstehen, warum diese Aktivitäten, Übungen und Kompetenzen dir weiterhelfen können. Außerdem besitzt du die nötige *Charakterstärke*, um schwierige Phasen auf diesem Weg durchzustehen. Auf diese Charakterstärke, Wertvorstellungen und Visionen eines erfüllteren Lebens kannst du zurückgreifen, wenn die Umstände, deine Mitmenschen oder kontraproduktive alte Denkmuster dich davon abzubringen drohen.

Und jetzt kommt noch einmal die große Preisfrage: *Bist du bereit?* Wenn ja, dann lass uns loslegen!

Erfahrungsbericht: Michele

Meine Mutter ist eines von zehn – ja, *zehn!* – Kindern. Sie ist in einer ländlichen Gegend auf der Insel Jamaika aufgewachsen – in einer vom Patriarchat geprägten Kultur – und wurde mit dem Wasser der Selbstverleugnung getauft. Seit ihrem siebten Lebensjahr standen sie und meine Großmutter jeden Morgen um fünf Uhr auf, um das Frühstück für ihren Vater und ihre sieben Brüder zuzubereiten. Sobald die Männer weg waren, machte sie die Betten und legte die Kleidungsstücke ihrer Brüder bereit, damit sie sie anziehen konnten, wenn sie um acht Uhr morgens zurückkehrten, um in die Schule zu gehen. Abends half meine Mutter ihrer Mutter beim Zubereiten und Servieren des Abendessens und räumte hinter den Männern auf, bevor sie ihre Hausaufgaben machte. Anderen Menschen höhere Priorität einzuräumen als sich selbst, war fest in ihrer DNA verankert.

Als ich noch klein war, schien meine Mutter immer an mehreren Orten zugleich zu sein. Sie arbeitete als Lehrerin und Hausmeisterin und war stets für andere Menschen da: nicht nur für mich und meine Geschwister, sondern auch für die unzähligen Cousins und Cousinen, die im Lauf der Jahre bei uns wohnten, ihre Schüler und die Kinder aus unserer Kirche. Doch ich kann mich nicht daran erinnern, dass sie sich jemals Zeit für sich selbst genommen hat. Immer wenn ich etwas brauchte, ließ sie alles stehen und liegen, um mir zu helfen, und es hat ihr niemals etwas ausgemacht. Meine Geschwister haben sie genauso in Erinnerung wie ich: Die vielen Menschen, die sie brauchten, hatten für sie immer oberste Priorität.

Auch heute ist meine 93-jährige Mutter immer noch meine Heldin und entspricht meinem Idealbild von einer guten Mutter. Offenbar habe ich meine Neigung zur Selbstverleugnung von ihr geerbt. Als ich aufgrund einer Autoimmunerkrankung unter chronischen Schmerzen zu leiden begann, führte ich mein bisheriges Leben als Mutter und Versorgerin der Familie weiter und wäre niemals auf die Idee gekommen, etwas daran zu ändern. Vermutlich wollte ich mit meiner Selbstverleugnung unbewusst das Vermächtnis und die Opferbereitschaft meiner Mutter ehren: Wenn *sie* sich für andere Menschen aufgeopfert hatte, dann sollte ich das auch tun. Ich trug meinen »Strong Black Woman«-

Superheldenumhang mit Stolz und akzeptierte meinen ständigen Kampf mit den quälenden Schmerzen als etwas, woran sich nun einmal nichts ändern ließ.

Als ich eines Tages in der Küche stand und für meine Mutter und mich Tee kochte, rief meine jüngere Tochter mich auf dem Handy an. Ich stellte sie auf Lautsprecher, und sie bat mich, am Samstag mit ihr und zwei Freundinnen in einen Freizeitpark unserer Stadt zu gehen. Ich erklärte ihr, dass ich dann zwar einen Physiotherapietermin absagen müsse, aber das würde ich gern tun.

»Nein, nein, das brauchst du nicht, Mama«, wehrte meine Tochter ab. »Wir können doch auch an einem anderen Tag in den Freizeitpark gehen.«

Doch ich bestand darauf, dass das für mich kein Problem sei.

Nach dem Telefonat warf meine Mutter mir einen missbilligenden Blick zu und fragte mich, warum ich das Angebot meiner Tochter, den Ausflug zu verschieben, denn nicht angenommen hätte. Darauf gab es eine einfache Antwort: Es wäre mir niemals in den Sinn gekommen, meine eigenen Bedürfnisse über die meiner Tochter zu stellen, obwohl ich schon seit mehreren Tagen Schmerzen hatte und nicht wusste, wie schnell ich einen anderen Physiotherapietermin bekommen würde. Diese Bemerkung, die ausgerechnet von meiner Mutter kam, zwang mich dazu, die Qualität meiner Beziehung zu mir selbst zu hinterfragen: Verdiente ich es meiner Meinung nach denn nicht, mich an die erste Stelle zu setzen? Wenn meine Gelenke sprechen könnten – wie würden sie meinen »fürsorglichen Umgang« mit ihnen dann wohl beschreiben? Und was war mit meinen emotionalen Bedürfnissen oder meinem Schlafbedürfnis?

Als Mütter, Töchter, Freundinnen, Liebespartnerinnen und Arbeitnehmerinnen arbeiten viele chronische Schmerzpatientinnen auf Autopilot und räumen allen anderen Menschen Vorrang ein – nur sich selbst nicht. Eigentlich sollte ich so etwas gar nicht sagen müssen, weil es selbstverständlich ist: Dein Schmerz ist wichtig. *Du* bist wichtig. Deshalb fordere ich dich heute dazu auf, ein neues Kapitel in deinem Leben zu beginnen. Das könnte eines der wichtigsten Kapitel sein – vielleicht sogar ein Wendepunkt. Lass uns heute damit anfangen und dieses Kapitel mit dem Titel »Priorität: Ich« überschreiben.

Michele Andwele ist im öffentlichen Gesundheitswesen tätig. Außerdem ist sie Expertin für Vielfalt, Gleichberechtigung und Inklusion und setzt sich für soziale Gerechtigkeit ein.

TEIL 2

30 AKTIVITÄTEN, ÜBUNGEN UND KOMPETENZEN FÜR EIN BESSERES LEBEN

TAG 1

GETAKTETE ATMUNG

BEREICHE: ENTSPANNUNG, BESSERER SCHLAF

Deine Atmung ist eine Superpower. Paul Lehrer – einer meiner ersten Mentoren – hat die hier beschriebene Technik entwickelt und erprobt. Mit ihr kann jeder Mensch lernen, die Funktion seines vegetativen Nervensystems auf subtile Weise zu beeinflussen. Diese Atemtechnik dämpft die aufpeitschende Wirkung des sympathischen Nervensystems und erhöht die beruhigende Aktivität des parasympathischen Nervensystems. (Sicherlich erinnerst du dich noch daran, dass das sympathische Nervensystem eine Kampf-, Flucht- oder Erstarrungsreaktion auslöst.) Bei dieser Übung brauchst du einfach nur deine Atmung zu verlangsamen, indem du die Anzahl deiner Atemzüge pro Minute verringerst, langsam durch die Nase einatmest, sodass deine Bauchdecke sich ausdehnt, und dann durch die geschürzten Lippen wieder ausatmest.

Diese Technik wurde von den Atemübungen der Yogis inspiriert – und diese Menschen waren Meister in der Kontrolle unwillkürlicher Körpervorgänge, die wir normalerweise nicht beeinflussen können, wie beispielsweise unseres Blutdrucks. Lehrer beobachtete Yogis im Himalaya, die beim Meditieren nur ungefähr sechs Atemzüge pro Minute machen und sich dabei in einem ganz ruhigen, entspannten Zustand zu befinden scheinen.

Viele Studien haben gezeigt, dass getaktete Atmung sowohl gegen Schmerzen als auch gegen Depressionen helfen kann und auch noch unendlich viele andere positive Auswirkungen auf Körper und Geist hat: Zum Beispiel verbessert sie die Aktivitäten, mit denen das Gehirn unsere Emotionen unter Kontrolle hält und für psychisches Wohlbefinden sorgt. Na, wie wär's: Bist du bereit, diese Atemtechnik auszuprobieren?

Probiere es gleich heute aus!

- Lege dich an einem ruhigen Plätzchen, wo du ungestört bist, hin oder setze dich bequem auf einen Stuhl und stelle deine Füße flach auf den Boden.
- Lege eine Hand auf die obere Hälfte deines Brustkorbs und die andere direkt unterhalb deines Brustkorbs auf den Bauch.
- Atme langsam durch die Nase ein, und zwar so tief, dass du spürst, wie sich deine Bauchdecke hebt, während die Hand auf deinem Brustkorb so unbeweglich wie möglich bleibt. Zähle während des Einatmens langsam bis fünf.
- Atme mit geschürzten Lippen aus, als würdest du Geburtstagskerzen ausblasen, und spüre dabei, wie deine Bauchdecke unter deiner Hand in sich zusammensinkt. Zähle beim Ausatmen wieder langsam bis fünf.
- Wiederhole diesen langsamen Atemzyklus fünf Minuten lang.
- Während dieser Atemübung kannst du deine Aufmerksamkeit auf deine Atmung, irgendein Gegenstand im Zimmer oder einen Atemschrittmacher richten. Immer wenn deine Gedanken abschweifen, lenke sie sanft wieder zu diesem Konzentrationspunkt zurück.
- Achte darauf, wie du dich anschließend fühlst.

Eine Audioaufnahme zu dieser Übung findest du auf AftonHassett.com unter der Rubrik »Resources«. Sie stammt von der App *Calm* und ist auch auf YouTube zu finden. Dort findest du zahlreiche weitere Videos unter dem Schlagwort »Breathing Pacer«.

Nimm diese Aktivität in deinen Wohlfühlplan auf

Lege den ganzen Tag über immer wieder kleine Pausen für eine getaktete Atemübung ein. Diese Atemtechnik ist besonders hilfreich, wenn du gestresst, wütend oder innerlich angespannt bist. Sie hilft deinem parasympathischen Nervensystem, dich zu beruhigen und wieder aus deiner Kampf-, Flucht- oder

Erstarrungsreaktion herauszukommen. Wenn dir diese Atemtechnik guttut und du sie zu einem zentralen Bestandteil deines Wohlfühlplans machen möchtest, solltest du sie jeden Tag mindestens 20 Minuten lang praktizieren, weil sie dann besonders wirksam ist. Wenn du möchtest, kannst du die 20 Minuten aber auch in kürzere Etappen unterteilen. Je öfter du diese Technik anwendest, desto positiver wird sie sich auf dein körperliches Befinden auswirken!

TAG 2

PROGRESSIVE MUSKELENTSPANNUNG

BEREICHE: ENTSPANNUNG, BESSERER SCHLAF

Das Leben ist leider oft ziemlich stressig, und bei chronischen Schmerzpatienten verschlimmert Stress die Schmerzen noch, vor allem, weil sich dann auch ihre Muskeln verspannen. Oft spannen wir unsere Muskulatur an, ohne es zu merken – insbesondere im Nacken, in den Schultern und im unteren Rückenbereich. Manche Menschen ballen bei Stress die Fäuste, andere beißen die Zähne zusammen. Beobachte einmal, in welchem Bereich deines Körpers du deinen Stress abreagierst, damit du diese Regionen gezielt lockern kannst!

Eine hervorragende, wenn auch auf den ersten Blick etwas widersinnig erscheinende Methode gegen Muskelverspannungen besteht darin, deine Muskeln anzuspannen. Bei dieser Technik namens progressive Muskelentspannung spannst du bestimmte Muskelgruppen in deinem Körper gezielt an und lässt die Spannung dann wieder los. So verfährst du mit einer Muskelgruppe nach der anderen – beginnend bei den Zehen – und arbeitest dich langsam bis nach oben zu deinem Gesicht vor. Oft spüren wir gar nicht, dass wir unsere Muskeln anspannen. Die progressive Muskelentspannung macht dir bewusst, wie diese Anspannung sich anfühlt, und erleichtert dir auf diese Weise die Entspannung. Genau wie jede Technik funktioniert sie am besten, wenn man sie regelmäßig praktiziert. Und genau wie beim Sport gilt: Je öfter du sie ausübst, umso bessere Ergebnisse erzielst du damit; und wenn du damit aufhörst, kann es sein, dass die positiven Auswirkungen mit der Zeit wieder nachlassen. Studien zufolge kann progressive Muskelentspannung gegen die verschiedensten

Krankheiten und Beschwerden helfen: zum Beispiel gegen chronische Schmerzen, Bluthochdruck, Schlafprobleme, Migräne und Angstzustände.

Probiere es gleich heute aus!

- Setze oder lege dich an einem ruhigen Platz, wo du ungestört bist, für ungefähr 15 Minuten bequem hin.
- Atme tief ein und spanne dabei in der unten angegebenen Reihenfolge eine Muskelgruppe nach der anderen an.
- Halte den Atem fünf Sekunden lang an, während du gleichzeitig auch die Muskelanspannung hältst.
- Beim Ausatmen löst du die Spannung wieder.
- Ruhe dich nach jeder Muskelgruppe 10 bis 20 Sekunden lang aus und atme dabei ruhig und entspannt durch, bevor du zur nächsten Muskelgruppe übergehst.

Ja, es ist tatsächlich so einfach! Für Menschen mit chronischen Schmerzen ist es sehr wichtig, die Muskeln *sanft* anzuspannen – überanstrenge dich dabei nicht und achte darauf, dass die Anspannung keine Schmerzen verursacht. Du solltest die Muskelgruppen in der folgenden Reihenfolge anspannen und wieder loslassen:

1. Zehen und Füße (Zehen krümmen)
2. Wadenmuskeln (Fersen nach unten drücken)
3. Oberschenkel
4. Gesäß (Pobacken zusammenpressen)
5. Bauch (Rumpfmuskulatur kontrahieren)
6. Hände und Finger (zu Fäusten ballen)
7. Arme
8. Schultern (hochziehen)
9. Kiefer (Zähne zusammenbeißen)
10. Gesicht (Stirn runzeln, »böse gucken«)

Eine Audioaufnahme dieser Übungsanleitung findest du auf AftonHassett.com unter der Rubrik »Resources«. [Anmerkung der Redaktion: Die deutsche Version der Autorin ist unter folgendem Link abrufbar: m-vg.de/link/hassett-meditation-2/]

Progressive Muskelentspannung

Suche dir zunächst einen ruhigen, bequemen Platz, an dem du dich entspannen kannst. Wähle für diese Übung einen Zeitpunkt, zu dem dich niemand stört. Du kannst dabei entweder sitzen oder liegen – ganz wie du möchtest. Nimm dir etwas Zeit, um es dir so bequem wie möglich zu machen.

Atme nun tief durch die Nase ein, halte den Atem kurz an und atme dann vollständig durch den Mund aus, indem du die Lippen schürzt, als würdest du eine Kerze ausblasen. Beim Ausatmen stellst du dir vor, dass dein Atem den ganzen Stress des Tages mit sich davonträgt. Du kannst dabei gern die Augen schließen, wenn du möchtest. Zwischen diesen tiefen Atemzügen atmest du einfach normal weiter.

Nimm nun einen weiteren tiefen Atemzug: durch die Nase einatmen, kurz den Atem anhalten und dann durch den Mund ausatmen, wobei du die Luft durch die geschürzten Lippen presst.

Bei diesem nächsten tiefen Atemzug stellst du dir vor, kühle, heilende Luft einzuatmen und Stress, Anspannung und alles Negative auszuatmen. Jetzt noch einmal tief einatmen. Halte wieder kurz den Atem an und lasse ihn dann zusammen mit allem, was du nicht brauchst, los. Lasse deinen Atem einfach mit der Luft von dir wegschweben.

Atme jetzt wieder normal weiter. Vielleicht fällt dir dabei auf, dass sich dein Körper schon ein bisschen anders anfühlt. Vielleicht hat die Spannung in deinen Muskeln schon etwas nachgelassen. Vielleicht sinkt dein Körper schon ein bisschen schwerer und entspannter in deinen Stuhl oder deine Unterlage hinein.

Im Laufe dieser Sitzung werde ich dich dazu auffordern, beim Einatmen verschiedene Muskeln deines Körpers anzuspannen. Aber bitte tue das nicht krampfhaft, sondern ganz sanft und behutsam – ohne jede Anstrengung. Spanne einfach jeden Muskel sanft, aber fest an.

Falls du dich dabei unwohl fühlst oder ungewöhnliche Schmerzen verspürst, entspanne dich und atme wieder normal weiter. Höre dir weiterhin die Übungsanleitung an, lasse deine Muskeln ganz locker und versuche es dann noch einmal, sobald du dich bereit dazu fühlst.

Lenke deine Aufmerksamkeit zunächst auf deine Zehen und Füße. Wackle ein bisschen mit den Zehen. Nun atmest du tief durch die Nase ein, ziehst gleichzeitig deine Zehen nach oben und spannst sämtliche Muskeln in deinen Füßen an. Halte den Atem kurz an und lasse die Muskeln in deinen Zehen und Füßen anschließend wieder locker, während du mit geschürzten Lippen ausatmest, als würdest du eine Kerze ausblasen. Atme jetzt wieder normal weiter. Vielleicht spürst du, dass sich deine Füße schwerer oder sogar leichter anfühlen – vor allem aber fühlen sie sich entspannt an.

Als Nächstes atmest du tief ein und konzentrierst dich auf deine Unterschenkel, vor allem auf die Wadenmuskeln. Atme tief durch die Nase ein, drücke deine Fersen nach unten, ziehe deine Zehen nach oben und spanne die Wadenmuskeln an. Halte wieder kurz den Atem an, atme mit geschürzten Lippen durch den Mund aus und lasse die Muskeln in deinen Waden und Füßen völlig erschlaffen. Vielleicht spürst du jetzt, dass sich dein ganzer Körper von Minute zu Minute schwerer und entspannter anfühlt.

Richte deine Aufmerksamkeit nun auf deine Oberschenkel. Atme tief durch die Nase ein und drücke die Oberschenkel dabei fest zusammen. Halte wieder kurz den Atem an, atme dann durch den Mund aus und lasse die Spannung in deinen Oberschenkelmuskeln los. Danach atmest du normal weiter.

Jetzt konzentrierst du dich auf deine Gesäßmuskeln. Atme tief durch die Nase ein und spanne deine Gesäßmuskeln dabei so fest an, dass du in deinem Stuhl um einen guten Zentimeter größer wirst. Halte wieder kurz den Atem an, atme dann durch den Mund aus und lasse die Spannung in diesen starken Muskeln los.

Nun richtest du deine Aufmerksamkeit auf deine Bauchmuskeln. Atme sanft, aber tief durch den Mund ein und spanne die Bauchmuskeln dabei an. Stelle dir vor, wie du deinen Bauchnabel näher zu deiner Wirbelsäule ziehst. Halte den Atem kurz an und lasse die Muskeln wieder locker. Atme vollständig aus und lasse die ganze Spannung aus deinen Bauchmuskeln hinausfließen.

Konzentriere dich jetzt auf deine unteren Rückenmuskeln. Atme tief ein, wölbe deine Wirbelsäule leicht nach oben und ziehe die Schultern zusammen, um eine Spannung im Rücken zu erzeugen. Halte diese Spannung und lasse sie beim Ausatmen wieder los. Atme normal weiter und achte darauf, wie anders sich dein Rücken anfühlt, wenn du die Spannung darin loslässt.

Während du normal weiteratmest, richtest du deine Aufmerksamkeit nun auf deine Finger und Hände. Atme tief durch die Nase ein und balle beide Hände zu Fäusten, um die Muskeln in deinen Fingern und Händen anzuspannen. Halte kurz den Atem an, atme durch den Mund aus und lasse deine Hände und Finger wieder locker.

Richte deine Aufmerksamkeit jetzt auf deine Arme. Beim Einatmen drückst du die Handflächen von dir weg und spannst deine Arme an – von den Unterarmen bis zu den Schultern. Halte diese Spannung kurz, halte dabei gleichzeitig die Luft an und atme durch den Mund aus. Dann lässt du die Muskeln in deinen Armen wieder locker.

Als Nächstes wendest du dich deinen Schulter- und Nackenmuskeln zu. Atme tief durch den Mund ein und spanne dabei deine Schultermuskeln an, indem du die Schultern zu den Ohren hochziehst und alle diese Muskeln bis hin zur Nackenmuskulatur fest anspannst. Halte diese Spannung kurz und halte dabei gleichzeitig die Luft an. Dann lässt du deine Schultern mit einem kräftigen, tiefen Ausatmen wieder nach unten sinken. Lasse diese Muskeln locker und schlaff werden.

Vielleicht spürst du jetzt, dass sich dein ganzer Körper schwerer anfühlt. Vielleicht ist er auch wärmer und wahrscheinlich sehr, sehr entspannt. Du fühlst dich jetzt wohl und bist innerlich ruhig und gelassen.

Danach richtest du deine Aufmerksamkeit auf deine Kieferpartie. Beim Einatmen spannst du deine Kiefermuskeln an, indem du die Zähne zusammenpresst. Halte kurz den Atem an und lasse dann mit einem kräftigen, tiefen Ausatmen die ganze Spannung wieder aus deinem Kiefer hinausfließen.

Zum Schluss wenden wir uns deinen Gesichtsmuskeln zu. Atme normal weiter und konzentriere dich dabei auf deine Gesichtsmuskeln – auf Stirn, Augen und Lippen. Beim nächsten Einatmen spannst du alle Muskeln in deinem Gesicht an, indem du ein finsteres Gesicht machst, die Lippen fest zusammenpresst, die Augen zusammenkneifst und die Stirn runzelst. Dann atmest du mit geschürzten Lippen aus und entspannst dabei alle deine Gesichtsmuskeln.

Schenke dir selbst ein Lächeln, denn du hast deine Sache gut gemacht! Du hast alle deine Muskeln entspannt – von den Zehenspitzen bis ganz nach oben zu deiner Stirn.

Nimm dir etwas Zeit, um die Ruhe zu genießen – den tiefen Zustand der Entspannung, den du erzeugt hast. Dieser Entspannungszustand gehört dir. Jederzeit.

Wenn du Zeit hast, kannst du jetzt ein kleines Nickerchen machen. Wenn du wieder in den Tag starten musst, öffnest du jetzt die Augen, falls sie vorher geschlossen waren. Egal, wofür du dich entscheidest – sobald du wieder aus diesem Zustand auftauchst, wirst du dich entspannt fühlen und jede Menge Kraft und Energie haben.

m-vg.de/link/hassett-meditation-2/

Nimm diese Aktivität in deinen Wohlfühlplan auf

Befolge die obigen Anleitungen täglich oder ein paarmal pro Woche. Um dir die progressive Muskelentspannung (oder eine andere Entspannungsübung) zur festen Gewohnheit zu machen, solltest du dir eine Erinnerung einrichten, damit du daran denkst, sie jeden Tag um die gleiche Zeit zu praktizieren. Viele Menschen können dank dieser Entspannungstechnik übrigens auch besser schlafen.

TAG 3

ACHTSAME ATEMÜBUNG

BEREICHE: ENTSPANNUNG, BESSERER SCHLAF, ADAPTIVE GEDANKEN

Wenn du achtsam bist, ist dir hundertprozentig bewusst, wo du bist, mit wem du sprichst und was du gerade tust und fühlst. Du bist völlig präsent. Das fühlt sich ganz anders an, als wenn du mit Bedauern auf irgendeinen Augenblick in der Vergangenheit zurückblickst oder dir Sorgen über ein mögliches Problem in der Zukunft machst. Wenn du achtsam bist, reagierst du nicht übertrieben heftig und fühlst dich auch nicht überwältigt von dem, was in deinem eigenen Inneren (Gedanken und Gefühle) oder um dich herum passiert. Du kannst deinen Gedankenlärm ausblenden, als unwichtig beiseiteschieben oder einfach ignorieren. In diesem Zustand erkennst du übrigens auch, dass deine Gedanken und Gefühle nicht du selbst sind. Sie sind einfach nur da und können an dir vorüberziehen wie Schäfchenwolken am Sommerhimmel. Du brauchst sie nicht zu beachten.

Angesichts unserer oft so lauten, hektischen Gedankenwelt erscheint es uns auf den ersten Blick ziemlich schwierig, achtsam zu sein. Doch mit ein bisschen Übung wird es dir immer besser gelingen, im jetzigen Augenblick zu bleiben und zu spüren, wie gut es dir tut, so entspannt und fokussiert zu sein. Diese Atemtechnik ist ein bisschen anders als die getaktete Atmung, die wir an Tag 1 praktiziert haben: Dabei versuchen wir nicht, langsam zu atmen, sondern konzentrieren uns darauf, wie unsere *ganz normale* Atmung sich anfühlt.

Probiere es gleich heute aus!

Diese Anleitung stammt aus dem Buch *Gesund durch Meditation* von Jon Kabat-Zinn, dem Begründer der achtsamkeitsbasierten Stressreduktion (MBSR).

- Setze dich bequem an einen ruhigen Ort, wo du ungestört bist. Wenn du möchtest, kannst du die Augen schließen.
- Achte darauf, wie sich deine Bauchdecke beim Ein- und Ausatmen hebt und senkt.
- Konzentriere dich auf deine Atmung. Erlaube dir, jeden Atemzug – ein und aus – von der ersten bis zur letzten Sekunde genau wahrzunehmen. Reite auf den Wellen deines Atems, während deine Bauchdecke sich hebt und senkt.
- Falls deine Gedanken abschweifen, achte darauf, was deine Aufmerksamkeit von deiner Atmung abgelenkt hat, und kehre dann ganz sanft wieder zum Heben und Senken deiner Bauchdecke zurück. Sei nachsichtig mit dir selbst, auch wenn deine Aufmerksamkeit tausendmal abschweift. Das ist völlig normal. Bringe deine Aufmerksamkeit dann einfach wieder zu deinen Atemzügen zurück. Falls du Schmerzen empfindest, nimm sie wahr, ohne sie zu beurteilen, dich darüber zu ärgern oder Angst davor zu haben. Sie sind einfach nur da. Erlaube deinen Gedanken an den Schmerz, wie ein Nebel zu verblassen, und konzentriere dich dann wieder auf deine Atmung.
- Versuche zehn Minuten lang bei dieser Übung zu bleiben. Je öfter deine Aufmerksamkeit dabei abschweift, umso besser – denn dann hast du einen guten Ausgangspunkt für Verbesserungen!
- Unter AftonHassett.com (unter der Rubrik »Resources«) findest du eine Audioaufnahme mit Anleitungen zu einer achtsamen Atemübung. [Anmerkung der Redaktion: Die deutsche Version der Autorin ist unter folgendem Link abrufbar: m-vg.de/link/hassett-meditation-3/]

Nimm diese Aktivität in deinen Wohlfühlplan auf

Du kannst diese achtsame Atemübung täglich oder mehrmals pro Woche praktizieren und zusätzlich auch noch andere Achtsamkeitstechniken (beispielsweise einen Bodyscan) praktizieren. Auf YouTube findest du zahlreiche angeleitete Bodyscans.

Achtsame Atemübung

Setze dich bequem auf einen Stuhl oder in einen Sessel, wo du ungestört bist. Lasse deine Arme entspannt auf den Armlehnen deines Stuhls oder in deinem Schoß ruhen. Nimm eine Position ein, in der du ein paar Minuten lang sitzen bleiben kannst.

Wenn du möchtest, schließe die Augen oder richte deinen Blick auf einen Punkt oder Gegenstand, der vor dir liegt. Du kannst deinen Blick auch ohne besonderen Fokus in die Ferne richten. Tue einfach das, was sich für dich am besten anfühlt.

Lasse jede unnötige Anspannung von dir abfallen und lenke deine Aufmerksamkeit sanft auf deine Atmung. Du brauchst nichts daran zu verändern – beobachte deine Atemzüge einfach nur.

Konzentriere dich auf deine Atmung. Spüre jeden Atemzug – ein und aus – von Anfang bis Ende. Reite auf den Wellen der Atmung, während sich deine Bauchdecke hebt und senkt.

Beobachte die Empfindungen in deinem Körper bei jedem Ein- und Ausatmen: deine Nase, deine Lunge, die warme Luft, die durch deinen Mund entweicht.

Wenn deine Gedanken abschweifen, dann finde heraus, was deine Aufmerksamkeit von deinem Atem abgelenkt hat, und kehre anschließend wieder sanft zum Heben und Senken deiner Bauchdecke zurück.

Habe Nachsicht mit dir, selbst wenn deine Aufmerksamkeit ein paar Tausend Mal abschweift. Das ist normal. Bringe deine Wahrnehmung einfach immer wieder zu deinem Atem zurück.

Wenn Schmerzen deine Aufmerksamkeit von deinen Atemzügen ablenken, dann nimm sie wahr, ohne sie zu beurteilen, dich darüber zu ärgern oder Angst davor zu haben. Die Schmerzen sind einfach da. Lasse deine Gedanken daran vorüberziehen wie die Wolken am Himmel und konzentriere dich wieder auf deinen Atem.

Atme ein und atme aus. Verfolge deine Atemluft in Gedanken den ganzen Weg bis in deine Lunge hinein und wieder hinaus. Nimm deine Atemzüge einfach wahr – Sekunde für Sekunde.

Jedes Mal, wenn du dich von deiner Atmung ablenken lässt, nimm auch das einfach wahr, ohne es zu bewerten. Egal, ob es ein Gedanke, ein Gefühl oder eine Empfindung ist, die deine Aufmerksamkeit erregt – es ist völlig in Ordnung. Lenke deine Aufmerksamkeit immer wieder sanft auf deine Atemzüge zurück.

Versuche zunächst, drei Minuten lang bei dieser Übung zu bleiben. Das hört sich vielleicht sehr kurz an – aber die Zeit wird dir lang vorkommen, wenn du es ausprobierst. Je öfter deine Aufmerksamkeit dabei abschweift, umso besser, denn dann hast du einen guten Ausgangspunkt für Verbesserungen!

Du solltest wissen, dass selbst Menschen mit viel Meditationserfahrung ihre Aufmerksamkeit ungefähr alle zehn Sekunden wieder auf ihre Atmung zurücklenken müssen. Es ist normal, dass unsere Aufmerksamkeit abschweift. Das Ziel dieser Übung besteht darin, sie wieder auf unseren Atem zurückzulenken.

m-vg.de/link/hassett-meditation-3/

TAG 4

FANTASIEREISEN

BEREICHE: ENTSPANNUNG, BESSERER SCHLAF, POSITIVE EMOTIONEN

Bei einer Fantasiereise kannst du dir verschiedene schöne Szenarien vorstellen: zum Beispiel, wie du einen Waldweg entlanggehst, dich mit einem warmen Getränk in deinen Lieblingssessel kuschelst oder zuschaust, wie sich die Wellen an einem Sandstrand brechen. Welches Szenario du dir auch ausmalst – das Ziel besteht darin, dich in einen Zustand der Ruhe und Entspannung zu versetzen.

Wenn man dich auffordern würde, zu beschreiben, wie du dir etwas vorstellst, würde dir wahrscheinlich zuallererst der Begriff »Visualisierung« einfallen. Doch diese geistige Aktivität, bei der man bestimmte Dinge vor seinem inneren Auge sieht, ist nur ein Teil der Fantasiereise. Ebenso wie du deine Erfahrungen in der Realität mit allen fünf Sinnen wahrnimmst, kannst du das auch in deiner Vorstellungskraft tun. Das heißt, bei einer Fantasiereise kannst du dir vorstellen, verschiedene Details zu sehen, zu hören, zu riechen, zu berühren und zu schmecken, damit dein Erlebnis dadurch noch intensiver wird. Geführte Fantasiereisen entführen dich aber normalerweise nicht nur an schöne Orte oder Landschaften, sondern beinhalten auch Vorschläge und Anregungen, wie du dich in einen ruhigeren oder angenehmeren Gemütszustand versetzen kannst. Studien zufolge können Fantasiereisen Patienten mit akuten oder chronischen Schmerzen, Schlafproblemen, Ängsten und Depressionen helfen, uns zu einer gesünderen Ernährung motivieren und sogar unser Immunsystem stärken.

Probiere es gleich heute aus!

Normalerweise hört man sich bei einer Fantasiereise eine Tonaufnahme mit entsprechenden Anleitungen an. Ein paar solcher Fantasiereisen findest du auf AftonHassett.com unter der Rubrik »Resources«. [Anmerkung der Redaktion: Die deutsche Version einer Fantasiereise der Autorin ist unter folgendem Link abrufbar: m-vg.de/link/hassett-meditation-4/]. Es gibt aber auch Apps mit unendlich vielen verschiedenen Fantasiereisen. Die geführten Meditationen von Insight Timer sind zum Beispiel ganz hervorragend. Sowohl die App als auch der Zugang zu den Audioaufnahmen sind kostenlos. Hier noch ein paar Tipps für eine gelungene Fantasiereise:

- Setze oder lege dich an einem ruhigen Platz, wo du ungestört bist, bequem hin. Achte darauf, dass es in dem Raum weder zu heiß noch zu kalt ist und dass du das Licht dimmen kannst: Höre dir dann die Tonaufnahme mit den Anleitungen zu deiner Fantasiereise an. (Praktiziere diese Technik niemals beim Autofahren!)
- Es ist völlig normal, dass deine Gedanken dabei abschweifen, rechne also von vornherein damit. Wenn das geschieht, kehrst du einfach behutsam in den jetzigen Augenblick und zu deinen gesprochenen Anleitungen zurück. Sich zu konzentrieren und achtsam zu sein, erfordert Übung!
- Mach dir nichts daraus, wenn es dir schwerfällt, all deine fünf Sinne zu aktivieren! Versuche, dich dann einfach nur auf einen oder zwei Sinneskanäle zu konzentrieren: Beim Sehen und Hören gelingt uns das normalerweise am leichtesten. Jeder Mensch ist anders. Achte also einmal darauf, auf welche Weise du dir Details ausmalst.

Nimm diese Aktivität in deinen Wohlfühlplan auf

Beginne zunächst mit 10 bis 15 Minuten pro Tag. Du kannst für deine Fantasiereisen aber auch kürzere Tonaufnahmen für den Morgen oder die Arbeitspausen und längere Aufnahmen für die Zeit vor dem Schlafengehen verwenden. Nach und nach kannst du die Dauer deiner Fantasiereisen auf 20 bis 30 Minuten pro Tag (oder noch länger) steigern und sie ein paarmal pro Woche praktizieren. Experimentiere ruhig ein bisschen herum, um herauszufinden, was bei dir am besten funktioniert.

Geführte Fantasiereise: am Strand

Wir wollen diese Fantasiereise beginnen, indem du es dir so bequem wie möglich machst. Du kannst dich mit geradem Rücken auf einen Stuhl setzen und die Hände locker in den Schoß legen oder dir ein kuscheliges kleines Nest auf dem Boden bauen und dich hinlegen. Nimm die Position ein, in der du dich in diesem Augenblick am wohlsten fühlst. Mache es dir bequem. Sobald du bereit bist, richtest du deine Aufmerksamkeit auf deine Atmung. Die Luft strömt in deinen Körper hinein, durch ihn hindurch ... und wieder aus ihm heraus. Atme ein paarmal langsam und tief – durch die Nase ein und durch den Mund aus. Während du langsam ein- und ausatmest, spürst du vielleicht, dass sich dein Körper immer mehr entspannt.

Richte deinen Blick sanft auf irgendeinen Punkt. Das kann zum Beispiel ein schöner Gegenstand sein, ein Ausblick aus deinem Fenster, ein Fleck auf dem Boden – egal was. Vielleicht möchtest du jetzt die Augen schließen oder du hast sie bereits geschlossen. Tue einfach das, was sich für dich am angenehmsten anfühlt, und zwar in dem Tempo, bei dem du dich wohlfühlst. Es ist *deine* Entscheidung. Du kannst deine Augen geöffnet lassen oder sie sanft schließen – das spielt keine Rolle. Lasse dich einfach treiben und höre auf den Klang meiner Stimme. Du kommst jetzt innerlich zur Ruhe und entspannst dich immer mehr.

Atme langsam und gleichmäßig – langsam und gleichmäßig – in dem Tempo, bei dem du dich wohlfühlst. Ein und aus. Ein und aus. Nimm dir einen Moment Zeit, um tief durch die Nase einzuatmen ... den Atem anzuhalten ... und dann wieder loszulassen *[Ausatemgeräusch]*. Während du die Luft aus deiner Lunge hinausfließen lässt, wird dein Körper allmählich immer ruhiger und entspannter. Es gibt keine richtige oder falsche Art zu atmen – atme einfach so, wie es für dich angenehm und entspannend ist. Atme jetzt wieder durch die Nase ein – halte den Atem kurz an – und atme dann sanft durch den Mund aus.

Während du weiteratmest, spürst du, wie Wellen des Wohlbefindens über dich hinwegspülen. Mit jedem Atemzug. Egal, wie entspannt du bist – du weißt, dass du deine Haltung jederzeit verändern kannst, um es dir noch bequemer zu machen, und dass das deinen Entspannungszustand nicht stört. Du fühlst dich jetzt immer wohler und entspannst dich immer mehr – ganz tief und in dem Tempo, bei dem du dich wohlfühlst.

Während du weiter tief durchatmest und dich dabei immer mehr entspannst, werde ich nun gleich anfangen, rückwärts von zehn bis eins zu zählen, und du wirst dich bei jeder Zahl immer wohler und entspannter fühlen.

Beginnen wir damit, dass du die Zahl Zehn vor deinem inneren Auge siehst. Ja – so ist es gut. ZEHN ... Du spürst ein Gefühl der Entspannung, das ganz oben an deiner Stirn beginnt und sich dann über deine Augen und Wangen und deine Kieferpartie ausbreitet. NEUN ... Du entspannst dich immer mehr. Das warme, sanfte Gefühl der Entspannung breitet sich weiter nach unten über Nacken und Schultern aus. Du weißt, wie stark dein Nacken und deine Schultern sich im Lauf des Tages verspannen können, doch wenn dieses sanfte, warme Gefühl der Entspannung durch deinen Körper wandert, beginnen sie ganz locker und mühelos nach unten zu sinken. ACHT ... Ja – so ist es gut: Ein sanftes, warmes – oder vielleicht sogar kühlendes – Gefühl der Entspannung zieht sich durch die Muskeln deines linken Arms, in deine linke Hand hinein und durch die Finger hindurch. SIEBEN ... Wenn du deine Aufmerksamkeit jetzt auf deinen rechten Arm und deine rechte Hand richtest, spürst du interessanterweise vielleicht, dass sich dein linker und dein rechter Arm ein bisschen unterschiedlich anfühlen ... So ist es gut: Entspanne die Muskeln deines rechten Oberarms ganz sanft. SECHS ... Und nun machst du mit deinem rechten Unterarm und deiner rechten Hand weiter. Wie leicht und mühelos du dich entspannen kannst – immer mehr und mehr! FÜNF ... Jetzt spürst du, wie sich dieses Gefühl der Entspannung in deinem ganzen Nacken ausbreitet, deine Wirbelsäule hinabgleitet und sich schließlich sanft um deinen Bauch herumlegt – warm oder vielleicht auch kühlend, vielleicht spürst du dabei sogar ein angenehmes Taubheitsgefühl. Dein

Körper fühlt sich immer wohler und sicherer und kann sich immer mehr entspannen. So ist es gut. VIER ... Das Gefühl der Entspannung wandert über deine Hüften weiter nach unten, ins linke Bein, in den Fuß und die Zehen. DREI ... Es wandert nun ins rechte Bein, in den Fuß und die Zehen. ZWEI ... Jetzt sind wir fast fertig. Nimm deinen ganzen Körper bewusst wahr, von Kopf bis Fuß, und spüre, wie du dich in einen Zustand tiefer Entspannung begibst, und zwar genau in dem Tempo, in dem du dich wohlfühlst. EINS ... Du bist jetzt völlig entspannt. Mache dir keine Sorgen, sondern lasse dich sanft und sicher dahintreiben. Höre dabei auf den Klang meiner Stimme.

Stelle dir vor, wie du mit geschlossenen Augen langsam einen sandigen Weg entlanggehst und dabei leicht und mühelos ein- und ausatmest. Es ist ein angenehmer Weg. Der Sand ist fast weiß und fein wie Zucker. Lächelnd schlenderst du den Weg entlang, der in sanften, ganz sanften Windungen zu einem wunderschönen Strand hinabführt. Vielleicht nimmst du dir ein bisschen Zeit, um deine Umgebung wahrzunehmen. Was hörst du? Vielleicht den Ruf der Meeresvögel? Das rhythmische Rauschen der Wellen, die an den Strand schlagen und den Sand überspülen? Vielleicht sind die Geräusche ganz in der Nähe ... oder du hörst sie nur schwach aus der Ferne.

Spüre, wie sich der Sand an deinen Füßen anfühlt. Wenn du bereit bist, fängst du an, ganz langsam und bequem zum Strand hinunterzuwandern. Dabei fällt dir vielleicht auf, dass heute ein schöner Tag ist. Die Temperatur ist genau richtig – weder zu warm noch zu kalt. Vielleicht weht eine leichte salzige Brise oder du spürst die Wärme der Sonnenstrahlen auf deiner Haut. Du bleibst kurz stehen und schaust zum Himmel hinauf, siehst das tiefe, leuchtende Blau und die weichen Wolken. Vielleicht sind es dicke, flauschige Schäfchenwölkchen, vielleicht aber auch zarte, filigrane Wolkenfetzen, die vom Wind über den Himmel geweht werden. Während du weitergehst, siehst du das Ende des Weges, der sich zum Strand hin öffnet. Deine Füße sinken leicht in den Sand ein, und du betrittst einen ganz besonders ruhigen, friedlichen und sicheren Ort, der nur für dich da ist.

Wenn du dich jetzt umschaust, fällt dir auf, dass es an diesem Strand lauter Dinge gibt, die du besonders gern magst. Vielleicht liegen da, wo das Wasser auf den Strand trifft, Muscheln im nassen Sand verstreut, Strandläufer jagen den Wellen hinterher und du siehst Boote am Horizont oder spielende Kinder in der Ferne. An diesem wunderschönen Strand findest du alles, was dir ein Lächeln auf die Lippen zaubert und dir ein Gefühl innerer Ruhe gibt. Nimm die bunten, leuchtenden Farben und die wunderschönen Formen der Landschaft wahr, die dich umgibt. Den Geruch der salzigen Seeluft und vielleicht auch einen leichten Blumenduft, den die Meeresbrise zu dir herüberweht. Vielleicht spielen Hunde in der Brandung oder in der Ferne gleiten Surfer über die Wellen. Nimm dir einen Moment Zeit, um dich hier umzuschauen. Was siehst du sonst noch?

Was spürst du? Vielleicht die Brise und die sanften Strahlen der Sonne auf deinem Gesicht. Achte nun darauf, was du hörst. Vielleicht ist es Musik, die dich in gehobene Stimmung versetzt, oder einfach nur das beruhigende Rauschen der Wellen, die ans Ufer rollen und sich dort brechen. Genieße das alles einfach und erkunde deinen schönen, friedlichen Strand. Du kannst dich auch hinsetzen und dich in aller Ruhe umschauen. An diesem Ort fühlst du dich ungeheuer wohl und in Sicherheit. Nichts kann ohne deine Erlaubnis kommen oder gehen – denn das ist *dein* Ort. Dein Geist möchte dir dabei helfen, diesen Ort zu erforschen und dich hier ganz wohl und entspannt zu fühlen. Alle Menschen, Tiere und Dinge, die es an deinem Strand gibt, koexistieren friedlich miteinander. Du empfindest einen tiefen inneren Frieden und bist vollkommen entspannt.

Nimm dir nun ein bisschen Zeit, um langsam ein- und auszuatmen. Du sitzt ruhig und gemütlich an deinem Strand und nimmst eine Minute lang einfach alles in dich auf. Nimm dir genügend Zeit, um alle Gerüche und Geräusche und alles, was du siehst, in dich hineinfließen zu lassen.

Du bist ganz ruhig, mit dir selbst im Einklang und zutiefst entspannt. Du weißt, dass du jederzeit an diesen Ort zurückkehren und dich dort von Mal zu Mal immer mehr entspannen kannst. Dies ist ein heilender Ort, an den du jederzeit zurückkehren kannst, wenn du das Bedürfnis hast, dich stark, wohl und sicher zu fühlen.

Dein Körper besitzt eine erstaunliche Fähigkeit, sich selbst zu heilen und wieder ganz zu werden. Während du dich hier aufhältst und diesen wunderschönen Strand erkundest und genießt, fällt dir vielleicht auf, dass deine Atemzüge langsamer geworden sind ... du atmest ganz mühelos und gleichmäßig. Und während du diesen Strand in all seiner Schönheit und Behaglichkeit in dich aufnimmst – während du all diese Eindrücke tief in dich einatmest, scheinst du gleichzeitig jedes Unbehagen, das du vorher vielleicht empfunden hast, auszuatmen. Du atmest Behaglichkeit ein und Unbehagen aus. Lass einfach alles Unangenehme los. Gestehe dir die Kraft zu, dich selbst zu heilen und dich von allem zu erholen, was dir in diesem Leben begegnet. Schnell. Stark. Vollständig. Genieße diese Zeit am Meer. Wie einfach es doch ist, deine ganze Aufmerksamkeit auf diesen ruhigen, friedlichen Strand zu richten und alles andere in den Hintergrund treten zu lassen. Alles Unangenehme fällt von dir ab und fließt mit den Wellen davon. Beobachte, wie es sich immer weiter von dir entfernt. Sei einfach da, genieße diese Erfahrung, atme die ganze Schönheit und Behaglichkeit dieses Strandes ein – atme jedes Unbehagen aus und genieße die Zeit, die du hier verbringen darfst.

Nimm dir nun ein bisschen Zeit, um über diese Erfahrung nachzudenken. Was fandest du daran besonders schön und angenehm? Was war heute besonders hilfreich für dich? Denke daran, dass du jederzeit wieder an diesen sicheren, heilenden Ort zurückkehren kannst – entweder indem du dir diese Tonaufnahme anhörst oder indem du einfach die Augen schließt und dich ganz auf deine Atemzüge konzentrierst. Dann ist dein Geist sofort wieder hier – bequem, sicher und glücklich an diesem ruhigen, friedlichen Strand.

Kehre nun langsam wieder in die Gegenwart zurück. Du entfernst dich vom Strand und läufst durch den Sand zu dem Weg zurück, der dich hierhergeführt hat. Gehe jetzt diesen Weg entlang, der dich nach oben in den jetzigen Augenblick zurückbringt – den jetzigen Moment, der immer noch den Frieden und die Behaglichkeit dieses ganz besonderen Ortes in sich trägt. Beginne nun wieder rückwärts von zehn bis eins zu zählen in dem Wissen, dass du bei eins in deinen Raum zurückkehrst, wach und munter bist und dich wohlfühlst. Mit jedem Schritt, den du zurückgehst, spürst du ein Gefühl der Ruhe und des inneren Friedens, fühlst dich aber gleichzeitig auch stark und optimistisch. Wenn du mit diesen zehn Schritten in die Gegenwart zurückkehrst, fühlst du dich bei jedem Schritt gleichermaßen ruhig, friedlich, stark und optimistisch ... Zehn ... immer wacher und aufmerksamer ... Neun ... Acht. Sieben. Sechs ... Fünf ... Du hast nun schon den halben Weg hinter dir ... Du fühlst dich immer wacher und voller Energie.

Vier. So ist es gut. Du kehrst nun in deinen Raum zurück. Nimm deinen Körper wahr, bewege vielleicht sanft deine Finger und Zehen. Drei. Nimm deine Umgebung wahr, den Platz, an dem du dich befindest, die Menschen um dich herum, Geräusche, Gerüche. Zwei. Bewege deine Füße, Beine, Hände und Arme. Drehe sanft den Kopf hin und her. Eins. Öffne sanft die Augen. Du bist jetzt absolut ruhig und gelassen, stark und optimistisch in dem Wissen, dass du dir jederzeit wieder die Schönheit und himmlische Ruhe deines Strandes am Meer ins Gedächtnis rufen kannst. Schenke dir selbst ein Lächeln der Dankbarkeit dafür, dass du dir die Zeit genommen hast, deiner Seele und deinem Körper mit dieser Meditation etwas Gutes zu tun.

m-vg.de/link/hassett-meditation-4/

TAG 5

GENIESSEN

BEREICHE: POSITIVE EMOTIONEN, ENTSPANNUNG, ADAPTIVE GEDANKEN

Genießen bedeutet, die kleinen und großen schönen Augenblicke des Lebens aktiv auszukosten. Unser Gehirn prägt sich leider nur allzu leicht Bedrohungen und negative Ereignisse ein, weil das einen Überlebenswert für uns hat. Bei positiven Erlebnissen müssen wir uns schon ein bisschen mehr Mühe geben, um sie in unserem Gedächtnis zu verankern. Diese gespeicherten glücklichen Erfahrungen können dir helfen, schwere Zeiten zu überstehen, weil sie dir als emotionaler Puffer dienen. Indem du positive Augenblicke genießt, hebst du sie gewissermaßen ins Rampenlicht. Dadurch werden sie zu noch eindrucksvolleren, nachhaltigen Erlebnissen, die besser in deinem Gehirn haften bleiben.

Eine der besten Methoden, etwas zu genießen, besteht darin, alle fünf Sinne in das betreffende Erlebnis einzubinden. Wenn das Ereignis, das du genießen möchtest, zum Beispiel ein ganz besonderer Augenblick mit einem Menschen ist, den du liebst, solltest du dir zunächst einmal darüber klar werden, dass dieser Moment tatsächlich etwas Besonderes ist. Achte genau darauf, wie du dich dabei fühlst. Empfindest du Liebe, Freude, innere Ruhe, Inspiration, ein Gefühl der Verbundenheit – oder vielleicht sogar alles zusammen? Was siehst du? Was hat der geliebte Mensch an? Wachsen in der Nähe Blumen, oder flattern Vögel am Himmel herum? Was hörst du? Nimm die Stimme dieser anderen Person, Musik aus einem in der Nähe stehenden Radio oder den

Klang von rauschendem Wasser wahr. Was riechst du? Wird in eurer Nähe gekocht? Und welche Berührungsreize fallen dir in deiner Umgebung sonst noch auf? Vielleicht eine kühle Brise oder warmer Sonnenschein? Was schmeckst du? Trinkst du Kaffee oder isst du etwas Leckeres? Durch solche Details entsteht ein sehr viel lebendigeres inneres Bild – eine vollständige Erinnerung, die du in diesem Augenblick voll und ganz auskosten und auch in Zukunft jederzeit wieder abrufen und genießen kannst.

Probiere es gleich heute aus!

Am einfachsten ist es, mit dem Essen anzufangen. Suche dir heute zum Frühstück, Mittag- oder Abendessen ein Gericht oder eine Zutat aus, die du besonders gern magst, und genieße diesen Leckerbissen zwei Minuten lang mit voller Konzentration. Du kannst das zum Beispiel mit einem deiner Lieblingsdesserts ausprobieren:

- Halte kurz inne, um das, was du gerade isst, mit allen fünf Sinnen auszukosten und zu genießen.
- Wie sieht dein Essen aus? Versuche irgendein Detail daran zu entdecken, das dir bisher vielleicht noch nie aufgefallen ist.
- Was für Geräusche hörst du? Trinkst du etwas Sprudelndes, Kohlensäurehaltiges oder isst du etwas Knuspriges? Spielt im Hintergrund leise Musik?
- Wie riecht es? Leisten bestimmte Düfte – zum Beispiel Gewürze wie Zimt oder schwächere Aromen von anderen Lebensmitteln, beispielsweise Zitrone, Salz, Zucker oder Butter – einen besonderen Beitrag zu diesem Geruchserlebnis?
- Fühlt dein Essen sich heiß oder kalt an? Was für eine Beschaffenheit hat es? Ist es weich oder knusprig?
- Wie schmeckt es? Atme beim Kauen durch die Nase ein. Kannst du auf diese Weise noch mehr subtile Geschmacksrichtungen entdecken?
- Zum Schluss stellst du dir bei diesem genussvollen kulinarischen Erlebnis zusätzlich noch eine Emotion vor. Bist du zufrieden, freudig erregt, hast du nostalgische Gefühle oder fühlst du dich womöglich sogar sicher und geborgen?

Nimm diese Aktivität in deinen Wohlfühlplan auf

Du kannst alles genießen, was dir Freude macht. Versuche jeden Tag irgendeine angenehme Erfahrung vollständig auszukosten. Wenn du möchtest, kannst du dabei mit achtsamem Essen beginnen. Halte dich bei deiner nächsten Mahlzeit (und vielleicht auch bei den darauffolgenden Mahlzeiten) an die vorher genannten Ratschläge. Versuche, kleinere Bissen zu nehmen und zwischendurch immer wieder eine Pause einzulegen. Genieße dein Essen von der ersten bis zur letzten Sekunde und atme dabei ruhig und entspannt ein und aus. Achtsames Essen hebt nicht nur die Stimmung, sondern kann auch dazu führen, dass man sehr viel weniger isst.

TAG 6

☆

GESUNDE SCHLAFGEWOHNHEITEN

BEREICHE: BESSERER SCHLAF, ENTSPANNUNG

In Kapitel 8 haben wir besprochen, wie wichtig Schlaf ist und welche Rolle er für deine Schmerzen und sonstigen Beschwerden spielen kann. Hoffentlich hast du seit der Lektüre dieses Kapitels schon ein paar Schritte zur Verbesserung deiner Schlafgewohnheiten unternommen. Wir wollen die Checkliste aus Kapitel 8 nun noch einmal durchgehen, um zu sehen, wo du jetzt stehst. Kreuze alles an, was auf dich zutrifft.

- ☐ Schlaf hat für mich absolute Priorität.
- ☐ Ich wache jeden Morgen ungefähr zur gleichen Zeit auf, auch am Wochenende.
- ☐ Ich gehe jeden Abend zur gleichen Zeit ins Bett, auch am Wochenende.
- ☐ Tagsüber bekomme ich viel Sonnenlicht, vor allem am Morgen.
- ☐ Ich nehme in den letzten zehn Stunden vor dem Schlafengehen kein Koffein (auch keine Schokolade!) zu mir.
- ☐ Ich trinke Alkohol nur in Maßen und nicht in den letzten Stunden vor dem Schlafengehen.
- ☐ Ich halte mich an eine feste Abendroutine (Pyjama anziehen, Dehnübungen, Zähne putzen, eine halbe Stunde lesen und so weiter).

- ☐ Ich nutze mindestens in den letzten 30 bis 60 Minuten vor dem Schlafengehen keine elektronischen Geräte mehr.
- ☐ Ich schalte 30 Minuten vor dem Schlafengehen innerlich ab, indem ich irgendetwas Entspannendes mache.
- ☐ Ich gehe erst dann ins Bett, wenn ich müde bin.
- ☐ In meinem Schlafzimmer ist es ruhig, und die Temperatur ist angenehm kühl.
- ☐ Wenn ich das Licht ausschalte, ist mein Schlafzimmer dunkel (die Ziffern meines Weckers leuchten nicht).
- ☐ Mein Bett ist bequem. (Das gilt auch für mein Kissen.)
- ☐ Ich benutze mein Bett nur zum Schlafen und für Sex (kein Fernsehen, Arbeiten oder Sonstiges).
- ☐ Vor dem Schlafengehen mache ich Entspannungstechniken wie beispielsweise langsames Atmen oder progressive Muskelentspannung oder stelle mir irgendetwas Schönes vor.
- ☐ Bevor ich abends die Augen schließe, denke ich an Dinge, für die ich dankbar bin.
- ☐ Wenn ich nicht gleich einschlafe, bleibe ich nicht im Bett liegen und mache mir Sorgen oder schaue auf die Uhr, sondern stehe auf und beschäftige mich mit irgendetwas Angenehmem, das nicht anregend auf mich wirkt, und gehe erst wieder ins Bett, wenn ich müde bin.
- ☐ Mein Arzt hat die Uhrzeiten überprüft, zu denen ich meine Medikamente einnehme, um sicherzugehen, dass sie sich nicht negativ auf meinen Schlaf auswirken.
- ☐ Wenn ich tagsüber ein Schläfchen halte, achte ich darauf, dass es höchstens 20 Minuten dauert.

Probiere es gleich heute aus!

Und, wie hast du bei diesem kleinen Selbsttest abgeschnitten? Hast du fast alle gesunden Schlafgewohnheiten angekreuzt? Wenn nicht, dann wähle eine oder mehrere dieser Verhaltensweisen aus und fange gleich heute Abend damit an. Die ersten drei sind am wichtigsten.

- Setze die geplante Veränderung um und schau, wie das bei dir funktioniert und ob es dir gefällt.
- Bonus: Probiere heute einmal eine Variante der getakteten Atmung von Tag 1 auf Seite 206 aus: Zähle deine langsamen Atemzüge beim Einschlafen rückwärts von 30 bis 0, um dich zu entspannen und leichter in den Schlaf zu finden.

Nimm diese Aktivität in deinen Wohlfühlplan auf

Halte dich in Zukunft auch weiterhin an die oben beschriebenen schlaffördernden Verhaltensweisen. Versuche sie in eine für dich leichter durchführbare Reihenfolge zu bringen, indem du mit den einfachen Praktiken beginnst, und bleibe zwei Wochen lang dabei. Als zusätzliche schlaffördernde Maßnahme könntest du einmal Insight Timer ausprobieren. (Das ist eine kostenlose App mit geführten Fantasiereisen, Atemübungen, beruhigenden Meditationen und anderen Tonaufnahmen, deren Ziel darin besteht, dir zu einem besseren Schlaf zu verhelfen.)

TAG 7

PACING

BEREICH: KÖRPERLICHE AKTIVITÄT

Über das Thema Pacing hast du ja bereits in Kapitel 9 einiges erfahren. Diese hervorragende Strategie kann dir helfen, Aktivitäten erfolgreicher zu bewältigen, weil du dabei eine Pause einlegst, *bevor* der Schmerz wieder aufflammt. Menschen mit chronischen Schmerzen setzen eine Aktivität oft so lange fort, bis sie zu sehr schmerzt – und das kann dann leider dazu führen, dass der Schmerz sich gleich für mehrere Tage verschlimmert! Beim Pacing entwickelst du einen Zeitplan mit gut verkraftbarem Wechsel zwischen Aktivitäts- und Ruhephasen. Dazu musst du dir zunächst darüber klar werden, wie lange du der betreffenden Tätigkeit nachgehen kannst, ohne dass der Schmerz wiederkehrt – und dann *rechtzeitig vorher* aufhören. Du legst also die Zeitdauer fest – sei es eine halbe Stunde für etwas Leichtes oder ein paar Minuten für etwas Anstrengenderes. Nach einer Verschnaufpause folgt eine weitere schmerzfreie Aktivitätsphase und dann ruhst du dich wieder aus. Mit dieser Strategie dauert zwar vielleicht alles ein bisschen länger, sie ist aber eine sehr sinnvolle Methode, Aufgaben zu bewältigen, ohne in den nächsten Stunden oder Tagen einen hohen Preis dafür zahlen zu müssen.

Hier ein Beispiel: Angenommen, du möchtest im Garten arbeiten. Aus früherer Erfahrung weißt du, dass du 10 bis 15 Minuten lang schmerzfrei gärtnern kannst. Also beginnst du deinen Pacing-Zyklus mit 10 Minuten Gartenarbeit. Vielleicht weißt du nicht, eine wie lange Pause du danach brauchst, also versuche es einmal mit der Hälfte der Zeit, die du aktiv warst (in diesem

Fall also fünf Minuten). Nach dieser Verschnaufpause machst du eine leichte Dehnübung, gärtnerst noch einmal 10 Minuten lang und legst dann eine weitere fünfminütige Pause ein. Wiederhole dieses Muster so lange, bis die Aktivität oder Aufgabe beendet ist oder du das Gefühl hast, eine längere Pause zu brauchen. So einfach ist das!

Probiere es gleich heute aus!

Das Prinzip des Pacing lässt sich auf fast alle Aufgaben oder Tätigkeiten anwenden. Anfangs muss man dabei allerdings nach dem Versuch-und-Irrtum-Prinzip vorgehen.

- Entscheide, welche Tätigkeit oder Aufgabe du dir vornehmen möchtest. (Das sollte eine Aktivität sein, die du entweder jetzt gleich oder später ausführen kannst.)
- Überlege dir, wann du das zum letzten Mal getan hast. Wie lange konntest du diese Tätigkeit damals durchhalten, ohne einen Schmerzschub auszulösen? Wenn du dabei nur einen leichten dumpfen Schmerz verspürst, der sich bei Bewegung gleich wieder bessert, schadet das nichts. Du solltest mit deiner Aktivität aber keine starken oder stechenden Schmerzen hervorrufen.
- Als Nächstes wählst du eine Zeitdauer für die darauffolgende Ruhepause aus und überlegst dir, wie du sie verbringen möchtest (zum Beispiel im Sitzen, Stehen oder mit ein paar Dehnübungen).
- Stell dir einen Timer (Backofen, Smartwatch, Smartphone oder was auch immer für dich am praktischsten ist), führe die Aufgabe aus und halte dich dabei an die zuvor festgelegte Zeitdauer. Falls du dabei Schmerzen bekommen solltest, hör sofort auf und ruhe dich aus, auch wenn du das Zeitlimit noch nicht erreicht hast.

Die Deutsche Gesellschaft für ME/CFS e. V. hat unter dem Link www.mecfs.de/neues-video-erklaert-pacing/ ein Erklärvideo zur Pacing-Strategie produziert, auch wenn man sich hier auf das chronische Fatigue-Syndrom bezieht. Die Strategie bleibt dieselbe. Ein ausgezeichnetes Modul, das dir hilft, die Technik des Pacing ebenfalls besser zu verstehen und anzuwenden, findest du auf

PainGuide.com der University of Michigan (zuerst auf »Pain Care«, dann auf »Self Care« und dann auf »Pacing« klicken), allerdings nur in englischer Sprache.

Nimm diese Aktivität in deinen Wohlfühlplan auf

Du kannst jede Aktivität (Aufgaben, Hausarbeit, Hobby oder Sport) pacen. Versuche das jede Woche mit ein bis zwei neuen Aktivitäten und führe Tagebuch darüber, wie es gelaufen ist, um deine Fortschritte zu dokumentieren und auszuwerten.

TAG 8

ANGENEHME AKTIVITÄTEN EINPLANEN

BEREICHE: POSITIVE EMOTIONEN, KÖRPERLICHE AKTIVITÄT, LEBENSSINN UND -ZWECK, SOZIALE KONTAKTE

Wann hast du das letzte Mal etwas getan, woran du wirklich *Spaß* hattest? Da chronische Schmerzen uns so viel Zeit und Energie rauben, nutzen viele Schmerzpatienten diese kostbaren, begrenzten Ressourcen für Aufgaben, die unbedingt erledigt werden müssen: Überweisungen tätigen, Kinder betreuen, Hausarbeit und Besorgungen erledigen oder arbeiten – und plötzlich ist der Tag vorbei oder du hast keine Energie mehr übrig, und alles, was du *gern* tust, muss auf einen anderen Tag warten. So etwas lässt sich auf die Dauer nicht durchhalten, denn ein Leben ohne Freude ist kein richtiges Leben. Wenn man niemals etwas tut, was einem Spaß macht oder am Herzen liegt, gerät man sehr leicht in einen Teufelskreis der Apathie oder Depression hinein: Je apathischer du vor dich hin vegetierst, umso mehr leidet deine seelische Verfassung darunter, und irgendwann verlierst du dann vielleicht sogar die Lust an Aktivitäten, die dir eigentlich Freude machen oder die du für sinnvoll hältst. Wie löst man dieses Problem? Ganz einfach: Erhebe angenehme Aktivitäten zumindest ein paarmal pro Woche zu deiner obersten Priorität. Diese gut erforschte, entwaffnend einfache Strategie ist ein sehr wirksames Werkzeug gegen chronische Schmerzen und Depressionen. Also los – lass uns ein bisschen Spaß haben!

Probiere es gleich heute aus!

- Erstelle eine Liste mit zehn angenehmen Aktivitäten oder Aufgaben, die du gern erledigst. Diese Aktivitäten müssen nicht aufwendig sein, viel Planung erfordern oder eine Menge Geld kosten. Denke dabei lieber an die einfachen Freuden des Lebens: zum Beispiel, mit deinen Kindern oder Haustieren zu spielen, deinem Hobby nachzugehen, mit einem guten Freund zu Mittag zu essen, ein Buch zu lesen oder dich in der Natur aufzuhalten. Zusätzlich solltest du dir auch noch ein paar anspruchsvollere Aktivitäten überlegen – beispielsweise ein Konzert, einen Besuch im Kino oder Museum oder in einem neuen Restaurant. Und zu guter Letzt könntest du auch ein oder zwei teurere Vergnügungen auf deine Wunschliste setzen: zum Beispiel eine besonders schöne Reise, die du dir später einmal gönnen kannst.
- Wähle eine Aktivität aus deiner Liste aus, die dir *große Freude macht* und die du gleich heute in Angriff nehmen kannst.
- Plane diese Aktivität fest ein und lege eine Uhrzeit dafür fest. Falls sich herausstellen sollte, dass du es heute beim besten Willen nicht schaffst, wähle dafür irgendeinen anderen Tag in dieser Woche aus und trage ihn in deinen Terminkalender ein.
- Und wenn es so weit ist, verschiebe dein Vorhaben nicht auf später. Nimm diese Tätigkeit, auf die du dich freust, genauso ernst wie einen Arzttermin!
- Koste die Tätigkeit in vollen Zügen aus (siehe Tag 5). Genieße es, auch einmal etwas für dich selbst zu tun. Falls es sich dabei um einen denkwürdigen Moment handelt, mach ein Foto davon, kaufe dir ein Andenken daran (oder bewahre ein Erinnerungsstück auf) oder finde irgendeinen anderen Weg, um dafür zu sorgen, dass dir dieses schöne Erlebnis im Gedächtnis haften bleibt.

Nimm diese Aktivität in deinen Wohlfühlplan auf

Plane zwei bis drei solcher Aktivitäten pro Woche ein – und zwar *jede Woche*. Du brauchst dafür nicht viel Zeit zu investieren, oft genügt schon eine halbe Stunde. An den Tagen, an denen du einer dieser angenehmen Aktivitäten nachgegangen bist, solltest du abends darüber nachdenken, wie es gelaufen ist und wie gut du dich dabei gefühlt hast. Hab kein schlechtes Gewissen, nur weil du dir einmal etwas Schönes gegönnt hast – denn das gehört zu deinem langfristigen Schmerzmanagementprogramm!

TAG 9

GEHPROGRAMM

BEREICHE: KÖRPERLICHE AKTIVITÄT, SOZIALE KONTAKTE, BESSERER SCHLAF

Das könnte eine der besten Aktivitäten sein, die du dir vornehmen kannst, um deine Schmerzen, deine Stimmung und dein Leben zu verbessern. Dein Gehirn braucht körperliche Aktivität genauso dringend wie dein Körper. Laut Informationen der National Institutes of Health wirkt sich Gehen positiv auf das Herz-Kreislauf-System und den Blutdruck aus, fördert die Durchblutung, stärkt die Muskeln, erhöht die Lungenkapazität, baut Stress ab, hilft beim Abnehmen und trägt dazu bei, dich glücklicher zu machen! Außerdem gehört Spazierengehen zu den sportlichen Aktivitäten, die keine spezielle Ausrüstung oder Mitgliedschaft im Fitnessstudio erfordern, und man kann sie den ganzen Tag über praktizieren. Wenn du keine Probleme mit dem Gehen hast, kannst du wahrscheinlich sofort damit anfangen, ohne vorher einen Arzt konsultieren zu müssen – aber Fragen schadet schließlich nichts! Sprich auf jeden Fall zuvor mit deinem Arzt, wenn dir beim Gehen manchmal schwindelig wird, du dabei unter Kurzatmigkeit leidest oder womöglich gar zu Ohnmachten neigst. Außerdem solltest du vorher deinen Arzt um Rat fragen, wenn du an einer Herz-Kreislauf-Erkrankung, Bluthochdruck oder Diabetes leidest oder schon seit Langem nicht mehr körperlich aktiv warst.

Um gesund zu bleiben, sollten Erwachsene mindestens 150 Minuten pro Woche oder ungefähr 20 Minuten pro Tag mäßig intensiven Ausdauersport treiben. Zügiges Gehen gilt als mäßig intensive Ausdaueraktivität, weil dabei deine Herzfrequenz steigt: Du gehst schnell, solltest aber trotzdem immer noch ohne Schwierigkeiten atmen und ein Gespräch führen können. Wäre das etwas für dich?

Probiere es gleich heute aus!

Nimm dir vor, heute zehn Minuten lang zügig zu gehen. Du kannst auch mit einer kürzeren Zeitspanne beginnen, wenn du keine zehn Minuten durchhältst, oder länger spazieren gehen, wenn du willst. Wenn du dich lieber an der Schrittzahl orientieren möchtest, reichen ungefähr 1000 Schritte aus – aber nicht für den ganzen Tag, sondern nur für diesen einen Spaziergang!

- Ziehe angemessene Kleidung und bequeme Schuhe an, die dir genügend Halt geben.
- Wenn du im Freien herumlaufen möchtest, nimm dein Handy, deine Schlüssel und deinen Ausweis mit. Und es kann auch nicht schaden, vorher immer jemandem Bescheid zu sagen, wohin du gehst!
- Wähle nach Möglichkeit eine einfache, flache, landschaftlich reizvolle Strecke dafür aus.
- Steigere dein Tempo langsam, damit dein Körper sich aufwärmen kann.
- Halte dein Kinn hoch, achte auf eine gute Körperhaltung und lass die Arme frei schwingen.
- Nach ein paar Minuten kannst du eine leichte Dehnübung machen, wenn du möchtest.
- Danach steigerst du dein Gehtempo für den Rest dieser Trainingseinheit.
- Am Ende verlangsamst du das Tempo wieder, wartest, bis deine Atmung sich normalisiert hat, und führst zum Schluss noch eine weitere sanfte Dehnübung durch.
- Klopfe dir anerkennend auf die Schulter und notiere dir deine Zeit und/oder Schrittzahl.

Nimm diese Aktivität in deinen Wohlfühlplan auf

Ich würde mich freuen, wenn du diese Aktivität ab heute für deine ganze 30-tägige Erkundungsphase (und auch darüber hinaus) beibehalten würdest! Denn ein solches Gehprogramm bringt fast jedem Menschen etwas; es könnte also durchaus zu einem wichtigen Element deines langfristigen Gesundheitsplans werden. Steigere deine Trainingseinheiten jeweils um eine Minute oder 100 Schritte pro Tag. Wenn du diese Spaziergänge zusammen mit einem Freund oder in einer Gruppe machst, kommt sogar noch eine soziale Komponente dazu, die dir ebenfalls guttut. Denn solche Sportskameraden leisten dir Gesellschaft, spornen dich an und ziehen dich zur Rechenschaft, was gerade an Tagen wichtig ist, an denen du vielleicht nicht ganz so motiviert bist. Wenn du einen Hund hast, könnt ihr beide zusammen losziehen. Mal sehen, wer unterwegs mehr Eichhörnchen entdeckt!

TAG 10

KLEINE AUSZEITEN IN DER NATUR

BEREICHE: ENTSPANNUNG, KÖRPERLICHE AKTIVITÄT, POSITIVE EMOTIONEN, LEBENSSINN UND -ZWECK

Noch bis vor relativ kurzer Zeit haben wir Menschen die meiste Zeit im Freien verbracht: in Wäldern, auf Wiesen oder im Dschungel, umgeben von Sonne, Wind, Pflanzen, fließendem Wasser und Vogelgezwitscher. (Ich wette, du wusstest noch nicht, dass sich Vogelgezwitscher positiv auf deine Gesundheit auswirken kann![104]) Heute führen wir ein beengtes Leben inmitten von Beton- und Backsteinwänden, Stahl, Glas, Asphalt und jeder Menge Lärm. Kein Wunder, dass wir uns so gestresst fühlen! Jeder Mensch braucht mindestens ein paarmal pro Woche eine kleine Dosis Natur. Aufenthalte in der freien Natur wirken sich positiv auf den Gesundheitszustand von Menschen mit chronischen Schmerzen, Migräne, Depressionen, Angstzuständen, Fettleibigkeit, Diabetes, Herz-Kreislauf-Erkrankungen, verschiedenen Infektionskrankheiten, Krebs, Atemwegserkrankungen und Aufmerksamkeitsdefizit-Hyperaktivitätsstörung (ADHS) aus, außerdem fördern sie den Heilungsprozess nach Operationen.

Probiere es gleich heute aus!

Du musst nicht unbedingt eine Woche lang im Wald zelten, um in den Genuss der positiven gesundheitlichen Auswirkungen der Natur zu kommen. Geh einfach hinaus ins Freie, wo es ein paar Bäume und sonstige Pflanzen, eine Wiese oder wenigstens einen Rasen gibt, und nimm die Schönheit der Natur mit allen fünf Sinnen in dich auf. Das ist gar nicht so schwierig:

- Überlege dir zunächst einmal, wie du am besten dorthin kommst. Wenn du in einem Vorort oder einer eher ländlichen Gegend wohnst, ist das kein Problem: Spaziere einfach in einen nahe gelegenen Wald, auf eine Wiese, in die Berge oder an den Strand. Falls du in der Stadt wohnst, können Grünflächen wie Parks, Flussufer oder vielleicht sogar ein frei zugängliches Universitätsgelände mit Grünanlagen (und Sitzgelegenheiten im Freien) dir ein schönes Naturerlebnis verschaffen. Wenn dir in deiner Stadt ein kleines Plätzchen im Freien gehört (zum Beispiel ein Balkon oder vielleicht auch nur ein Pflanzkübel im Hinterhof), kannst du dort einheimische Blumen und andere Pflanzen kultivieren.
- Studien zufolge scheinen zweistündige Aufenthalte in der Natur die richtige »Dosis« zu sein. Falls dir das nicht möglich sein sollte, versuche es einmal mit 20 oder 30 Minuten.
- Bei schlechtem Wetter kannst du aus dem Fenster auf die nächste Grünfläche schauen oder dir einen Naturfilm ansehen.

Nimm diese Aktivität in deinen Wohlfühlplan auf

Geh einfach hinaus ins Freie! Tauche jeden Tag in einen anderen Aspekt der Natur ein. Nimm alle Formen und Farben in dich auf, lausche dem Gezwitscher der Vögel oder anderen Tierlauten, genieße den Duft der Blumen oder sonstigen Pflanzen, spüre die Sonne oder den Wind auf deiner Haut und probiere ein Stück frisches Obst, das du mitgenommen hast. Am wichtigsten ist es, das alles bewusst wahrzunehmen – lege dein Handy beiseite und sei ganz im jetzigen Augenblick!

TAG 11

SELBSTMITGEFÜHL

BEREICHE: ADAPTIVE GEDANKEN, POSITIVE EMOTIONEN

In den nächsten Tagen werden wir uns ein bisschen intensiver mit dem Thema »Denken« beschäftigen, denn du sollst nun eine adaptive Denkstrategie für deinen Wohlfühlplan entwickeln. Eigentlich ist es egal, für welchen Denkansatz du dich entscheidest – alle hilfreichen, konstruktiven Gedanken haben eine ähnliche Wirkung. Adaptive Gedanken wirken beruhigend auf deinen Körper und deine Gefühle, indem sie die vom Gehirn wahrgenommene Bedrohung und die dadurch ausgelöste explosionsartige emotionale Aktivität (erinnerst du dich noch an den Amygdala-Hijack?) herunterregulieren. In diesem Augenblick innerer Ruhe kannst du die rational denkenden Regionen deines Gehirns einschalten, bevor du auf die betreffende Situation reagierst.

Bewältigungsgedanken lösen automatisch auch positive Emotionen aus: Sie machen dich optimistischer und spornen dich dazu an, kreativer zu denken und bessere Entscheidungen zu treffen. Egal, welche Bewältigungsstrategie(n) du wählst – der beste Weg zum Erfolg beginnt mit einer gesunden Dosis Selbstmitgefühl, einer inneren Einstellung, die die Psychologin Kristin Neff von der University of Texas in Austin als die »Art und Weise, wie wir mit uns selbst umgehen, wenn wir uns unzulänglich fühlen, persönliches Leid empfinden oder versagt zu haben glauben« definiert. Dahinter steckt eine einfache Idee: Lass dir selbst die gleiche liebevolle Fürsorge zukommen wie einem guten Freund!

Probiere es gleich heute aus!

- Denke an eine Zeit zurück, in der du Misserfolg hattest oder einen großen Fehler gemacht, einen schlimmen Rückschlag erlitten oder eine negative Situation erlebt hast, die sich (zumindest in deinen Augen) durch dein Verhalten noch verschlimmert hat.
- Was ist damals passiert? Nimm Stift und Papier zur Hand oder fahre deinen Computer hoch und beschreibe das Ereignis so genau, wie deine Erinnerung es dir erlaubt.
- Dann ziehst du eine Linie (oder tippst sie in deinen Computer ein) und notierst dir darunter alle Gedanken, die dir zu diesem Vorfall und der Rolle einfallen, die du dabei gespielt hast.
- Anschließend zeichnest oder tippst du eine weitere Linie ein und beschreibst, wie du dich bei deinen Gedanken zu diesem Ereignis fühlst.
- Und nun stell dir vor, dein bester Freund hätte dir gerade die gleiche Geschichte erzählt, und zwar so, als ob sie *ihm selbst* passiert wäre.
- Was würdest du dazu sagen? Zeichne oder tippe eine weitere Zeile ein und schreibe darunter deine Ideen dazu auf. Würdest du deinem Freund etwas anderes sagen als dir selbst? Falls ja: Wo liegen die Unterschiede zwischen diesen beiden Kommentaren?
- Und nun atme einmal tief durch und bringe dir ein bisschen Selbstmitgefühl entgegen. Sag dir genau das Gleiche, was du auch deinem Freund gesagt hättest – und *meine* es auch so.
- Was hast du aus dieser Übung gelernt und wie kannst du dir in Zukunft mehr Mitgefühl entgegenbringen?

Nimm diese Aktivität in deinen Wohlfühlplan auf

Selbstmitgefühl erfordert Übung; und die Menschen, die es am dringendsten brauchen, glauben meistens nicht, es zu verdienen. Wenn dein innerer Kritiker dich das nächste Mal niedermacht, dann geh einfach auf Distanz zu diesen hässlichen verbalen Attacken und überlege dir, was du stattdessen zu einem guten Freund sagen würdest.

TAG 12

DENKANSATZ 1: NEGATIVE GEDANKEN UMSTRUKTURIEREN

BEREICHE: ADAPTIVE GEDANKEN

Die kognitive Verhaltenstherapie (KVT) hilft Menschen, kontraproduktive Gedanken zu erkennen und zu ändern. Wir alle haben solche Gedanken. Manchmal rühren sie von Kindheitserlebnissen, unserer Kultur, den Medien oder anderen Quellen her. Woher auch immer diese Gedanken kommen – sie tauchen normalerweise ohne jede Vorwarnung in deinem Kopf auf und untergraben deine Fähigkeit, im Leben Erfolg zu haben und glücklich zu sein. Und jetzt kommt eine positive Eilmeldung: Du brauchst diese Gedanken nicht bedingungslos zu akzeptieren. Bitte hinterfrage sie! Dank der Fähigkeit der *kognitiven Umstrukturierung* kannst du diese kontraproduktiven, pessimistischen, irrationalen oder vielleicht sogar katastrophisierenden Gedanken in positivere Denkmuster verwandeln, die dir helfen, zuversichtlicher zu handeln, weniger deprimiert zu sein und dich weniger hilflos zu fühlen. Deine Gedanken haben eine ungeheure Macht. Wenn du übertrieben negative Gedanken durch positive ersetzt, kannst du das Leben aus einer neuen, realistischeren Perspektive betrachten.

Probiere es gleich heute aus!

- Mach dir einmal einen besonders negativen Gedanken bewusst, der dich quält. Die meisten dieser Gedanken enthalten irgendeine übertriebene

Aussage, beispielsweise: *alle, immer, jeder, alles, für immer, nie, niemand, nichts* und *nur*. Hier ein paar Beispiele dafür: *Ich kann nichts gegen meine Schmerzen tun. Jeder hält mich für einen Versager.* Und: *Ich blamiere mich doch sowieso immer nur.* Diese Katastrophengedanken wecken negative Emotionen, auf die dann meistens sehr rasch negative Verhaltensweisen folgen (Vermeidung, Untätigkeit, »Aufschieberitis«, Selbstsabotage).

- Hinterfrage den negativen Gedanken. Welche handfesten Beweise hast du dafür, dass er wirklich hundertprozentig zutrifft? Sammle Beweise für diesen negativen Gedanken, aber auch Gegenbeweise, die zeigen, dass das alles totaler Unsinn ist. Nehmen wir zum Beispiel einmal den Gedanken: *Ich kann nichts gegen meine Schmerzen tun*. Für die Richtigkeit dieser Idee spricht beispielsweise, dass an manchen Tagen tatsächlich nichts gegen die Schmerzen zu helfen scheint. Aber es gibt auch etwas, das dagegenspricht: nämlich dass du an den meisten Tagen eben *doch* ein paar Maßnahmen ergreifen kannst, um deine Schmerzen zu lindern – und schon hast du deinen negativen Gedanken hinterfragt!
- Entwickle einen neuen, besseren Gedanken, indem du auf den Beweisen aufbaust, mit deren Hilfe du den negativen Gedanken widerlegt hast. In unserem Fall könnte der bessere Ersatzgedanke zum Beispiel lauten: *An den meisten Tagen kann ich doch etwas tun, um meine Schmerzen ein bisschen zu bessern*. Realistische Gedanken bestehen meistens aus längeren, differenzierteren Sätzen; aber was macht das schon? Diese Aussagen sind nicht nur zutreffender, sondern belasten dich auch weniger und spornen dich zu gesünderen Verhaltensweisen an.

Nimm diese Aktivität in deinen Wohlfühlplan auf

Wenn du diese Fähigkeit in dein langfristiges Schmerzbewältigungsprogramm aufnehmen möchtest, dann geh auf die Website PainGuide.com (zuerst auf »Pain Care«, dann auf »Self Care« und dann auf »Reframing« klicken). Dort findest du nähere Informationen und Hilfsmittel zur Umstrukturierung übertrieben negativer Gedanken (nur in englischer Sprache abrufbar). Das erfordert zwar ein bisschen Übung, aber diese Fähigkeit kann dein Leben auf erstaunliche Weise verändern! Weitere Hilfestellungen im deutschsprachigen Raum findest du im Anhang ab Seite 326.

TAG 13

DENKANSATZ 2: KONTRAPRODUKTIVE GEDANKEN KOMMEN UND GEHEN

BEREICH: ADAPTIVE GEDANKEN

Warum leiden wir? Vielleicht liegt das daran, dass wir zu schlau sind, um für unser eigenes Wohl zu sorgen. Nach Meinung von Steven Hayes, dem Begründer der Akzeptanz- und Commitment-Therapie (ACT), konnten wir uns aufgrund unserer Fähigkeit, zu planen, Ereignisse vorauszusehen und zu bewerten, Zusammenhänge herzustellen, Probleme zu lösen und miteinander zu kommunizieren, einen höheren Status in der Hackordnung der Spezies sichern. Doch andererseits macht uns dieser differenzierte Umgang mit Sprache und diese Fähigkeit zu komplizierten Gedankengängen auch besonders anfällig für Leid und Unglück. Wir erwarten von uns selbst, dass wir unsere Gedanken und Gefühle genauso unter Kontrolle haben, wie wir beispielsweise selbst entscheiden können, was wir zum Frühstück essen möchten.

Das Grundprinzip der ACT besteht darin, dass sie uns beim Loslassen negativer Gedanken helfen kann. Das erfordert zwar ein bisschen Übung, aber wir können lernen zu erkennen, dass wir nicht mit unseren Gedanken identisch sind. Sie existieren getrennt von uns. Betrachten wir zum Beispiel einmal den Gedanken: *Ich werde wegen meiner Schmerzen niemals etwas Sinnvolles tun können.* Wenn du diesen Gedanken hast und daran glaubst, würdest du vermutlich gar nicht erst *versuchen*, etwas Sinnvolles zu tun. Aber könntest du diesen Gedanken denn nicht einfach wahrnehmen und dich dann davon distanzieren, so wie ein Löwenzahnsamen, der im Wind davontreibt? Wenn wir unseren Gedanken zu entkommen versuchen, indem wir sie verdrängen oder mit Substanzen betäuben, sind diese Bemühungen von vornherein zum Scheitern verurteilt. Versuche stattdessen lieber, deine Gedanken einfach existieren zu lassen. Gedanken sind schließlich nichts weiter als eine Ansammlung von Konzepten, Ideen oder inneren Bildern – leblose, abstrakte Objekte –, die keine Macht über dich haben, wenn du ihnen keine Macht über dich *einräumst*. Manchmal vergessen wir, dass wir nicht an alles glauben oder nach allem handeln müssen, was uns zufällig in den Sinn kommt. Wenn wir das täten, würde die Welt in totalem Chaos versinken! Akzeptiere, dass Gedanken einfach kommen und gehen – genau wie Emotionen und schlimme Ereignisse.

Probiere es gleich heute aus!

- Setz dich ruhig hin und fordere deinen inneren Kritiker dazu auf, ein oder zwei Meinungen über dich zu äußern. Sobald daraufhin ein unangenehmer Gedanke in dir aufsteigt, notierst du ihn dir. Und nun wollen wir uns diesen Gedanken mal ein bisschen näher anschauen.
- Handelt es sich dabei um einen einzelnen, klar umrissenen Gedanken oder um ein Wirrwarr aus mehreren verschiedenen Gedanken? Wenn es ein Konglomerat aus mehreren Gedanken ist, dann ziehe die Quintessenz daraus und fasse sie in einem einzigen klaren Satz zusammen, so wie im obigen Beispiel: *Ich werde wegen meiner Schmerzen niemals etwas Sinnvolles tun können.* Dieser Satz eignet sich sehr gut für unsere Übung, denn dabei handelt es sich um eine äußerst negative und absolute Aussage.
- Setze dich ein paar Minuten lang mit deinem negativen Gedanken auseinander. Vielleicht möchtest du ihn sogar laut aussprechen.
- Und nun betrachtest du diesen Gedanken aus rein wissenschaftlicher Perspektive. Setze die einleitenden Worte »Ich habe den Gedanken, dass …« davor. In unserem Beispiel würde sich das dann so anhören: *Ich habe den Gedanken, dass ich wegen meiner Schmerzen niemals etwas Sinnvolles tun können werde.*
- Achte darauf, was sich durch diese Umformulierung an deinem Gemütszustand verändert. Dadurch hast du nämlich von einer Sekunde auf die

andere ein vernichtendes Urteil über dich selbst in eine bloße Ansammlung von Worten verwandelt, die dir durch den Kopf gehen.

- Atme ruhig ein und wieder aus, während du dir vorstellst, wie dieser Gedanke aus deinem Kopf herausfliegt und davonweht wie ein Blatt im Wind.

Nimm diese Aktivität in deinen Wohlfühlplan auf

Überlege dir jeden Tag mindestens einen solchen negativen Gedanken, bewerte ihn und lass ihn dann los. Wenn du etwas mehr über ACT im Umgang mit chronischen Schmerzen erfahren möchtest, solltest du vielleicht einmal das großartige Buch *Living Beyound Your Pain* (2006 bei New Harbiger erschienen) von JoAnne Dahl und Tobias Lundgren lesen. [Anmerkung der Redaktion: Dieses Buch ist nur in englischer Sprache erhältlich.]

TAG 14

DENKANSATZ 3: SELBSTCOACHING MIT BEWÄLTIGUNGSGEDANKEN

BEREICH: ADAPTIVE GEDANKEN

Werde dein eigener Wohlfühlcoach! Mit überzeugenden Bewältigungsgedanken kannst du stressige Situationen viel besser meistern, als wenn du dir dein Selbstbild und deine Optionen von negativen Überzeugungen diktieren lässt. Wahrscheinlich kennst du bereits viele gute Bewältigungsgedanken, denn schließlich tröstest und ermutigst du mit diesen positiven Affirmationen ja auch andere Menschen, die mit irgendeinem Missgeschick zu kämpfen haben. Wenn du dir optimistischere Bewältigungsgedanken für dein Problem überlegst (die gleichzeitig oft auch realistischer sind), wirst du dich wahrscheinlich auch eher aktiv damit auseinandersetzen, statt dich mit Vermeidungsverhalten, Angst und »Aufschieberitis« zu verzetteln. Dieses Prinzip möchte ich nun anhand von ein paar Beispielen veranschaulichen. Lies jeden der nachfolgenden Sätze auf Seite 252 langsam und aufmerksam durch, mach dann eine kleine Pause und achte darauf, wie du dich fühlst.

- Kontraproduktiver Gedanke: *Ich halte das nicht mehr aus!*
- Bewältigungsgedanke: *Es ist schwer, aber ich kann diesen Zustand verkraften, indem ich einfach von Augenblick zu Augenblick lebe.*
- Kontraproduktiver Gedanke: *Ich bin so ein jämmerliches Geschöpf. Ich werde das bestimmt niemals schaffen.*
- Bewältigungsgedanke: *Ich bin stärker und kompetenter, als ich glaube.*

Solche positiven Bewältigungsgedanken haben gleich mehrere verschiedene Wirkungen: Erstens beruhigen sie dich. Sie dämpfen die von der Amygdala in Gang gesetzte Welle negativer Emotionen und lösen sogar positive Gefühle aus. Außerdem lässt dadurch deine Muskelanspannung nach, und du wirst in dieser Verfassung auch eher gesunde Entscheidungen treffen, wodurch wiederum deine Schmerzen nachlassen.

Probiere es gleich heute aus!

- Überlege dir ein paar wichtige Bewältigungsgedanken, die sich in der Vergangenheit schon einmal als hilfreich erwiesen und dich beruhigt haben. Denke dabei auch an Ratschläge zurück, die du anderen Menschen gegeben hast, um ihnen beim Umgang mit ihren Missgeschicken zu helfen.
- Liste Gedanken auf, die speziell auf dich und deine Erfahrungen mit dem Schmerz zutreffen. Wenn du zum Beispiel bestimmte Aktivitäten vermeidest, weil du Angst davor hast, dich (wieder) zu verletzen oder einen Schmerzschub auszulösen, könnte dir vielleicht folgender Bewältigungsgedanke helfen: *Mein Arzt empfiehlt mir, Sport zu treiben, und hat gesagt, dass ich das jetzt problemlos riskieren kann.*
- Wähle ein paar positive Bewältigungsgedanken aus, die in deinen Ohren überzeugend klingen, zum Beispiel: *Die Menschen in meinem Leben lieben und unterstützen mich.* Das hört sich wahrer und realistischer an als: *Alle Menschen lieben und unterstützen mich.*
- Überlege dir ein paar kurze Bewältigungsmantras, die dich ansprechen und die du dir in Situationen vorsagen kannst, in denen du gestresst bist oder dich über irgendetwas aufregst: *Ich werde geliebt. Auch das geht vorbei. Atme tief durch und erreiche dein Ziel. Sei kämpferisch und entschlossen. Ich schaffe das.*

- Schreibe diese Bewältigungsmantras auf Klebezettel und befestige sie an Stellen, wo sie dir immer wieder ins Auge fallen. Du kannst sie auch in deinen Kalender eintragen wie regelmäßig wiederkehrende Termine, oder lass dein Lieblingsmantra in ein kleines Medaillon eingravieren und trage es um den Hals! Diese Mantras sollten leicht zu merken und auch leicht zu finden sein, wenn du sie brauchst.

Nimm diese Aktivität in deinen Wohlfühlplan auf

Sprich diese Sätze immer wieder laut oder in Gedanken vor dich hin – morgens beim Aufwachen, abends vor dem Zubettgehen oder wenn du einen kleinen Extraschub an Zuversicht oder Selbstvertrauen brauchst. Versuche negative Gedanken sofort zu erkennen, wenn sie in dir aufsteigen, und coache dich dann mit hilfreichen Ratschlägen.

TAG 15

DENKANSATZ 4: SOMATIC TRACKING

BEREICH: ADAPTIVE GEDANKEN, POSITIVE EMOTIONEN

Die Pain-Reprocessing-Therapie (PRT) geht von der Erkenntnis aus, dass das Gehirn ständig unzählige eingehende Informationen verarbeitet und die allermeisten davon (beispielsweise Atmung, Juckreiz, Herz- und Pulsschlag) dabei zwangsläufig ausblenden muss. Denn unser Gehirn kann sich immer nur auf ein paar Informationen gleichzeitig konzentrieren. Du richtest dein Augenmerk auf die Dinge, die aus irgendeinem Grund deine Aufmerksamkeit auf sich ziehen. Potenzielle Bedrohungen wecken natürlich am meisten Aufmerksamkeit. Da unser Gehirn ständig nach Bedrohungen Ausschau hält, findet es sie zwangsläufig auch dann, wenn die körperliche Empfindung, auf die es sich konzentriert hat, sich im Nachhinein als völlig harmlos erweist. Und sobald dieses harmlose Gefühl als Bedrohung fehlinterpretiert wird, wirst du es wahrscheinlich als Schmerz empfinden.[105] Dein Gehirn ist zu einem überfürsorglichen Kindermädchen geworden, das dich auffordert, aus lauter Angst vor Verletzungen sämtlichen Aktivitäten, Situationen und Menschen aus dem Weg zu gehen. Na toll. Was kann man dagegen tun? Die PRT hält für dieses Problem eine sehr wirksame Strategie namens Somatic Tracking bereit, mit deren Hilfe du lernen kannst, Schmerzempfindungen unter dem Aspekt der Sicherheit zu betrachten. Damit wollen wir es nun einmal versuchen.

Probiere es gleich heute aus!

Wie bei allen Fähigkeiten, die du in diesem Buch erlernst, solltest du dir sicherheitshalber zunächst einmal von deinem Arzt bestätigen lassen, dass deine Schmerzen *nicht* auf irgendwelche Gewebeschäden oder -verletzungen zurückzuführen sind und dass du die betreffende Bewegung gefahrlos ausführen kannst. Wenn das zutrifft, eignet sich das Verfahren des Somatic Tracking ganz hervorragend für die Bewältigung deiner Schmerzen.

- Finde eine körperliche Position oder Aktivität, die dir Schmerzen verursacht, zum Beispiel Sitzen, Stehen, Bücken, Drehbewegungen oder Treppensteigen.
- Bringe den Wissenschaftler in dir zum Vorschein und erforsche dein Schmerzempfinden in einer Haltung innerer Offenheit und neugierigen Interesses – und zwar unter der Prämisse, dass du den Schmerz nicht aufhalten oder verändern musst, sondern ihn einfach nur betrachten sollst. Fühlt er sich scharf, stechend oder dumpf an? Ist er nur an einer einzigen Stelle deines Körpers spürbar oder an mehreren? Wie stark fühlt er sich an? Verändert er sich, wenn du ihn näher betrachtest? Wenn er eine Farbe hätte – was für eine Farbe wäre das wohl?
- Und nun setz deine »Schutzbrille« auf und betrachte die schmerzhafte Empfindung aus der Perspektive, dass dir dadurch *kein Schaden droht*. Das hat der Arzt dir auch bereits versichert: Hinter deinen Schmerzen stecken keine Gewebe- beziehungsweise Knochenschäden oder -verletzungen. Sie sind einfach nur ein Signal, so wie tausend andere harmlose Signale, auf die dein Gehirn achtet oder die es ignoriert. Du kannst dieses Signal beachten; du kannst dich stattdessen aber auch auf irgendeinen Juckreiz, auf deinen Herzschlag, die Strahlen der Sonne auf deinem Gesicht oder ein Musikstück konzentrieren.
- Das Ziel dieser Übung besteht darin, deine Aufmerksamkeit auf positivere Gedanken und Empfindungen zu lenken. Beschwöre angenehme Bilder und Emotionen in deinem Gehirn herauf. Stell dir den glücklichsten Tag deines Lebens vor; plane einen schönen Ausflug, den du heute oder an einem anderen Tag in dieser Woche machen könntest; oder kon-

zentriere dich auf irgendein angenehmes Gefühl in deinem Körper, zum Beispiel einen weichen Stoff auf deiner Haut.

Nimm diese Aktivität in deinen Wohlfühlplan auf

Du kannst diese Fähigkeit den ganzen Tag über anhand von verschiedenen Schmerzempfindungen üben, und zwar *jeden Tag*. Dadurch wird dein Gehirn irgendwann aufhören, diese schmerzhaften Empfindungen als potenzielle Bedrohung wahrzunehmen. Dann können sie in den Hintergrund treten und du kannst sie ignorieren, so wie all die anderen harmlosen Signale, die dein Gehirn für unwichtig hält (zum Beispiel deinen Pulsschlag, das Blinzeln deiner Augen, einen zu eng gebundenen linken Schuh). Wenn du dich näher mit dieser Methode beschäftigen möchtest, dann schau dir einmal die Bücher von Alan Gordon und Howard Schubiner an, die du im Anhang auf Seite 328 findest. [Anmerkung der Redaktion: Das Buch von Howard Schubiner ist nur in englischer Sprache erhältlich.]

TAG 16

SELBSTBERUHIGUNG

BEREICHE: ENTSPANNUNG, ADAPTIVE GEDANKEN

Unter dem Einfluss starker Emotionen handeln wir nur selten konstruktiv. Normalerweise *reagieren* wir dann einfach nur und sagen oder tun auch manchmal Dinge, die uns später leidtun. Denn wenn wir ausrasten (Amygdala-Hijack), sind wir nicht mehr in der Lage, logisch zu denken und uns im Zaum zu halten. In diesem Durcheinander der Emotionen müssen wir uns erst einmal beruhigen, damit unser rational denkendes Gehirn den emotionalen Bereichen unseres Gehirns die Kontrolle entreißen kann. Die dialektische Verhaltenstherapie (DVT) – eine Form der KVT – hat ein paar hervorragende Techniken entwickelt, mit deren Hilfe wir immer wieder zur Ruhe kommen und Vernunft in unser Leben einkehren lassen können.[106] Eine Methode zur Abschwächung intensiver Emotionen besteht zum Beispiel darin, sich auf seine fünf Sinne zu konzentrieren. Denn diese primitiven Sinne, die so große Macht über uns haben, gab es schon, bevor wir der Sprache mächtig waren. Vielleicht weißt du ja bereits, welche Sinneswahrnehmungen dazu beitragen können, dass es dir wieder besser geht. Wenn du gestresst bist, kannst du dich zum Beispiel mit einem guten Essen (Geschmackssinn), einer warmen Dusche (Tastsinn), Aromatherapie (Geruchssinn), Musik (Gehör) oder dem Anblick eines Sonnenuntergangs (Gesichtssinn) beruhigen. Welcher dieser Sinneseindrücke ist dir am vertrautesten? Das ist ein guter Hinweis darauf, welche(n) deiner fünf Sinne du ansprechen solltest, wenn dein Leben aus den Fugen gerät.

Probiere es gleich heute aus!

Überlege dir, welche der unten beschriebenen Sinneswahrnehmungen und Aktivitäten du ausprobieren möchtest. Viele Menschen, die an chronischen Schmerzen leiden, besitzen eine besonders ausgeprägte sensorische Sensibilität: Was für den einen köstlich riecht, empfindet der andere als Beleidigung für seine Nase. Dieses Prinzip gilt für alle Sinne, also versuche herauszufinden, welcher der unten beschriebenen fünf Sinne dich am meisten anspricht.

- Das Sehen – vielleicht dein komplexester Sinn – kann dich ablenken und beruhigen. Betrachte einmal einen Sonnenaufgang, im Wind dahintreibende Wolken, einen Sonnenuntergang oder den nächtlichen Sternenhimmel. Wähle eine Pflanze (zum Beispiel eine Blume oder einen Baum) aus und betrachte sie ganz genau in all ihren Details. Schau dir Fotos von den schönsten Orten der Welt an oder entdecke in einem Onlinemuseum deine Lieblingskunstwerke.
- Es gibt aber auch viele Klänge, die zur Entspannung beitragen. Höre dir zum Beispiel mal ein Lieblingsmusikstück oder eine Tonaufnahme von Regen, dem Rauschen von Wellen am Strand oder einem sanft dahinplätschernden Bach an. Oder wie wäre es mit einem Podcast oder einem Hörbuch, bei dem es um ein fröhliches oder friedliches Thema geht? Du kannst natürlich auch nach draußen gehen und dem Gesang der Vögel und anderen Naturgeräuschen lauschen.
- Der Geruchssinn ist ein sehr starker Sinn, der dich vorübergehend in einen Zustand versetzen kann, in dem du dich ruhig, sicher und geborgen fühlst. Um deine Nase zu verwöhnen, kannst du zum Beispiel deine Lieblingskörperlotion oder dein Lieblingsparfüm auftragen, eine Duftkerze anzünden oder Weihrauch verbrennen. Du könntest aber auch eine Zitrone, Limette oder Orange aufschneiden und das duftende Öl der Schale auf deiner Haut verreiben. Oder wie wäre es, eine Packung Kaffee oder Tee zu öffnen und den Duft tief einzuatmen?
- Da du unter chronischen Schmerzen leidest, spielt der Tastsinn für dich eine wichtige Rolle. Wickle dich doch einmal in eine flauschige Decke oder einen Haufen warmer Kleidung, die gerade frisch aus dem Wäschetrockner gekommen ist! Nimm ein wohltuendes heißes Bad und überle-

ge dir, ob du eine schäumende Badebombe hineinlegen solltest. Streichle eine Katze, einen Hund, einen Hamster, ein Pferd oder Kaninchen. In stressigen Situationen kannst du ein Plüschtier oder ein Stück weichen, samtigen Stoff anfassen – das wirkt auf Anhieb beruhigend.

- Um deinen Geschmackssinn anzusprechen, der ebenfalls eng mit dem Gedächtnis in Verbindung steht, kannst du zum Beispiel langsam eine Handvoll Rosinen essen, eine Tasse Tee, Kakao oder koffeinfreien Kaffee trinken, ein Stückchen Schokolade auf der Zunge zergehen lassen, an einem säuerlichen Bonbon lutschen oder einen Kaugummi mit Pfefferminzgeschmack kauen.

Nimm diese Aktivität in deinen Wohlfühlplan auf

Nachdem du nach und nach alle oben beschriebenen Aktivitäten ausprobiert hast, ist es an der Zeit zu entscheiden, welche davon sich am beruhigendsten auf dich auswirken. Als Nächstes kannst du eine Notfall-Checkliste aufstellen oder ein Set mit angenehmen Sinneseindrücken vorbereiten, das dir hilft, dich zu beruhigen, wenn du es gerade besonders dringend nötig hast.

TAG 17

SCHMERZHAFTE EMOTIONEN LOSLASSEN

BEREICHE: ADAPTIVE GEDANKEN, ENTSPANNUNG

Negative Emotionen loszulassen, ist eine sehr wirksame Strategie, die dir hilft, solche Gefühle – und dich selbst – besser unter Kontrolle zu bekommen. Diese Fähigkeit beruht auf der Strategie, die wir an Tag 13 bereits kennengelernt haben: negative Gedanken kommen und gehen zu lassen, ohne sie zu verurteilen oder zu fürchten. Um negative Emotionen loszulassen, musst du zunächst einmal akzeptieren, dass du sie hast. Wir alle kennen solche Gefühle, doch nur allzu oft schämen wir uns für unsere Scham, sind wütend über unsere Wut oder niedergeschlagen über unsere Traurigkeit. Wenn du deine Emotionen so streng verurteilst, weil du dir einredest, dass du doch eigentlich glücklich sein solltest, vergrößert sich dadurch nur die Gefahr, dass du dich in solchen Gefühlen suhlst, dich darin vergräbst oder ihren potenziellen Wert ignorierst, statt Verständnis dafür aufzubringen und sie dann an dir vorüberziehen zu lassen wie Wolken am Himmel. Heute wollen wir eine weitere Strategie ausprobieren, die ebenfalls aus der dialektischen Verhaltenstherapie stammt und von dem zentralen Gedanken ausgeht, dass Akzeptanz nicht gleichbedeutend mit Zustimmung ist. Jeder Mensch kann hässliche Gefühle haben. Nur weil du dir darüber im Klaren bist, dass du solche Emotionen hast, bedeutet das noch lange nicht, dass *sie dich auch* haben dürfen. Wenn du in der Lage bist, eine negative Emotion zu benennen und zu akzeptieren, verliert sie ihre Macht über dich. Du musst dich nicht dafür verurteilen, dass du solche Emotionen hast. Denn wenn du gegen dich selbst ankämpfst, wirst du dadurch schwächer und die negative Emotion wird stärker – und das ist genau das Gegenteil von dem, was wir erreichen wollen!

Probiere es gleich heute aus!

- Egal, welches Gefühl das ist und wann es auftritt – betrachte es ein paar Minuten lang. Enthält es irgendeine objektiv wichtige Information? Wenn ja, dann denke ganz nüchtern und sachlich über diese Information nach. Danach fährst du mit den unten beschriebenen Schritten fort.
- *Identifiziere das Gefühl.* Registriere, dass du es empfindest, und gib ihm einen Namen: zum Beispiel Wut, Angst, Traurigkeit, Eifersucht, Scham, Enttäuschung, Hass und so weiter.
- *Setze die Emotion in einen Kontext.* Betrachte sie aus einer gewissen Distanz, so wie ein Wissenschaftler es tun würde. *Aha, das empfinde ich also gerade. Wie interessant.* Woher kommt dieses Gefühl? Kannst du es damit in Zusammenhang bringen, was du gerade gedacht hast? Oder damit, wie dein Schmerz sich gerade anfühlt?
- *Spüre die Emotion.* Lass sie allmählich immer heftiger werden, ihren Höhepunkt erreichen und dann abebben wie eine Welle, die sich am Strand bricht. Atme tief durch. Verdränge das Gefühl nicht, denn dadurch wird es nur noch heimtückischer; und verurteile es auch nicht, denn dadurch wird es nur noch stärker.
- *Akzeptiere das Gefühl und drücke auf die Neustarttaste.* Du existierst unabhängig von dieser Emotion. Sie ist einfach nur da. Verurteile weder sie noch dich. Denke daran, *dass Akzeptanz nicht gleichbedeutend mit Zustimmung ist* und dass du nicht auf diese Emotion reagieren musst. Nimm sie einfach zur Kenntnis und lass sie dann los. Wähle ein passendes Bild dafür, zum Beispiel eine am Himmel dahintreibende Wolke, einen großen roten Luftballon, der davonfliegt, ein zerknülltes Stück Papier, das du in den Papierkorb wirfst, oder dicke, platzende Seifenblasen: Das ist die negative Emotion, die du mithilfe dieser Strategie abgeschwächt hast.

Nimm diese Aktivität in deinen Wohlfühlplan auf

Präge dir zunächst mithilfe des Akronyms IKSAN die Schlüsselbegriffe dieser Strategie ein: identifizieren, in einen Kontext setzen, spüren, akzeptieren und auf die Neustarttaste drücken. Anschließend baust du dir eine Eselsbrücke oder schaffst eine Erinnerungshilfe, die dich durch diese Übung führt und mit dem symbolischen Bild – Wolke, Luftballon, Papier oder Seifenblase – endet, das dir am meisten zusagt. Auch bei dieser Übung kannst du deine Emotionen und ihre Auswirkungen auf deinen Schmerz anhand eines Tagebuchs dokumentieren.

TAG 18

☆

SICH AN POSITIVEN EMOTIONEN ERFREUEN

BEREICHE: POSITIVE EMOTIONEN, LEBENSSINN UND -ZWECK, ADAPTIVE GEDANKEN

Dem Gehirn von Menschen mit chronischen Schmerzen fällt es manchmal schwer, positive Ereignisse und Emotionen zu verarbeiten. Das ist so ähnlich wie mit dem Verlust des Geschmackssinns (einem häufigen Problem bei COVID-Patienten): Wenn man sein Essen nicht mehr genießen kann, verliert man die Lust daran – und das gleiche Prinzip gilt bei vielen chronischen Schmerzpatienten für positive Emotionen. Das Gute daran ist jedoch, dass diese Emotionen fast immer irgendwann wieder zurückkehren – ebenso wie der Geschmackssinn, der jemandem vielleicht aufgrund einer Erkrankung verloren gegangen ist. Um positive Emotionen erkennen und schätzen zu lernen, muss man sein Gehirn allerdings ein bisschen umschulen. Also lege dir doch mal ein »positives Sparschwein« an – und wenn auch nur für den heutigen Tag –, um dich auf die schönen Augenblicke deines Tages zu konzentrieren und nach mehr positiven Ereignissen oder Erfahrungen und mehr angenehmen Menschen Ausschau zu halten. Bei so einem positiven Erlebnis muss es sich nicht unbedingt um etwas Großartiges wie einen Luxusurlaub oder ein neues Auto handeln. Oft machen uns die kleinen Freuden des Lebens – zum Beispiel ein nettes Gespräch mit einem Freund, ein in der Hand schmelzender Schokokeks oder ein Spaziergang in der Natur – am glücklichsten.

Probiere es gleich heute aus!

Und nun will ich dir erklären, wie du dir für den heutigen Tag ein positives Sparschwein anlegen kannst.

- Wähle ein Glas, eine kleine Schachtel oder ein Sparschwein, das dich zum Lächeln bringt, und stelle es an einen Ort, an dem du es immer wieder zu Gesicht bekommst (zum Beispiel auf die Küchentheke oder neben dein Bett).
- Lege kleine Zettel (beispielsweise 7,5 mal 7,5 Zentimeter große Haftnotizen) und einen Stift neben dein Gefäß.
- Denke jeden Abend an die netten Menschen und die positiven Ereignisse oder Erlebnisse des vergangenen Tages – an eine Person oder Begebenheit, die dir ein paar Minuten inneren Friedens oder ein Gefühl der Dankbarkeit beschert oder dich zum Lachen oder Lächeln gebracht hat.
- Wähle eines dieser Ereignisse aus und lass es dir in Gedanken »auf der Zunge zergehen«: Denke darüber nach, was dieses Erlebnis für dich zu etwas so Besonderem gemacht hat.
- Nimm Stift und Zettel zur Hand und beschreibe das Ereignis so genau wie möglich, damit du dich später wieder daran erinnern kannst.
- Falte den Zettel mit deiner positiven Erinnerung zusammen und lege ihn in das Gefäß.

Nimm diese Aktivität in deinen Wohlfühlplan auf

Nun, da du dir ein positives Sparschwein eingerichtet hast – wie wäre es, bei dieser Gewohnheit zu bleiben? Lege jeden Abend einen Zettel mit einer positiven Erinnerung hinein. Du kannst selbst entscheiden, wie lange du das praktizieren möchtest: eine Woche, zwei Wochen oder einen Monat lang, vielleicht sogar noch ein bisschen länger. Immer wenn du dringend eine schöne Erinnerung brauchst, schüttelst du den Behälter und entnimmst ihm einen deiner Zettel. Du kannst es zur Abwechslung natürlich auch mal mit einer anderen Strategie versuchen: Nimm ein paar Wochen lang gar keinen Zettel aus deinem Sparschwein, um die glücklichen Erinnerungen dann alle auf einmal zu lesen und dir bewusst zu machen, warum das so besondere Augenblicke für dich waren.

TAG 19

MUSIK ALS EMOTIONALE MEDIZIN

BEREICHE: POSITIVE EMOTIONEN, LEBENSSINN UND -ZWECK, ADAPTIVE GEDANKEN, ENTSPANNUNG

Musik ist ein ungeheuer wichtiger Teil unseres Lebens. Sie kann uns in vielerlei Hinsicht tiefgreifend beeinflussen – zum Beispiel hat sie Auswirkungen darauf, wie wir uns fühlen, woran wir uns erinnern, ja sogar was wir tun. Ist dir das auch schon mal so ergangen? Du bist ein bisschen niedergeschlagen – und dann hörst du plötzlich ein tolles Lied und klopfst unwillkürlich mit deinen Füßen den Takt dazu, schwingst die Hüften und ein leises Lächeln schleicht sich auf deine Lippen? Andere Lieder können starke nostalgische Gefühle, positive oder auch negative Erinnerungen auslösen. Sogar hörgeschädigte Menschen nehmen die rhythmischen Schwingungen der Musik wahr, und zwar in denselben Teilen des Gehirns, die bei Menschen mit gesundem Gehör für die Klangverarbeitung zuständig sind. Das Fühlen von Musik ist ein ähnliches Erlebnis wie das Hören und die Entwicklung neuer tragbarer Technologien kann Musik in Ganzkörpervibrationen umsetzen. Musik ist also ein sehr ursprüngliches, kraftvolles und universelles Erlebnis. Sie kann deine Stimmung verbessern und deine Schmerzen lindern – und du hast sie stets griffbereit! Man kann Musik auf so viele verschiedene Arten genießen, dass es dir vielleicht schwerfallen wird, den für dich besten Weg zu finden. Wenn du Musik liebst, dann mach sie zu einem Teil deines langfristigen Wohlfühlplans, um weniger Schmerzen zu haben, dich glücklicher zu fühlen, in deinem Alltagsleben besser zu funktionieren und mit anderen Menschen in Kontakt zu treten.

Probiere es gleich heute aus!

Wählte für heute zwei oder drei Lieder oder Musikstücke aus, bei denen du dich unbesiegbar, stolz, optimistisch oder stark fühlst. Auf das Genre (Klassik, Jazz, Rock, Pop, Country, Hip-Hop oder R&B) kommt es nicht an. Wichtig ist nur, dass du diese Musik liebst und dich dabei rundum wohlfühlst. Dreh laut auf und lass dich hundertprozentig auf dieses Erlebnis ein!

Nimm diese Aktivität in deinen Wohlfühlplan auf

Wenn Musik sich positiv auf dein Wohlbefinden auswirkt, wollen wir nun über ein paar Möglichkeiten nachdenken, wie du sie für therapeutische Zwecke nutzen kannst. Probiere für die Erstellung deines Wohlfühlplans eine oder mehrere der folgenden Ideen aus:

- Stelle einen Soundtrack mit deinen Lieblingsliedern aus den besten Zeiten deines Lebens zusammen: Sommersongs, Tanzmusik, Soundtracks aus Filmen, Songs aus Shows, Fußballfangesänge, Motown-Musik oder was auch immer dir Freude bereitet.
- Erstelle eine Playlist. Es gibt so viele (ständig wechselnde) Möglichkeiten, auf Musikstücke zuzugreifen und eigene Wiedergabelisten zu erstellen, dass ich sie hier gar nicht alle aufzählen kann. Hol deine alten Schallplatten, Musikkassetten oder CDs hervor und stelle einen Mix daraus zusammen, den du auf deinem Smartphone oder irgendeinem anderen mobilen Gerät streamen kannst.
- Sei live dabei! Besuche möglichst viele persönliche Auftritte oder Konzerte von Musikern, die du magst. Denke dabei auch an kostenlose Veranstaltungen wie beispielsweise Jazz im Park, Kaffeehauskonzerte, Schulchöre, Gospels oder andere religiöse Musik in der Kirche, Aufführungen an der Hochschule deiner Stadt oder sogar in öffentlichen Bibliotheken (die ebenfalls immer mehr Livemusikkonzerte veranstalten).
- Mach selbst Musik! Wenn du gern singst, dann singe. Wenn du gern ein Instrument spielst, dann tu dir keinen Zwang an – leg einfach los! Komponierst du gern Lieder? Dann schreibe welche. Oder hämmerst du einfach nur gern auf ein Schlagzeug ein, um den Rhythmus und die Vibration in deinem Körper zu spüren? Dann nichts wie los!

TAG 20

BAU DIR EINEN BEZIEHUNGSBAUM AUF

BEREICHE: SOZIALE BEZIEHUNGEN, LEBENSSINN UND -ZWECK

Wie wir bereits im Kapitel über soziale Beziehungen erfahren haben, kann ein Gefühl von Verbundenheit und Zugehörigkeit dich glücklicher und gesünder machen und sogar dein Leben verlängern. Starke, positive Beziehungen bringen viele Vorteile, doch ungesunde Beziehungen können dich trauriger und kränker machen. Über deine sozialen Beziehungen nachzudenken, ist gar nicht so einfach, denn dabei musst du ganz ehrlich zu dir selbst sein und dir auch überlegen, welchen Beitrag du selbst dazu leistest, ob eine Beziehung sich positiv oder negativ anfühlt. Du musst dich fragen: Ist es sinnvoll, etwas an dieser Beziehung zu ändern, um sie zu verbessern – zum Beispiel besser zuzuhören, Gefühle offener zu zeigen, dem anderen ehrlicher deine Meinung zu sagen oder dich ihm gegenüber rücksichtsvoller zu verhalten? Manche Beziehungen sind schlichtweg ungesund, und manche Menschen, die in deinem Leben eine Rolle spielen, haben vielleicht nicht dein Bestes im Sinn. Solche Menschen musst du nicht komplett aus deinem Leben streichen (schon gar nicht, wenn sie mit dir verwandt sind), aber du solltest deine kostbare Energie dann zumindest darauf konzentrieren, Beziehungen aufzubauen, die du als größere Bereicherung und Unterstützung empfindest.

Probiere es gleich heute aus!

Um einen möglichst starken, gesunden Beziehungsbaum aufzubauen, musst du immer wieder über dieses Thema nachdenken und dann auch dementsprechend handeln. Heute wollen wir einfach nur mal untersuchen, wie gesund dein Beziehungsbaum ist. Für diese Übung brauchst du ein paar Zeichen- oder Malutensilien: Papier, Bleistift oder Kugelschreiber und zwei oder drei verschiedenfarbige Textmarker. Auch Buntstifte oder farbige Stifte eignen sich gut für diese Aufgabe.

- Ins untere Drittel deines Zettels zeichnest du dich selbst als Stamm des Beziehungsbaums. Er muss nicht unbedingt so aussehen wie du. Zeichne einfach einen Baumstamm.
- Für jeden Menschen, der in deinem Leben eine Rolle spielt, fügst du ein Blatt hinzu – entweder in Form eines richtigen Laubblatts oder als Kreis. Schreibe den Namen der betreffenden Person hinein. Setze die Menschen, die dir am nächsten stehen oder mit denen du am häufigsten zusammen bist, am dichtesten an den Baumstamm. Diejenigen, die eine weniger aktive Rolle in deinem Leben spielen, zeichnest du weiter oben – weg vom Stamm – ein.
- Baue möglichst viele Menschen in deinen Beziehungsbaum ein. Denke dabei an Freunde, Familienangehörige (nah oder fern), Nachbarn, Arbeitskollegen, Schulkameraden, Menschen, mit denen du einem Hobby oder bestimmten spirituellen Praktiken nachgehst, und so weiter. Wenn du öfters in den sozialen Medien unterwegs bist, dann schau auch deine Freundes- oder Follower-Listen durch, um sicherzugehen, dass du niemanden vergisst, der dir wichtig ist. (Falls du einige dieser Leute nicht mehr erkennen oder dich nicht mehr an sie erinnern solltest, ist es jetzt vielleicht an der Zeit, sie aus dem Bestand deiner digitalen Kontakte zu streichen.)
- Wenn du das Gefühl hast, alle wichtigen Blätter in deinen Baum eingezeichnet zu haben, dann kennzeichne mithilfe deiner verschiedenfarbigen Textmarker den Gesundheitszustand dieser Beziehungen: zum Beispiel Grün für gesund, Gelb für neutral und Rot für negativ.

- Wie sieht dein Baum aus, nachdem du die Gesundheit deiner Beziehungen mithilfe verschiedener Farben gekennzeichnet hast? Enthält er viele gesunde Blätter (gute Beziehungen) oder viele Blätter, die für negative Beziehungen stehen? Verdichten sich die positiven Beziehungen in der Nähe des Baumstamms und schirmen dich auf diese Weise vor den negativen Kontakten ab, die weiter weg sind? Gibt es eine Ansammlung positiver Menschen in deinem häuslichen Umfeld, dafür aber vielleicht viele negative Menschen am Arbeitsplatz, oder umgekehrt?
- Betrachte nun der Reihe nach alle Beziehungen und entscheide über dein weiteres Vorgehen. Welche Beziehungen solltest du hegen und pflegen? Bei welchen lohnt sich ein Reparaturversuch? Zu welchen Menschen solltest du ein bisschen mehr Abstand halten? Welche wirklich ungesunden Beziehungen müssen gekappt werden?

Nimm diese Aktivität in deinen Wohlfühlplan auf

Du kannst und solltest dich für den Rest deines Lebens um die Gesundheit deines Beziehungsbaums kümmern. Die Menschen in deinem Leben und die Rollen, die du ihnen zugestehst, können sich sowohl auf dein seelisches Glück als auch auf deinen Gesundheitszustand auswirken. Wiederhole diese Übung ein- bis zweimal pro Jahr (vielleicht an deinem Geburtstag und/oder am Neujahrstag).

TAG 21

TÄGLICHE KONTAKTAUFNAHME

BEREICHE: SOZIALE KONTAKTE, LEBENSSINN UND -ZWECK

Nach der Übung mit dem Beziehungsbaum hast du wahrscheinlich ein besseres Gefühl dafür, welche deiner zwischenmenschlichen Beziehungen du pflegen möchtest. Du bist dir also nun über das *Wer* im Klaren – aber was ist mit dem *Wie*? Wie du sicherlich weißt, kostet der Aufbau gesunder, bereichernder Beziehungen Zeit und Mühe. Den meisten Menschen, die unter chronischen Schmerzen leiden, fällt es jedoch schwer, Zeit und Energie für Aktivitäten aufzubringen, die über Beruf, absolut notwendige Besorgungen und Hausarbeit hinausgehen. Du brauchst also einen praktikablen Aktionsplan, um regelmäßig Kontakte mit den Menschen zu pflegen, die dir wichtig sind. Heute sollst du dir angewöhnen, jeden Tag mit irgendjemandem in Kontakt zu treten. Wir werden auf drei verschiedene Methoden für diese Kontaktaufnahme eingehen: »Kontaktaufnahme per SMS«, »Noch eine Frage« und »Ehrliches Kompliment«.

Probiere es gleich heute aus!

Entscheide dich für eine der drei folgenden Ideen und teste sie:

- *Kontaktaufnahme per Messaging:* Die meisten Menschen schreiben viele Nachrichten, also ist das vielleicht die einfachste Methode. Scrolle durch deine Nachrichtenliste und finde jemanden, zu dem du eine gute Beziehung hast, mit dem du aber schon lange nicht mehr gesprochen hast. Schicke dieser Person eine herzliche Nachricht, in der du so etwas Ähnliches sagst wie: »Ich denke an dich und hoffe, es geht dir gut!« Es sollte eine sehr persönliche, aussagekräftige Botschaft sein und irgendetwas beinhalten, was mit eurer Beziehung in Zusammenhang steht. Das könnte zum Beispiel auch bedeuten, dass du ein Foto von euch beiden, ein lustiges GIF oder ein paar Emojis hinzufügst.

- *Noch eine Frage:* Wenn du Fragen stellst, zeigst du deinem Gesprächspartner damit, dass du ihm zuhörst und dich für ihn interessierst. Das ist eine besondere Gabe, aber gleichzeitig auch eine Fähigkeit, die man erlernen kann. Nur allzu oft nehmen wir die Worte unseres Gesprächspartners gar nicht richtig in uns auf, weil wir sofort darüber nachdenken, was wir ihm antworten sollen. Also überrasche doch einmal jemanden mit einer weiterführenden Frage, die zeigt, dass du ihm zugehört hast und dich für ihn interessierst! Sei dabei ganz präsent, schenke ihm ein herzliches Lächeln und zeige ihm dein Interesse durch den Ausdruck in deinen Augen.
- *Ehrliches Kompliment:* Du kannst anderen Menschen aber auch echtes Interesse zeigen, indem du ihnen ein Kompliment über etwas machst, das ihnen wichtig ist. Das kann zum Beispiel eine Charakterstärke, ein besonderes Talent oder eine Leistung sein, die du bewunderst. Und selbst wenn das vielleicht ein bisschen oberflächlich klingt – aber wir alle freuen uns letztendlich auch darüber, zu hören, dass unser neuer Haarschnitt gut aussieht oder dass jemand unsere Schuhe cool findet.

Nimm diese Aktivität in deinen Wohlfühlplan auf

Praktiziere eine der vorher genannten Aktivitäten (oder alle drei) regelmäßig – zum Beispiel am Ersten jedes Monats (was den Vorteil hat, dass man es sich leicht merken kann) –, aber nicht so oft, dass es für dich zu anstrengend wird oder deine Ansprechpartner es womöglich als krampfhaften Anbiederungsversuch empfinden könnten.

Und da wir gerade über Beziehungen und Kommunikation sprechen, wollen wir bei dieser Gelegenheit gleich noch auf ein etwas sensibleres Thema eingehen: nämlich wie du mit anderen Menschen über deine Krankheit oder deine chronischen Schmerzen sprechen solltest. Dein Schmerz ist ein Teil von dir. Er ist laut, herrschsüchtig und schreit nach Aufmerksamkeit. Es ist durchaus verständlich, dass du mit deinen Mitmenschen darüber reden möchtest, und es ist auch richtig, das zu tun. Aber wenn du dich nur auf deine Schmerzen konzentrierst, geht dadurch ein großer Teil deiner Identität verloren, der *nichts* mit deinen Beschwerden zu tun hat. Also sprich ruhig über die Symptome deiner Schmerzerkrankung, wenn das Gespräch gerade darauf kommt, aber vergiss nicht, dass du sehr viel mehr bist als nur deine Schmerzen!

TAG 22

VERZEIHEN

BEREICHE: SOZIALE KONTAKTE, ADAPTIVE GEDANKEN

In den Texten von Countrysongs geht es oft um die schlimmsten Gemeinheiten, die Menschen einander antun können: Lug und Trug, Diebstahl und tiefe seelische Verletzungen. Diese Lieder sprechen uns an, weil gedankenloses oder egoistisches Verhalten anderer Menschen nun mal zu unserem täglichen Leben dazugehört. Doch eigentlich kommt es vor allem darauf an, wie wir mit dem Fehlverhalten unserer Mitmenschen umgehen. Natürlich kann man lange Zeit einen heftigen, hässlichen Groll mit sich herumtragen, wenn man so etwas erlebt hat. Doch solche Ressentiments schaden demjenigen, der sie hegt, normalerweise mehr als dem Missetäter. Denn dadurch kehren Bitterkeit und Misstrauen in all deine Beziehungen ein und du setzt dich den gesundheitsschädlichen Auswirkungen von negativen Emotionen und ständigem Stress aus. Wir müssen also versuchen, unseren Mitmenschen irgendwie zu verzeihen. Das bedeutet nicht, das negative Verhalten anderer Menschen zu entschuldigen, zu dulden, zu akzeptieren, zu billigen oder gar gutzuheißen. Aber es befreit dich von negativen Gedanken, Gefühlen und Verhaltensweisen, die deinem Glück und deiner Gesundheit im Weg stehen. Vergebung bedeutet, kontraproduktive Gefühle loszulassen und dadurch etwas für dein eigenes Wohlbefinden zu tun.

Probiere es gleich heute aus!

Everitt Worthington, emeritierter Professor an der Virginia Commonwealth University, hat wichtige Pionierarbeit auf diesem Gebiet geleistet: Er erklärt uns, was wir tun müssen, um anderen Menschen von ganzem Herzen zu verzeihen.[107] Sein Vergebungsmodell besteht aus den folgenden Grundprinzipien und Schritten:

- *Erinnerung:* Mach dir bewusst, was passiert ist und dass dich das gekränkt hat. Gewinne Abstand von deinen Hass- oder Rachegedanken und bekenne dich stattdessen zum Prinzip der Vergebung.
- *Versuche, dich in die andere Person hineinzufühlen:* Versetze dich in die Lage des Menschen, der dich verletzt hat. Versuche zu verstehen, was ihn dazu gebracht hat – du sollst sein Verhalten nicht entschuldigen, nur verstehen.
- *Altruistisches Geschenk:* Denke an eine Situation zurück, in der *dir* jemand irgendein Fehlverhalten verziehen hat – und damals warst du wahrscheinlich sehr dankbar dafür und hast dir fest vorgenommen, dich in Zukunft anständiger zu verhalten. Also lass nun jemand anderem das selbstlose, altruistische Geschenk deiner Vergebung zuteilwerden.
- *Gehe eine offizielle Verpflichtung ein:* Wenn du jemandem verzeihst, musst du das auch wirklich ernst meinen – du kannst es zum Beispiel mit einem öffentlichen Akt der Vergebung bekräftigen oder dem Übeltäter einen Brief oder eine E-Mail schreiben.
- *Bleibe dabei:* Es kann einem nur allzu leicht passieren, dass man wieder in seinen alten Groll zurückfällt. Eine Möglichkeit, an deinem Vorsatz der Vergebung festzuhalten, besteht darin, dir selbst eine kleine Notiz zu schreiben, in der du dich daran erinnerst.

Entscheide dich heute dafür, nur einem einzigen Menschen zu vergeben: Entweder du verzeihst ihm ein kleines Vergehen (quasi zum Ausprobieren), oder du nimmst dir vor, an der Vergebung einer schlimmen Missetat zu arbeiten. Beides ist okay, solange du dich nur dafür entscheidest, heute jemandem zu verzeihen. Halte dich dabei an die oben beschriebenen Schritte.

Nimm diese Aktivität in deinen Wohlfühlplan auf

Wenn du kannst, versuche jeden Monat einem Menschen zu vergeben. Du könntest zum Beispiel zuerst alte Wut loslassen und dich später neueren Vergehen deiner Mitmenschen zuwenden, oder du verzeihst zunächst einmal kleine und dann schließlich größere Missetaten. Denke daran, dass du auch Menschen vergeben kannst, die – egal aus welchen Gründen – nicht mehr zu deinem Leben gehören (zum Beispiel, weil sie inzwischen woanders wohnen oder gestorben sind), und du kannst einer Person auch mehrere Vergehen verzeihen. Es ist niemals zu spät!

Außerdem müssen wir Wege finden, uns selbst zu verzeihen. Erinnerst du dich noch an Tag 11, als wir darüber gesprochen haben, wie wichtig Selbstmitgefühl ist? Das bedeutet, dass du auch mit dir selbst ein bisschen nachsichtiger umgehen musst. Die Bereitschaft, uns selbst zu verzeihen, ist eine wichtige Voraussetzung für unsere geistige und körperliche Gesundheit.

TAG 23

AKTE DER GÜTE UND NÄCHSTENLIEBE

BEREICHE: SOZIALE KONTAKTE, POSITIVE EMOTIONEN, LEBENSSINN UND -ZWECK, KÖRPERLICHE AKTIVITÄT

Wie bereits in Kapitel 13 besprochen, können gute Taten einen Dominoeffekt haben, weil eine solche Tat wiederum jemand anderen zu einer guten Tat inspiriert und so weiter. Außerdem macht freundliches, liebevolles Verhalten beide Parteien glücklicher – also eine echte Win-win-Situation! Aber was ist eigentlich eine gute Tat? Manche Akte der Nächstenliebe erfordern sehr viel Aufwand – zum Beispiel ehrenamtliche Mitarbeit am Bau von Schulen oder Häusern für sozial schwache Gemeinden, Nachhilfeunterricht für Kinder, Hilfeleistungen bei einer Essensausgabe oder in einer Obdachlosenunterkunft, Auslieferung von Mahlzeiten für Menschen, die ans Haus gefesselt sind, Gassigehen für Hundebesitzer, die ihr Haustier nicht selbst ausführen können, deine Haare an eine Organisation spenden, die Perücken für Menschen mit Haarausfall herstellt, neues Spielzeug an ein Kinderkrankenhaus verschenken und so weiter. Doch am positivsten wirken sich alltägliche gute Taten auf deine Gesundheit und dein Glück aus – kleine Freundlichkeiten und Gefälligkeiten, die wenig Aufwand erfordern oder nichts kosten: zum Beispiel jemandem ein herzliches Kompliment zu machen, eine freundliche Nachricht zu hinterlassen, einem Freund bei irgendeiner lästigen Arbeit zu helfen oder einen geliebten Menschen zu umarmen. Diese kleinen, aber wirkungsvollen Taten werden gleichzeitig auch *deine* Stimmung heben. Wissenschaftlichen Untersuchungen zufolge besteht das wirksamste Rezept darin, jeden Tag fünf kleine gute Taten zu planen und auszuführen – und das wollen wir heute einmal versuchen.

Probiere es gleich heute aus!

Plane fünf kleine gute Taten für Familienmitglieder, Freunde, Fremde, unsere Gesellschaft oder unseren Planeten und führe sie anschließend aus.

- Überlege dir zunächst, was du tun möchtest. Eine kleine gute Tat kann zum Beispiel darin bestehen, einem Freund in Not zu helfen, jemandem die Tür aufzuhalten, einen Verkehrsteilnehmer auf der Straße vor dir einfädeln zu lassen, eine nette Onlinerezension über ein unabhängiges Geschäft in deiner Stadt zu schreiben oder Müll in einem Park oder am Strand einzusammeln. Weitere Vorschläge für gute Taten findest du unter AftonHassett.com.
- Entscheide, wem du helfen möchtest. Wähle dafür eine Kombination aus Menschen, die du kennst, und solchen, die du nicht kennst.
- Erwarte keine Gegenleistung. Menschen, die keine liebevolle Zuwendung gewohnt sind (schon gar nicht von Fremden), werden dir vielleicht sogar fragende Blicke zuwerfen oder komisch reagieren, wenn du etwas Nettes für sie tust.
- Lächle bei diesem Akt der Nächstenliebe in dem Wissen, dass du damit etwas Positives in die Welt bringst.
- Falls dich jemand fragen sollte, was du da tust oder warum, dann sage einfach: »Es ist nur ein Akt der Freundlichkeit. Bitte geben Sie ihn an andere Menschen weiter.«
- Bonuspunkt: Nachdem du deine fünf guten Taten vollbracht hast, darfst du etwas Gutes für dich selbst tun. Chronische Schmerzpatienten denken oft zuerst an andere Menschen und zuletzt an sich selbst. Um ein gutes und gelungenes Leben führen zu können, musst du dich aber auch liebevoll um dich selbst kümmern. Nimm zum Beispiel ein ausgiebiges Bad oder eine Dusche, lies ein bisschen in deinem Lieblingsbuch (oder einem Werk deines Lieblingsautors) oder gönne dir nach dem Abendessen ein besonders leckeres Dessert.

Nimm diese Aktivität in deinen Wohlfühlplan auf

Praktisch betrachtet, ergibt es aber keinen besonderen Sinn, systematisch jeden Tag fünf gute Taten zu vollbringen. Versuche stattdessen lieber gezielt jeden Tag etwas Gutes für dich selbst und etwas Gutes für jemand anderen zu tun. Stattdessen kannst du auch einen »Tag der guten Taten« pro Woche oder Monat einplanen. Diese Akte der Nächstenliebe sollten klein, aber sinnvoll und hilfreich sein, müssen jedoch nicht unbedingt mit finanziellen Investitionen einhergehen. Notiere dir in deinem Tagebuch oder Kalender, was du getan hast und wie dir dabei zumute war. Und jetzt geh und tue Gutes!

TAG 24

DAS GESCHENK DES LEBENS

BEREICHE: SOZIALE KONTAKTE, POSITIVE EMOTIONEN, LEBENSSINN UND -ZWECK

Menschen lieben Geschenke. Weißt du noch, wie du dich als Kind immer auf deine Geburtstagsfeier gefreut und wie aufgeregt du deine kunstvoll verpackten Weihnachtsgeschenke ausgewickelt hast? Auch im Erwachsenenalter freuen sich die meisten Menschen immer noch über eine kleine Überraschung, selbst wenn sie nicht viel gekostet hat und vielleicht sogar ziemlich nutzlos ist: Jemand hat an uns gedacht, sich die Zeit genommen, etwas für uns einzukaufen oder zu basteln in der Hoffnung, uns damit ein Lächeln zu entlocken – und das freut uns. Doch auch wenn wir gern Geschenke bekommen, hat der Schenkende oft noch mehr Freude daran als wir. Geben ist tatsächlich besser als Nehmen! Dieses Geschenk muss nicht unbedingt etwas Konkretes sein, es kann sich dabei auch um ein schönes Erlebnis handeln: Ein besonderes Abendessen, Konzertkarten, Eintrittskarten für ein sportliches Ereignis oder eine Reise an einen interessanten Ort beglücken Menschen oft mehr als materielle Geschenke, selbst wenn diese groß und teuer sind. Mit einem Erlebnisgeschenk kann man vor allem bei Kindern einen unvergesslichen Eindruck hinterlassen. Also schenke einmal jemandem etwas Besonderes!

Probiere es gleich heute aus!

- Denk darüber nach, wen du gern mit einem kleinen Geschenk überraschen würdest und was der betreffenden Person gefallen könnte.
- Als Nächstes überlegst du dir ein paar Ideen für materielle Geschenke: zum Beispiel einen Bilderrahmen mit einem Foto von euch beiden, eine Karte mit einem Gedicht, das für euch eine besondere Bedeutung hat, oder mit einem Hinweis auf ein gemeinsames Erlebnis oder einen Witz, der euch beide an irgendetwas erinnert, selbst gebackene Kekse oder eine Leckerei aus der Lieblingsbäckerei des Empfängers, eine Schokoladentrüffel in einer schicken Schachtel mit Schleifchen, ein Pflegeprodukt (zum Beispiel eine Badebombe oder eine duftende Bodylotion), ein Buch, das die betreffende Person gern lesen würde, mit einer herzlichen Widmung, eine kleine Pflanze oder ein paar Wildblumen oder einfach irgendetwas, das du mit deinen Händen und deinem Herzen selbst gebastelt hast. Und vergiss nicht, dass auch immaterielle Geschenke Freude bereiten können – beispielsweise deine Zeit oder eine Spende im Namen der beschenkten Person.
- Und nun kommt der vielleicht schwierigste Teil dieser Übung: Überreiche dem Empfänger das Geschenk, ohne irgendwelche Erwartungen daran zu knüpfen!

Nimm diese Aktivität in deinen Wohlfühlplan auf

Um dir das Schenken zur Gewohnheit zu machen, könntest du zum Beispiel jeden Monat einen Tag auswählen, an dem du irgendjemandem, der dir wichtig ist, etwas Sinnvolles schenkst. Denke daran, dass diese kleinen Geschenke gut durchdacht sein sollten und nicht viel (oder gar nichts) zu kosten brauchen. Vielleicht hast du den Gegenstand für dein Geschenk sogar schon zu Hause (zum Beispiel eine Karte, ein Foto oder ein Gedicht), oder du kannst unterwegs etwas einkaufen, wenn du die betreffende Person besuchst (beispielsweise ein Buch, eine Leckerei oder eine Flasche Wein). Praktiziere das jeden Monat und behalte diese Gewohnheit so lange bei, wie es dir Freude macht.

TAG 25

DANKBARKEIT ÜBEN

BEREICHE: LEBENSSINN UND -ZWECK, POSITIVE EMOTIONEN, ADAPTIVE GEDANKEN

Dankbarkeit kann ein Gefühl tiefer Wertschätzung für die Erfüllung unserer körperlichen Grundbedürfnisse (zum Beispiel Obdach, Essen und sauberes Wasser) sein. Man kann aber auch Dankbarkeit für lebensverbessernde Besitztümer wie beispielsweise ein Fahrzeug, ein Smartphone oder bequeme Schuhe empfinden. Unser Gefühl der Dankbarkeit für Gegenstände, die eine emotionale Bedeutung für uns haben (etwa ein Geschenk von einem geliebten Menschen oder ein Album mit unersetzbaren Familienfotos), ist oft sogar besonders stark. Abstraktere Dinge – zum Beispiel Freundschaften, die dein Leben bereichern, ein guter, glücklicher, für dich besonders bedeutsamer Tag, eine liebevolle Beziehung zu deinem Haustier oder der Anblick eines Sonnenauf- oder -untergangs – können dich ebenfalls mit tief empfundener Dankbarkeit erfüllen. Auch das Gefühl, mit etwas Größerem in Verbindung zu stehen, und andere spirituelle Erfahrungen können eine tiefe Dankbarkeit in dir wecken.

Aber normalerweise steigt dieses warme, beglückende Gefühl nicht aus heiterem Himmel in uns auf. Um in seinen Genuss zu kommen, muss man bewusst darüber nachdenken, welche Menschen, Ereignisse, Aktivitäten und Objekte einem besonders viel bedeuten. Oft muss man sich auch erst mal einen Augenblick Zeit nehmen, um dieses Gefühl der Wertschätzung zu spüren und zum Ausdruck zu bringen. Aber für chronische Schmerzpatienten ist das oft gar nicht so einfach. Denn wenn man körperliche und seelische Schmerzen hat, ist man häufig wütend und voller Ressentiments. Schließlich ist einem durch diese ständigen Schmerzen so vieles genommen worden. Doch wenn du dein Herz für alles Gute – die großen und kleinen Freuden des Lebens – öffnest und ein paar Sekunden lang Dankbarkeit dafür empfindest, kann dein Schmerz dadurch zumindest ein bisschen nachlassen. Denn es ist sehr schwierig, dankbar zu sein und sich dabei gleichzeitig richtig elend zu fühlen.

Probiere es gleich heute aus!

- Schau dir einmal den TEDx-Talk »Gratitude« von Louie Schwartzberg an.
- Nimm dir ein paar Minuten Zeit, um über die Menschen, Dinge und anderen einfachen Wohltaten in deinem Leben nachzudenken, die du zu schätzen weißt.
- Schreibe drei große und drei kleine Dinge auf, für die du dankbar bist.
- Erkläre bei allen sechs Punkten, die du dir notiert hast, *warum* du dafür dankbar bist.
- Lies deine Notizen noch einmal durch und gib dich dabei von ganzem Herzen deinem Gefühl der Dankbarkeit hin.

Nimm diese Aktivität in deinen Wohlfühlplan auf

Das Führen eines Dankbarkeitstagebuchs kann zu einer der bereicherndsten Aktivitäten deines Wohlfühlplans werden. Dabei kannst du folgendermaßen vorgehen:

- Du kannst dir dafür ein Tagebuch oder Notizbuch anschaffen, eine Dankbarkeits- oder Notiz-App auf dein Smartphone laden oder eine Dankbarkeitsdatei auf deinem Computer einrichten.
- Schreibe jeden Tag zwei oder drei Dinge auf, für die du dankbar bist, egal, ob es sich dabei um etwas Wichtiges (Familie, Gesundheit, Zuhause) oder eher um die »kleinen Freuden des Lebens« (zum Beispiel einen Strauß Blumen oder ein Stück Kuchen) handelt.
- Und jetzt kommt der knifflige Teil dieser Aufgabe: Du musst dir jeden Tag *etwas anderes* notieren. Keine Wiederholungen! Diese Spielregel soll

dich dazu anspornen, in deinem Leben nach *verschiedenen* Dingen Ausschau zu halten, für die du dankbar sein kannst.

- Denk auch diesmal wieder darüber nach, *warum* du für die Dinge dankbar bist, die du aufgeschrieben hast.
- Richte eine Erinnerung auf deinem Smartphone ein oder lege dein Dankbarkeitstagebuch neben dein Bett, damit du nicht vergisst, regelmäßig etwas hineinzuschreiben.
- Führe dieses Dankbarkeitstagebuch so lange, wie du möchtest – eine Woche, einen Monat oder ein Jahr. Manche Menschen führen solche Tagebücher sogar jahrzehntelang.
- Manchmal fällt es Menschen, die unter chronischen Schmerzen leiden, schwer, positiv zu denken. Falls das auch auf dich zutreffen sollte, bitte einen Freund oder geliebten Menschen, dir beim Nachdenken über die schönen Seiten deines Lebens zu helfen.

TAG 26

DIENST AN DER GEMEINSCHAFT

BEREICHE: SOZIALE KONTAKTE, POSITIVE EMOTIONEN, LEBENSSINN UND -ZWECK, KÖRPERLICHE AKTIVITÄT

Dankbare Menschen geben oft etwas von ihrem Glück und ihrer Zufriedenheit an andere weiter. Das kann eine sehr wirksame Strategie gegen depressive Symptome sein. Eine der sinnvollsten Aktivitäten dieser Art besteht in ehrenamtlicher Tätigkeit. Dabei opferst du freiwillig deine Zeit, um anderen Menschen zu helfen oder dich für eine Gemeinschaft oder gute Sache zu engagieren. Ehrenamtliche Arbeit wird oft von wohltätigen Institutionen organisiert. Normalerweise erfordert sie ein dauerhafteres Engagement, das sich von ein paar Stunden bis hin zu einem Jahr oder einem noch längeren Zeitraum erstrecken kann. Wenn du deine Zeit und deine Fähigkeiten dem Allgemeinwohl zur Verfügung stellst, erhältst du dafür eine reiche Belohnung: Zufriedenheit, Dankbarkeit, Glück, körperliche Aktivität und soziale Kontakte (nicht nur zu den Nutznießern der Aktivitäten, sondern auch zu anderen ehrenamtlich tätigen Menschen). Wenn du dich ehrenamtlich engagieren möchtest, dann mit der Einstellung, dass du damit nicht dir selbst, sondern anderen Menschen hilfst. Eines ist dabei sicher: Diese Arbeit bringt dir große immaterielle Vorteile!

Probiere es gleich heute aus!

Engagiere dich für eine ehrenamtliche Tätigkeit. Viele dieser Aktivitäten erfordern eine gewisse Planung: Man muss sich im Voraus dazu anmelden oder sie finden nur an bestimmten Tagen statt. Du kannst aber schon heute erste sinnvolle Maßnahmen dazu ergreifen. Hier ein paar Anregungen:

- Sammle Lebensmittel für eine Tafel deiner Stadt, gib sie dort ab und frage die Mitarbeiter, ob du ehrenamtlich mithelfen kannst.
- Spende leicht abgetragene Kleidung an eine örtliche Wohltätigkeitsorganisation (zum Beispiel an die Heilsarmee oder die Caritas) und frage nach, ob dort ehrenamtliche Mitarbeiter gebraucht werden.
- Sprich mit der Verwaltung eines Gemeindezentrums, deiner Kirchengemeinde oder der Schule deiner Kinder oder Enkelkinder über Möglichkeiten zu einer ehrenamtlichen Mitarbeit.
- Suche online nach Möglichkeiten für ehrenamtliche Tätigkeiten in deiner Gemeinde. (Solche Angebote gibt es in den meisten Städten.)
- Organisiere einen kleinen »gemeinnützigen Tag« und lade einen Freund, einen Nachbarn oder ein Familienmitglied dazu ein, zusammen mit dir einen Park in deiner Stadt oder Wohngegend zu säubern.

Nimm diese Aktivität in deinen Wohlfühlplan auf

Wenn du den Dienst an der Gemeinschaft zu einer Säule dieses Plans machen möchtest (was ich dir dringend empfehle), findest du hier ein paar Vorschläge für ein längerfristiges Engagement:

- Wende dich an das Krankenhaus oder Tierheim, die Suppenküche, öffentliche Bibliothek, Jugendorganisation, Parkverwaltung oder an andere Organisationen in deiner Stadt, um mehr über Möglichkeiten für ehrenamtliches Engagement zu erfahren.
- Hier noch ein paar weitere Ideen: Engagiere dich in einem Krankenhaus, indem du Patienten vorliest, musizierst oder deine Kunstwerke dort ausstellst, stelle dich als Gesellschafter oder Begleitperson für ältere Menschen zur Verfügung, stricke Mützen für Kleinkinder auf der Intensivstation, kümmere dich um einen Hund oder eine Katze aus dem Tierheim, gib Schülern Nachhilfeunterricht, nimm an Aufräumaktionen in örtlichen Parks oder Wäldern, an Flüssen oder Seen teil, organisiere eine Autowäsche, um eine gemeinnützige Organisation zu unterstützen, die dir besonders am Herzen liegt, oder trainiere eine Jugendsportmannschaft.

TAG 27

KUNSTGENUSS

BEREICHE: LEBENSSINN UND -ZWECK, POSITIVE EMOTIONEN, SOZIALE KONTAKTE, KÖRPERLICHE AKTIVITÄT

Wir sind auf Schritt und Tritt von schönen Dingen umgeben. Heute möchte ich dich dazu inspirieren, deine Augen und deinen Geist einmal für die erstaunlichen Talente deiner Mitmenschen zu öffnen. Hinter jedem schönen Gemälde, jeder großartigen Tanzaufführung, jedem imposanten Bauwerk steckt irgendjemand, der die Vision hatte, etwas zu erschaffen, das dich zum Weinen, Lachen oder Nachdenken bringt oder dir vielleicht sogar die Sprache verschlägt. Betrachte den heutigen Tag als kleine Aufwärmübung für das Erleben von Ehrfurcht, auf das wir an Tag 30 noch näher eingehen werden. Heute wollen wir uns erst einmal mit den bildenden und darstellenden Künsten beschäftigen und in den Genuss der positiven Auswirkungen kommen, die sie auf unsere Gesundheit haben können.

Probiere es gleich heute aus!

Überlege, mit welchen Kunstformen du dich heute beschäftigen könntest.

- Sei innerlich offen! Wenn du die Möglichkeit hast, ein Museum für moderne oder zeitgenössische Kunst zu besuchen, aber eigentlich keine abstrakte Kunst magst, dann versuche die Werke mit den unvoreingenommenen Augen eines Kindes zu betrachten. Irgendein Kunstwerk, das dich anspricht, findest du ganz bestimmt. Was gefällt dir daran?

- Wenn du Gelegenheit hast, eine Tanz- oder Theateraufführung zu besuchen, dann nimm sie wahr! Versuche irgendetwas zu finden, das dich innerlich aufbaut oder erheitert, und beobachte, was für Gefühle dabei in dir aufsteigen. Regt diese Aufführung dich zum Nachdenken an? Welche Emotionen weckt sie in dir?
- Vielleicht reichen deine Zeit und Energie für einen kleinen Spaziergang durch die Stadt oder dein Wohnviertel aus. Schau dir die Gebäude an und mach dir Gedanken über die Architekten, die sie entworfen haben. Fallen dir an diesen Gebäuden besonders hübsche Details auf? Stammen sie aus einer bestimmten Epoche?
- Hast du Zugang zu öffentlichen Gärten oder Parkanlagen mit Skulpturen? In vielen Städten und Gemeinden gibt es öffentliche Kunstwerke oder Kunsträume. Falls du dir nicht sicher bist, schau im Internet nach, und dann packe an einem schönen Tag ein Mittag- oder Abendessen ein und besuche einen öffentlichen Kunstraum. Meistens gibt es dort viele Sitzgelegenheiten, und du kannst bei dieser Gelegenheit auch andere Besucher beobachten, die die Kunstwerke bewundern.
- Falls du dich heute nicht wohl genug fühlst, um das Haus zu verlassen, klicke dich durch eine virtuelle Ausstellung eines Lieblingsmuseums oder irgendeiner anderen Attraktion, die du schon immer besichtigen wolltest. Wenn du gern tanzt, dann schau dir eine tänzerische Darbietung auf YouTube an.

Nimm diese Aktivität in deinen Wohlfühlplan auf

Es ist eine sehr gute Idee, Kunst in deinen Wohlfühlplan aufzunehmen, denn dadurch kannst du nicht nur deinen Freundeskreis, sondern auch das Spektrum deiner Aktivitäten und positiven Emotionen erweitern. Versuche einmal pro Woche (oder zumindest alle zwei Wochen) einen kleinen Kunstausflug zu machen. Plane diese Aktivitäten im Voraus, damit du dich schon in den Tagen vor dem Ausflug auf dein kleines Abenteuer freuen kannst. Falls du an einer Sehbehinderung leidest – kein Problem: Es gibt immer mehr Museen, die taktile Führungen anbieten. Außerdem kannst du dir stattdessen auch Hörspiele oder andere auditive Darbietungen anhören.

TAG 28

DEINEM LEBEN EINEN SINN GEBEN

BEREICHE: LEBENSSINN UND -ZWECK, POSITIVE EMOTIONEN

Denke daran, dass *ein Sinn im Leben* etwas anderes ist als *der Sinn des Lebens.* Letzteren wollen wir den Philosophen und Geistlichen überlassen, denn heute geht es darum, über *deinen eigenen* Lebenszweck nachzudenken. Manchen Menschen scheint der Sinn ihres Lebens bereits klar zu sein. Fast ohne nachzudenken, werden sie vielleicht sagen, dass ihr Lebensziel darin besteht, Kinder großzuziehen, kranke Menschen zu pflegen oder Herz-Kreislauf-Erkrankungen zu heilen. Doch die meisten Menschen denken angesichts der Suche nach einem Lebenssinn wahrscheinlich: *Hm, wo soll ich da überhaupt anfangen?* Heute geht es darum, den ersten Schritt auf diesem Weg zu tun.

Probiere es gleich heute aus!

Den Sinn des Lebens findet man nicht wie ein vierblättriges Kleeblatt auf irgendeiner großen grünen Wiese. Nein – du *gibst* deinem Leben einen Sinn, weil er bereits in dir steckt! Um deinen Lebenszweck zu erkennen, musst du über deine Wertvorstellungen, Leidenschaften, Stärken und Fähigkeiten nachdenken. Und damit wollen wir uns heute befassen.

- Werde dir über deine Wertvorstellungen klar. Dazu musst du zunächst einmal überlegen, was dir am allerwichtigsten ist: zum Beispiel Elternschaft, Familie, Freunde, Liebesbeziehungen, berufliche Karriere, Bildung, Gesundheit und Wohlbefinden, Freizeit oder Hobbys, Dienst an der Gemeinschaft, Gleichheit und Gerechtigkeit oder Glaube und Spiritualität. Dein Lebenszweck kann aus konkreten oder abstrakten Dingen bestehen – zum Beispiel Natur, Umwelt, Tiere, persönliche Weiterentwicklung, Weisheit und Lernprozesse, Mitgefühl, Ehre, finanzieller Erfolg, Kunst, Führungsqualitäten, innerer Frieden oder Weltfrieden. Es gibt keine richtigen oder falschen Antworten auf diese Frage – schließlich geht es dabei um *deine persönlichen* Werte.

- Was begeistert dich? Was erfüllt dich mit Spannung oder freudiger Erregung? Und wie lassen sich diese Dinge, für die du dich leidenschaftlich begeisterst, mit deinen Wertvorstellungen verbinden?
- Worin bestehen deine Charakterstärken und wie zeigen sie sich? Wenn Weisheit eine deiner wichtigsten Charakterstärken ist (um nur ein Beispiel zu nennen) – inwiefern passt diese Eigenschaft zu deiner Kunstbegeisterung? Wie könntest du deine Stärken nutzen, um deinen Lebenszweck zu erfüllen?
- Was kannst du bereits gut? Kannst du dein jetziges Wissen, deine jetzigen Fähigkeiten, Talente und Kompetenzen nutzen, um dein Leben sinnvoller und zielgerichteter zu gestalten? Und wenn ja, wie?
- Während du über diese Fragen nachdenkst, mach dir am besten gleich ein paar Notizen. Denn für heute reicht es bereits aus, einen ersten Einstieg in dieses Thema zu finden! Worin siehst du deinen Lebenszweck?
- Du kannst auch ein schriftliches Statement über deinen Lebenszweck verfassen. Hier ein paar Beispiele: »meine Erfüllung im Beruf finden«, »junge Menschen erziehen (oder ausbilden) und ihr Leben bereichern«, »etwas für Leute tun, die nicht so viel Glück im Leben hatten«, »stets neugierig bleiben und nach Antworten suchen«, »ein spiritueller, gläubiger oder erleuchteter Mensch sein« und »meine Familie lieben und unterstützen, egal, was passiert«.

Nimm diese Aktivität in deinen Wohlfühlplan auf

Die Suche nach dem Sinn des Lebens ist ein lebenslanges Unterfangen, aber du kannst die Fortschritte, die du dabei machst, regelmäßig überprüfen – zum Beispiel an jedem Neujahrstag oder Geburtstag. Eine gute Orientierungshilfe kann dir dabei das Buch *Life on Purpose* (nur in englischer Sprache erhältlich) von meinem Kollegen Vic Strecher von der University of Michigan bieten. Und nun noch ein letzter wichtiger Denkanstoß: Lass nicht zu, dass der Schmerz dein ganzes Leben bestimmt. Stell dir zunächst einmal die Frage: »Worin bestünde der Sinn meines Lebens, wenn der Schmerz nicht da wäre?« und nutze die Antwort auf diese Frage dann als Ausgangspunkt für weitere Überlegungen.

TAG 29

DEIN BESTMÖGLICHES ICH

BEREICHE: LEBENSSINN UND -ZWECK, POSITIVE EMOTIONEN

Visionen zu haben – das heißt, dir ein positives Bild von der Zukunft zu machen –, kann dich bei der Definition deines Lebenssinns unterstützen. Die effektivsten Visualisierungsübungen bestehen darin, sich vorzustellen, dass man irgendwann in Zukunft einmal glücklich und erfolgreich sein wird und ein erfülltes Leben führt. Wenn du dir ausmalst, wie du bei der Verfolgung eines *realistischen* Ziels Erfolg hast, und dir dieses innere Bild so lebhaft wie möglich vor Augen hältst, kann sich deine Stimmung dadurch aufhellen. Dann wird es dir auch leichterfallen, einen Weg zu diesem Ziel zu finden, indem du eine Reihe kleiner Aktionsschritte festlegst.

Probiere es gleich heute aus!

- Nimm Stift und Papier, ein Notizbuch oder Tagebuch, deinen Computer oder dein Smartphone zur Hand. Suche dir einen ruhigen, bequemen Platz, an dem du mindestens 15 Minuten lang in Ruhe nachdenken und deine Gedanken schriftlich festhalten kannst.
- Wähle einen Zeitpunkt in der Zukunft. Das kann in fünf oder zehn Jahren oder auch schon in sechs Monaten sein. Stell dir vor, dass du dich bereits jetzt an diesem zukünftigen Punkt deines Lebens befindest und dass für dich alles gut gelaufen ist. Vielleicht hast du immer noch

Schmerzen, vielleicht auch nicht – aber du bist *glücklich*. Du bist dein bestmögliches Ich.

- Wie bist du an diesen Punkt gekommen? Was hast du dafür getan (oder was tust du vielleicht jetzt noch dafür)? Ist dein Gesundheitszustand besser als erwartet, weil du inzwischen Sport treibst und besser schläfst als früher? Schenken deine Beziehungen zu Familie und Freunden dir jetzt vielleicht mehr Erfüllung als früher? Oder hast du inzwischen einen tieferen Sinn und Zweck im Leben gefunden?
- Kleiner Warnhinweis: Bitte stelle dir nicht vor, dass du jetzt auf wundersame Weise plötzlich schmerzfrei bist, aber male dir ruhig aus, dass du inzwischen besser mit deinen Schmerzen umgehen kannst und sie dich daher nicht mehr so sehr quälen.
- Stelle dir auch keine unrealistischen Aktivitäten vor (zum Beispiel den Boston Marathon zu gewinnen, am Broadway aufzutreten oder Kampfjets zu fliegen) – es sei denn, du tust so etwas auch jetzt schon oder hast es zumindest früher einmal getan –, aber male dir ruhig aus, dass der Horizont deiner Möglichkeiten jetzt ein bisschen weiter gesteckt ist als früher.
- Nimm dir ein paar Minuten Zeit, um dir vorzustellen, wie diese wunderbare Zukunft aussehen könnte. Wo könntest du sein, und welche Menschen befinden sich an deiner Seite? Wie würdest du dich in emotionaler und körperlicher Hinsicht fühlen?
- Nimm diese Zukunft mit allen fünf Sinnen wahr. Was siehst, hörst, riechst, fühlst und schmeckst du?
- Und zum Schluss nimmst du dir zehn Minuten Zeit, um das alles zu Papier zu bringen. Beschreibe es so genau wie möglich.

Nimm diese Aktivität in deinen Wohlfühlplan auf

Wenn es dir Spaß macht, dir dein bestmögliches Ich vorzustellen, dann führe dir dieses Bild des Glücks und Erfolgs jeden Tag ein paar Minuten lang vor Augen. Setze dir kleine, konkrete, leicht erreichbare Etappenziele, die dich der Erreichung deines Endziels ein bisschen näher bringen. Angenommen, die Zukunft, die du dir wünschst, erfordert noch eine zusätzliche Ausbildung oder ein paar Kurse. Das ist ein großer Schritt. Mögliche kleinere Etappen auf diesem Weg könnten darin bestehen, im Internet etwas darüber zu lesen, zu recherchieren, wo solche Ausbildungen oder Kurse stattfinden, verschiedene Kursangebote miteinander zu vergleichen, die Kosten dafür zu deinem Budget in Beziehung zu setzen, deinen Plan mit Familienangehörigen zu besprechen; dich mit anderen Menschen zu unterhalten, die eine ähnliche Ausbildung absolviert haben oder beruflich bereits das tun, was du anstrebst, Geld beiseitezulegen, um dir den ersten Kurs leisten zu können, und dich schließlich dazu anzumelden. Zu lernen, wie man eine große Aufgabe in eine Reihe kleiner, erreichbarer Etappen unterteilt, ist eine wunderbare Lebenskompetenz, die jeder Mensch gut gebrauchen kann!

TAG 30

GÖNNE DIR EINEN »EHRFURCHTSTAG«

BEREICHE: LEBENSSINN UND -ZWECK, POSITIVE EMOTIONEN, SOZIALE KONTAKTE

Hurra! Nachdem du in den letzten 29 Tagen zusammen mit mir auf diese Reise gegangen bist, hast du nun hoffentlich das Gefühl, etwas geschafft zu haben, und bist voller Hoffnung und Vorfreude. Wie du bereits in Kapitel 14 dieses Buches erfahren hast, besteht Ehrfurcht normalerweise in einem positiven Gefühl der Geringschätzung der eigenen Bedeutung und stärkeren Verbundenheit mit anderen Menschen. Dabei handelt es sich um einen Zustand der Transzendenz, in dem wir uns nicht so sehr auf uns selbst, sondern mehr auf ein sinnvolles Ganzes konzentrieren. Um Ehrfurcht zu empfinden, braucht man nicht religiös zu sein. Solche Gefühle kann jeder Mensch haben, wenn er sich angesichts der Natur, der Kunst oder erhabenen menschlichen Verhaltens mit etwas Außergewöhnlichem oder Wunderbarem konfrontiert sieht. Bei chronischen Schmerzpatienten braucht derjenige Teil des Gehirns, der beglückende oder bereichernde Erlebnisse verarbeitet, vielleicht ein kleines Krafttraining. Deshalb kann es gerade solchen Menschen guttun, sich in Ehrfurcht zu üben. Denke daran, dass die Hirnregionen, die wir regelmäßig nutzen, dadurch stärker werden!

Probiere es gleich heute aus!

Normalerweise überkommt uns dieses Gefühl der Ehrfurcht spontan, aber man kann sich auch gezielt in Situationen begeben, in denen die Wahrscheinlichkeit, Ehrfurcht zu empfinden, besonders hoch ist. Deshalb wollen wir heute einen Plan erstellen, der dir in Zukunft besonders viele ehrfurchterweckende Erlebnisse ermöglichen soll.

- Schreibe auf, welche Erlebnisse ein Gefühl der Ehrfurcht in dir wecken könnten. Versuche auf fünf bis zehn verschiedene Ideen zu kommen. Du könntest dich zum Beispiel fragen, was dich in der Vergangenheit besonders beeindruckt hat. Wenn du dir nicht sicher bist, dann gehe in Gedanken die unten aufgeführten Möglichkeiten durch:
- Die Natur wirkt auf viele Menschen ehrfurchterweckend. Du könntest beispielsweise besonders eindrucksvolle Naturschauplätze besuchen oder dich ganz einfach eine Zeit lang an einem schönen Ort in der Nähe deines Wohnorts aufhalten – zum Beispiel in einem Park oder Wald, auf einem Bauernhof, einer Wiese oder an einem Fluss.
- Genieße eine Livedarbietung, zum Beispiel ein Theaterstück, ein Musical, ein Konzert, einen Vortrag, eine Tanzaufführung oder irgendetwas anderes, was dich fasziniert.
- Wenn du dich für Sport interessierst, wie wäre es dann mit einer Sportveranstaltung (zum Beispiel ein Fußballspiel mit einer Mannschaft, von der du ein besonderer Fan bist)? Vergegenwärtige dir dabei die Geschichte dieser Sportart, erlebe den Stolz und das Gemeinschaftsgefühl der Zuschauer mit, bewundere den eindrucksvollen Veranstaltungsort und das Talent der Sportler.
- Besichtige ein imposantes architektonisches Meisterwerk, das du schon immer einmal sehen wolltest – zum Beispiel die Golden Gate Bridge, die Freiheitsstatue, den Eiffelturm, den Burj Khalifa oder das Taj Mahal –, oder streife ganz einfach durch ein historisches Viertel in der Nähe deines Wohnorts. Befasse dich mit der Geschichte dieses Stadtviertels oder bewundere die schönen Gebäude in allen Details.
- Besuche einen Gottesdienst oder eine Zeremonie und gehe ganz in diesem Erlebnis auf. Nimm die Geschichte, die Umgebung, die Gemein-

schaft der Menschen, die Predigten oder Gebete, die Musik und die Bedeutung dieses Ereignisses in dich auf.

- Notiere dir die Vorschläge, die dich besonders ansprechen, und bringe sie in eine Reihenfolge, wobei du die am leichtesten erreichbaren Ausflugsziele oder Sehenswürdigkeiten ganz oben auf deine Liste setzen solltest. Als Nächstes wählst du diejenigen Aktivitäten aus, die am ehesten deinen Fähigkeiten und finanziellen Möglichkeiten entsprechen, und erstellst einen Plan für zukünftige »Ehrfurchtserlebnisse«. Wenn es irgendetwas gibt, was du heute schon unternehmen kannst, dann nichts wie los! Gönne dir einen Mini-Ehrfurchtstag.

Nimm diese Aktivität in deinen Wohlfühlplan auf

Plane regelmäßig solche Ehrfurchtstage in dein Leben ein und genieße sie in einer Haltung der Achtsamkeit und Präsenz. Erlebe jeden Ort und jedes Ereignis mit allen fünf Sinnen und in einer Haltung des Staunens, so wie kleine Kinder es tun. Fange diese schönen Augenblicke ein, indem du Fotos davon machst, ein Tagebuch darüber führst oder Andenken sammelst. Bewahre diese Erinnerungsstücke in einer »Ehrfurchtsbox« auf, damit du sie dir später immer wieder anschauen und das damit verbundene Gefühl ehrfürchtigen Staunens aufs Neue erleben kannst.

TEIL 3

UND WIE GEHT ES JETZT WEITER?

ENTWICKLE DEINEN WOHLFÜHLPLAN

Manchmal muss man sich von tief verwurzelten Überzeugungen verabschieden, die einem im Weg stehen. Riskiere etwas, packe das Leben beim Schopf, habe Mut, gib nicht auf – wenn es sein muss, benimm dich dabei vielleicht sogar ein bisschen blöd. Und nicht nur das: Du solltest auch versuchen, dich selbst zu einer wichtigen Priorität zu erheben. In diesem Kapitel erfährst du, wie man einen Wohlfühlplan entwickelt; aber vorher möchte ich dir eine kleine Geschichte erzählen.

Wir waren gerade auf dem Weg von Gainesville (Florida) zu einem nationalen wissenschaftlichen Kongress in Tampa. Kim Sibille – nicht nur eine gute Freundin und exzellente Wissenschaftlerin, sondern auch ein sehr liebenswerter Mensch – saß am Steuer. In der Ferne schien ein großer dunkler Erdklumpen vom Seitenstreifen im Zeitlupentempo auf die Autobahn zu rollen.

»Was ist denn das?«, fragte sie und kniff die Augen zusammen. Wir erkannten das Tier erst, als wir daran vorbeirasten.

»Eine Schildkröte!«, riefen wir beide wie aus einem Mund.

»Sollten wir nicht irgendetwas tun?« fragte Kim. Doch da schien es nicht viele Möglichkeiten zu geben. Wahrscheinlich würde die Schildkröte sowieso gleich mausetot sein, und wenn wir jetzt umkehrten und ihr zu helfen versuchten, brachten wir damit womöglich auch noch andere Verkehrsteilnehmer in Gefahr.

»Meinst du wirklich?«, fragte ich skeptisch.

Doch Kim wendete, und wir fuhren zu der Schildkröte zurück, die immer noch langsam über die Straße kroch und sich inzwischen schon auf einer der Fahrspuren befand, die Richtung Süden führten. Das rund 50 Pfund schwere, große Tier kroch unbeirrt weiter, ohne auf das Chaos zu achten, das es verursachte: Die Autos bremsten, hupten und schlingerten wie wild hin und her, um der Schildkröte auszuweichen. Wir fuhren auf die Standspur und stiegen aus. Kim öffnete den Kofferraum ihres Autos, schnappte sich ein Paar Handschuhe und reichte mir einen Scheibenwischer, der noch in seiner Verpackung steckte. Ich hatte zwar keine Ahnung, was wir damit anfangen sollten, nahm ihn aber trotzdem. Dann lavierten wir uns zwischen den Fahrzeugen durch und wedelten heftig mit den Armen in der Hoffnung, auf uns aufmerksam zu machen und die Schildkröte und die anderen Autofahrer zu schützen. Die Autos bremsten oder fuhren vorsichtig um uns herum. Auf diese Weise verschafften wir dem Reptil genügend Zeit, um sich bis zum grasbewachsenen Mittelstreifen vorzuarbeiten. Während wir darauf warteten, dass es den 22 Meter breiten grasbewachsenen Streifen überquerte, hatte ich viel Zeit zum Nachdenken. *Was mache ich hier eigentlich? So etwas passt doch gar nicht zu mir. Ich bin ein Mensch, der sich an die Regeln hält. Ich tue, was man von mir erwartet, belästige niemanden und verstoße auch niemals gegen das Gesetz.* Mit dieser dummen, gefährlichen Aktion überschritten wir sämtliche roten Linien – außerdem hatten wir unser Ziel immer noch nicht erreicht.

Die Schildkröte bahnte sich ihren Weg auf die Spuren, die in Richtung Norden führten und auf denen zum Glück nur wenig Verkehr herrschte. Zu meinem großen Erstaunen erwies sich der Scheibenwischer als ungeheuer effektiver Schildkrötenanstupser: *stups – stups – stups*. Das Tier hatte bereits die Hälfte der Überholspur überquert, als die erste Welle von Autos herannahte. Die Autofahrer sahen, was wir vorhatten, hielten an und schalteten ihre Warnblinker ein. Doch in der Ferne tauchten weitere Autos und Lastwagen auf – wirklich eine beängstigende Situation.

In einer Mischung aus Inspiration, Verzweiflung und Wahnsinn zog Kim ihre Handschuhe an, hob die Schildkröte an ihrem Panzer hoch und begann sie über die Fahrbahn zu tragen, um sie in Sicherheit zu bringen. Nach drei Schritten fing das Tier an zu pinkeln … und zwar *eine Riesenpfütze*. Kim schrie laut auf, warf den Kopf zurück und fing an zu lachen, ließ ihren Schützling aber nicht fallen. Sie schaffte es tatsächlich bis auf die andere Seite, die Autos setzten sich wieder in Bewegung und die Schildkröte krabbelte gemütlich ins hohe Gras.

Manchmal müssen wir Dinge tun, die weit außerhalb unserer Komfortzone liegen: Ergreife dein Leben am metaphorischen Panzer, nimm deine ganze Kraft zusammen, um es hochzuheben, und bringe es aus der Zone der Gefahr, des Schmerzes oder Leids an einen besseren Ort.

Um die Quintessenz dieser Geschichte noch einmal zusammenzufassen: Wenn Stress, Angst, Ressentiments, Hoffnungslosigkeit, Wut und Traurigkeit die neuronalen Schmerzschaltkreise in unserem Gehirn überfrachten, fühlt sich der Schmerz viel schlimmer an, als er eigentlich ist. Wenn wir dagegen Gefühle der Freundschaft, Liebe und inneren Ruhe in unser Nervensystem hineinfließen lassen und unser Leben mit Sinn und Freude erfüllen, können wir die Schmerzsignale in unserem Gehirn beeinflussen, und dann lassen unsere Schmerzen nach. Das ist die wissenschaftliche Grundlage, die erklärt, wie und warum dein Leben sich durch unseren Wohlfühlplan zum Positiven verändern kann.

Die meisten Behandlungsmethoden gegen chronische Schmerzen funktionieren nur bei einigen wenigen Patienten. Wenn diese Maßnahmen so wirksam wären wie Antibiotika bei einer Infektion oder eine Operation bei einer Blinddarmentzündung, dann würdest du dieses Buch wahrscheinlich nicht lesen! Als jemand, der immer wieder klinische Studien mit Schmerzpatienten durchführt, kann ich dir sagen, dass viele Therapien scheitern oder nur bedingt hilfreich sind, wenn man sie anhand einer größeren Anzahl von Menschen untersucht. Was ich mit »bedingt hilfreich« meine, möchte ich am Beispiel eines Medikaments veranschaulichen, durch das Schmerzen der Stärke sieben (auf einer Skala von eins bis zehn) bis auf Schmerzstärke fünf zurückgehen. Sicherlich hättest du danach weniger Schmerzen – aber wäre das wirklich eine lebensverändernde Therapie? Und was ist mit all den unangenehmen Nebenwirkungen?

Doch nun will ich dir ein bisschen Mut machen: In fast allen Studien zur Behandlung chronischer Schmerzen (auch denen, die keinen Nachweis für die Wirksamkeit der untersuchten Therapie erbringen), spricht der eine oder andere Patient erstaunlich gut auf die zu untersuchende Behandlungsmethode an. In einigen meiner Studien wurden manche Patienten sogar vollständig von ihren Schmerzen geheilt und konnten ihr normales Leben wieder weiterführen (zum Beispiel in der bereits erwähnten kleinen Studie zur äußeren Qigong-Therapie). Vielleicht lassen sich diese Verbesserungen auf den Placeboeffekt zurückführen, vielleicht aber auch nicht? Und bei einer ziemlich großen Anzahl an Studienteilnehmern zeigt die Behandlung zumindest eine gewisse Wirkung – unabhängig von der Schmerzursache und egal, worin die Behandlungsmethode besteht. Das wirft eine unter Schmerzmedizinern heiß diskutierte

Frage auf: Welcher Patient spricht auf welche Behandlung an und wie wirkt die betreffende Therapie?

Im Rahmen des HEAL-Initiative Back Pain Consortium (HEAL BACPAC), das von den National Institutes of Health finanziert wird, führen wir gerade zwei große Studien durch, um diese Fragen im Hinblick auf sieben verschiedene Behandlungsmethoden zu beantworten, die bei Menschen mit chronischen Kreuzschmerzen häufig eingesetzt werden. Die Ergebnisse dieser und ähnlicher Studien liegen leider noch nicht vor, doch der Trend geht immer mehr in Richtung individualisierter Therapien, wobei auch die persönlichen Präferenzen der Patienten eine wichtige Rolle spielen. *(Hurra!)* Neue klinische Studien werden oft nach komplizierteren Designs aufgebaut. Denn dabei berücksichtigt man unter anderem auch das Prinzip, dass die Therapie flexibel sein muss, zum Beispiel, indem man sie genau auf die Bedürfnisse des einzelnen Patienten abstimmt, zwei oder noch mehr Behandlungsmethoden miteinander kombiniert und auch auf die Akzeptanz Rücksicht nimmt, das heißt, die Behandlung muss dem jeweiligen Patienten sinnvoll und nachvollziehbar erscheinen, und er muss bereit sein, sie durchzuführen.

Dein Wohlfühlplan baut auf all diesen Prinzipien auf: Er ist individuell, flexibel und beruht auf Maßnahmen, die für dich einen Sinn ergeben und die du hoffentlich gern durchführen wirst. Der letzte Punkt ist vielleicht am allerwichtigsten: Oft versagt unsere westliche Medizin bei Menschen mit chronischen Schmerzen nämlich deshalb, weil bei den meisten Behandlungsmethoden etwas *mit dem Patienten getan wird*, und zwar normalerweise auch nur ein einziges Mal. Ich empfehle eine ganz andere Vorgehensweise, bei der du selbst die Behandlungsbausteine auswählst, durch die sich dein Leben von Grund auf verändern soll: Du erstellst einen ganz persönlichen Plan, der für dich einen Sinn ergibt und an dem du langfristig festhältst.

Nach diesem Plan zu leben, wird sich für dich anfangs vielleicht seltsam oder irgendwie künstlich anfühlen, aber das macht nichts. Nach einiger Zeit werden dir diese Kompetenzen, die du dabei entwickelst, zur Gewohnheit werden. Vielleicht erinnerst du dich nicht mehr daran – aber als Kind kam dir das Zähneputzen anfangs auch komisch vor, und trotzdem ist es mit der Zeit zu einer gesunden täglichen Gewohnheit für dich geworden. Genauso ist es auch mit deinem Wohlfühlplan!

Was gehört zu einem solchen Plan?

Dein Plan für ein gelungenes Leben funktioniert am besten, wenn du dich dabei an ein paar Grundsätzen aus den vorigen Kapiteln dieses Buches orientierst, nämlich:

- Das Gehirn verstärkt Schmerzen und kann sie sogar ganz von selbst erzeugen (Top-down-Schmerz). Doch viele der Aktivitäten, die du in der 30-tägigen Erkundungsphase in Teil zwei dieses Buches ausprobiert hast (und die scheinbar gar nichts miteinander zu tun haben), können dein Gehirn mit der Zeit so verändern, dass du weniger Schmerzen hast.
- Gedanken, Gefühle und Verhaltensweisen wie beispielsweise körperliche Aktivität, Schlaf und soziale Kontakte können Schmerzsignale verstärken oder abschwächen. Du hast es also selbst in der Hand, die Schmerzverarbeitung in deinem Gehirn zu beeinflussen, indem du etwas an deinem Verhalten und deinen Gedanken und Gefühlen änderst.
- Es gibt bestimmte Strategien und Kompetenzen, die die Entstehung von positiven Emotionen, Selbstmitgefühl, konstruktiven Verhaltensweisen (mehr Bewegung und besserer Schlaf), gesunden Beziehungen und einem gesunden Selbstwertgefühl fördern. Diese Strategien und Kompetenzen bilden das Fundament der Resilienz und schaffen die besten Voraussetzungen für eine Abnahme deiner Schmerzen und einen besseren allgemeinen Gesundheitszustand.

Um all diese wichtigen Prinzipien zu berücksichtigen, muss dein Plan für ein gelungenes Leben aus mehreren Facetten bestehen. Mit anderen Worten: Du solltest dafür Aktivitäten und Ziele auswählen, die mehrere Bereiche deines Lebens betreffen. In der nun folgenden Tabelle findest du die wichtigsten Lebensbereiche und einige dazugehörige Aktivitäten, Übungen und Fähigkeiten.

Entspannung	Beruhige und entspanne dich und baue deinen Stress ab. Das kannst du zum Beispiel mithilfe von Atemübungen, Meditation, progressiver Muskelentspannung, Fantasiereisen, einem Hobby oder Musik erreichen.
Besserer Schlaf	Wenn du schlecht schläfst, dann solltest du vielleicht mit diesem Lebensbereich beginnen! Versuche es doch einmal mit Entspannungsübungen und der Entwicklung besserer Schlafgewohnheiten: zum Beispiel, indem du jeden Tag zur gleichen Zeit ins Bett gehst und wieder aufwachst.
Adaptive Gedanken	Bemühe dich um optimistischere Gedanken! Dazu hast du inzwischen mindestens vier verschiedene Denkansätze kennengelernt. Entscheide dich für den Anfang erst mal für eine dieser vier Methoden und probiere aus, wie gut diese neue Denkweise zu dir passt. Danach kannst du es mit einem anderen Denkansatz versuchen, wenn du möchtest.
Körperliche Aktivität	Bewege dich mehr! Wie wäre es zum Beispiel mit regelmäßigem Laufen, Schwimmen, Radfahren, Tanzen, Yoga oder anderen Aktivitäten, die ein bisschen mehr Schwung in dein Leben hineinbringen? Versuche deine Aktivitäten zu pacen, damit du sie trotz Schmerzen gut bewältigen kannst.
Positive Emotionen	Schaffe Platz für mehr Freude, Zufriedenheit und Spaß in deinem Leben! Dieser Bereich mag angesichts der ernsten Thematik dieses Buches ein bisschen belanglos erscheinen, aber er könnte der wichtigste sein. Übe dich in Dankbarkeit, genieße dein Leben, lege dir ein »positives Sparschwein« an, höre deine Lieblingsmusik oder halte dich so oft wie möglich in der Natur auf.
Soziale Kontakte	Baue dir einen Beziehungsbaum aus bereichernden sozialen Kontakten auf. Dazu gehört, dass du täglich neue Kontakte knüpfst, anderen Menschen etwas Gutes tust, dich in Vergebung übst und deinen Mitmenschen nicht nur deine Zeit opferst, sondern ihnen auch dein Herz schenkst.
Lebenssinn und -zweck	Konzentriere dich auf deine Wertvorstellungen und führe ein sinnerfülltes Leben. Diene der Gemeinschaft, gib deinem Leben einen ganz besonderen Sinn, entwickle eine Vision von deinem bestmöglichen Ich und sei offen für Erlebnisse, die Ehrfurcht in dir wecken – all das kann dir selbst an den deprimierendsten Tagen Hoffnung geben.

Vielleicht ist dir aufgefallen, dass ich keinen dieser Lebensbereiche mit »Schmerzen lindern« überschrieben habe, weil alle Bereiche und die dazugehörigen Aktivitäten dazu beitragen können, deine Schmerzen und deine körperliche Funktionsfähigkeit zu verbessern.

Und wie erstellt man diesen Plan?

Lege dir zunächst einmal die Hilfsmittel zurecht, mit denen du am liebsten arbeitest: Das kann zum Beispiel ein Stift und ein Blatt Papier, ein persönliches Tagebuch, dein Computer oder auch das »Arbeitsblatt für deinen Wohlfühlplan« sein, das du am Ende dieses Kapitels findest. Gehe die 30 verschiedenen Aktivitäten, Praktiken und Fähigkeiten durch (die wir von nun an der Einfachheit halber als »Aktivitäten« bezeichnen werden) und überlege, welche dir *besonders gut* gefallen haben. Halte Ausschau nach den Sternchen! Notiere dir bei jeder Aktivität, deren Sternchen du angekreuzt, eingekreist oder farbig markiert hast, sämtliche Bereiche, denen sie zugeordnet ist. Viele dieser Aktivitäten erstrecken sich über mehrere Bereiche, doch der erstgenannte Bereich ist dabei stets am wichtigsten – alle anderen sind zweitrangig. Idealerweise sollte dein Wohlfühlplan in jedem Bereich mehrere Aktivitäten umfassen.

Nun musst du entscheiden, welche Aktivitäten du zu welchem Zweck in deinen Plan einbauen möchtest. Schau dir zunächst deine Liste an und finde für jeden Bereich die Aktivität, die du am spannendsten findest. Danach ordnest du die Bereiche nach Prioritäten, indem du sie in einer Reihenfolge von eins bis sieben anordnest, wobei eins die höchste Priorität hat. Als Nächstes entscheidest du, ob du mit einer bestimmten Aktivität gleich mehrere Bereiche abdecken oder für *jeden* Bereich eine Aktivität auswählen möchtest. Nehmen wir zum Beispiel an, du findest »Angenehme Aktivitäten einplanen« ganz fantastisch, weil die angenehme Aktivität, für die du dich in diesem Bereich entschieden hast, Tennis ist. Das ist eine sehr gute Wahl, denn Tennis ist eine tolle körperliche Betätigung und gleichzeitig auch eine Aktivität, bei der du mit anderen Menschen in Kontakt kommst. In diesem Fall deckt eine Aktivität gleich zwei Bereiche ab: »Körperliche Aktivität« und »Soziale Kontakte«.

Einige dieser Aktivitäten musst du vielleicht über einen längeren Zeitraum ausprobieren, bevor du dich endgültig darauf festlegst. Es kann also sein, dass du zunächst einmal für jeden Bereich einen Plan A und einen Plan B aufstellst. Oder du widmest dich eine Zeit lang einer bestimmten Aktivität, hast aber irgendwann genug davon und hörst wieder damit auf. Oder vielleicht hast du für einen der sieben Bereiche bereits eine gute Aktivität gefunden und sie dir zur Gewohnheit gemacht, möchtest aber trotzdem noch eine neue hinzufügen (was natürlich ganz hervorragend wäre)! Wie auch immer du deinen Plan gestalten möchtest – deine ganz persönliche Methode ist die beste Methode, die es dafür gibt, denn schließlich ist es *dein* Plan. Er soll für dich einen Sinn ergeben und dich mit einem Gefühl freudiger Erregung erfüllen. Ich habe an dieser Stelle ein Beispiel für einen solchen Plan eingefügt. Aber du kannst deinen Plan für ein gelungenes Leben natürlich auch ganz anders gestalten – je nach deinen eigenen Bedürfnissen und Vorlieben.

Musterarbeitsblatt

Bereich	**Primär**	**Sekundär**	**Am spannendsten**	**Priorität**
Entspannung	• Getaktete Atmung • Progressive Muskelentspannung • Kleine Auszeiten in der Natur	• Musik als emotionale Medizin • Gesunde Schlafgewohnheiten	• Kleine Auszeiten in der Natur • Getaktete Atmung	2
Besserer Schlaf	• Gesunde Schlafgewohnheiten	• Getaktete Atmung • Gehprogramm • Progressive Muskelentspannung		1
Adaptive Gedanken	• Negative Gedanken umstrukturieren • Selbstcoaching mit Bewältigungsgedanken • Selbstmitgefühl	• Sich an positiven Emotionen erfreuen • Dankbarkeit üben	• Negative Gedanken umstrukturieren	3

Körperliche Aktivität	• Gehprogramm • Dienst an der Gemeinschaft	• Angenehme Aktivitäten einplanen • Kleine Auszeiten in der Natur	• Gehprogramm	4
Positive Emotionen	• Sich an positiven Emotionen erfreuen • Musik als emotionale Medizin • Angenehme Aktivitäten einplanen	• Kleine Auszeiten in der Natur • Selbstmitgefühl • Dienst an der Gemeinschaft • Gönne dir einen »Ehrfurchtstag«!	• Musik als emotionale Medizin	5
Soziale Kontakte	• Tägliche Kontaktaufnahme • Dienst an der Gemeinschaft	• Gehprogramm • Angenehme Aktivitäten einplanen • Gönne dir einen »Ehrfurchtstag«!	• Dienst an der Gemeinschaft	7
Lebenssinn und -zweck	• Dankbarkeit üben • Gönne dir einen »Ehrfurchtstag«!	• Angenehme Aktivitäten einplanen • Kleine Auszeiten in der Natur • Sich an positiven Emotionen erfreuen • Musik als emotionale Medizin • Dienst an der Gemeinschaft	• Gönne dir einen »Ehrfurchtstag«!	6

In diesem Musterarbeitsblatt kommt dem Schlaf die oberste Priorität zu, aber andere Praktiken und Kompetenzen sind spannender. Dagegen ist auch gar nichts einzuwenden. Vielleicht möchte die betreffende Person zunächst an ihren kontraproduktiven Schlafgewohnheiten arbeiten, während sie gleichzeitig eine spannendere Aktivität aus dem Bereich »Entspannung« (zweithöchste Priorität) ausübt – sie könnte zum Beispiel die Technik der getakteten Atmung erlernen oder sich jeden Tag eine kleine Auszeit in der Natur gönnen. Wenn sie sehr ambitioniert ist, könnte sie mit einem zusätzlichen Gehprogramm sehr gut die Bereiche »Besserer Schlaf« und »Soziale Kontakte« abdecken. Dazu würden auch die Auszeiten in der Natur, die sicherlich sehr viel Spaß machen, hervorragend passen. Doch den meisten Menschen wäre es gewiss zu viel, drei neue Aktivitäten auf einmal auszuprobieren!

Ein paar Wochen später könnte sie dann ein paar Wochen lang die Einplanung angenehmer Aktivitäten auf ihr Programm setzen (weil das gleich mehrere Bereiche abdeckt) und schauen, wie es läuft. Und noch einige Zeit später: negative Gedanken umstrukturieren, sich an positiven Emotionen erfreuen oder sich einen »Ehrfurchtstag« gönnen, um sich für all die harte Arbeit zu belohnen. Du siehst: Für diesen Plan gibt es kein Patentrezept – wie du ihn gestaltest, bleibt ganz allein dir selbst überlassen. Vielleicht nimmst du auch einfach deinen Textmarker zur Hand und schaust, welche Aktivitäten in deinem Arbeitsblatt am häufigsten vorkommen. In dem hier abgedruckten Muster taucht »Dienst an der Gemeinschaft« beispielsweise in vier verschiedenen Bereichen auf. Aber denke daran, dass du dich auch dafür entscheiden kannst, nur jeweils eine einzige Aktivität zu praktizieren, solange du möchtest. Sobald du bereit dazu bist, kannst du eine oder mehrere neue Aktivitäten in deinen Plan einbauen. Das letzte Kapitel dieses Buches enthält wichtige Tipps und Anregungen dazu, wie du deinen Wohlfühlplan – jetzt und auf lange Sicht –organisieren und umsetzen kannst. Bitte lass es nicht einfach weg, sondern lies es! Doch vorher solltest du dir erst noch ein bisschen Zeit nehmen, um das Fundament für deinen Wohlfühlplan zu legen und dich auf den Beginn einer neuen Phase deines Lebens vorzubereiten.

Arbeitsblatt für deinen Wohlfühlplan

Bereich	Primär	Sekundär	Am spannendsten	Priorität
Entspannung				
Besserer Schlaf				
Adaptive Gedanken				
Körperliche Aktivität				
Positive Emotionen				
Soziale Kontakte				
Lebenssinn und -zweck				

Notizen

Erfahrungsbericht: Lynne

Vor ein paar Jahren bin ich in eine neue Stadt gezogen. Um Freunde zu finden, schloss ich mich einer Gruppe von Frauen an, die sich einmal pro Woche trafen, um sich miteinander auszutauschen und gegenseitig zu unterstützen. Als ich das erste Mal an einem dieser Treffen teilnahm, sah ich dort nur »perfekte« Frauen: Sie waren alle schön gekleidet, wortgewandt und beruflich erfolgreich. Da beschlich mich das Gefühl, genauso »perfekt« sein zu müssen. Also versuchte ich, mich perfekt zu kleiden, übertraf mich selbst mit schönen Geschenken an die Mitglieder meiner neuen Gruppe und plante perfekte Events. Trotzdem hatte ich immer noch den Eindruck, dass das alles nicht ausreichte. Und als ich dann auch noch erfuhr, dass diese Frauen eine Party veranstaltet und mich nicht dazu eingeladen hatten, war ich am Boden zerstört. Ich hatte mich doch so sehr darum bemüht dazuzugehören!

Ein paar Tage nach der Party nahm ich meinen ganzen Mut zusammen und fragte eine dieser Frauen (sie hieß Carol), warum ich nicht eingeladen worden sei. Dabei liefen mir die Tränen übers Gesicht.

Carol war entsetzt. »Warum weinst du denn?«, fragte sie mich in sanftem, liebevollem Ton.

Das war mir so peinlich. Am liebsten wäre ich davongelaufen, aber da ich mich nun einmal von meiner verletzlichen Seite gezeigt hatte, schilderte ich ihr offen und ehrlich meine Gefühle. Ich erklärte ihr, dass ich versucht hätte, perfekt zu sein und mich in ihre Gruppe einzufügen, indem ich Geld, das ich gar nicht besaß, für Kleidung ausgab und zum selben Friseur ging wie sie alle: »Was habe ich denn nur falsch gemacht?«, fragte ich.

»Das war ein Missverständnis!«, rief Carol. »Wir hatten dich nur deshalb nicht eingeladen, weil das eine T-Shirt-und-Jogginghosen-Party war. Wir dachten, an so einer Party würdest du bestimmt nicht gern teilnehmen. Einige Frauen aus unserer Gruppe haben sogar gesagt, du wärst wahrscheinlich der Meinung, dass *wir* nicht gut genug für *dich* sind.«

Ich war fassungslos. Wie konnten diese Frauen nur annehmen, dass ich nicht zu einer Party gehen würde, bei der die Gäste leger gekleidet waren, und dass ich mich womöglich für etwas Besseres hielt als sie? Sie hatten meine Bemühungen völlig falsch interpretiert – und dabei hatte ich mich doch so sehr angestrengt. Tagelang dachte ich über mein Leben und meine zwischenmenschlichen Beziehungen nach. Ich machte mir Gedanken über Carols Antwort, und mir wurde klar, dass diese Frauen mich falsch eingeschätzt hatten, weil ich nicht ich selbst gewesen war. Mit meinem Perfektionismus hatte ich nur das Gegenteil von dem erreicht, was ich wollte. Ich würde sowieso niemals perfekt sein, also war es besser, eine gesündere Lebenseinstellung zu entwickeln. Von jetzt an wollte ich nicht mehr versuchen, nach dem Unerreichbaren zu streben.

Ich bat Carol und die anderen Frauen, sich am nächsten Tag mit mir auf eine Tasse Kaffee zu treffen, joggte in einem alten Trainingsanzug zu dem Café und kam total verschwitzt an. Ich erklärte den Frauen, dass es mir schwerfalle, mich in meiner neuen Stadt einzuleben, und fragte sie, ob sie mir vielleicht helfen könnten, die Gegend besser kennenzulernen. Daraufhin schlug Carol sofort vor, von nun an jeden Dienstag zusammen in der Stadt joggen zu gehen, und lud mich ein mitzumachen. Ich nahm ihre Einladung mit Begeisterung an und mir fiel eine zentnerschwere Last von den Schultern. Kaum hatte ich mich von meinem Perfektionismus verabschiedet, schien mein Leben auch schon besser zu laufen.

Der Versuch, »perfekt« zu sein oder ein perfektionistisches Leben zu führen, ist nicht nur sinnlos, sondern hat sogar sehr negative Auswirkungen. Perfektionismus kann nicht nur Beziehungen kaputtmachen, sondern dir auch die Erfüllung von Aufgaben oder die Erreichung von Zielen erschweren. Weil du unrealistische Erwartungen an dich selbst stellst, fühlst du dich außerdem unsicher, überfordert und unzufrieden. Der Glaube, perfekt sein zu müssen, kann sogar dazu führen, dass man bestimmte Dinge gar nicht erst versucht. Also verabschiede dich von deinem Perfektionismus, zieh deine Jogginghose an, lass dein verwuscheltes Haar verwuschelt sein und versuche dein Glück!

Lynne Kennedy Matallana ist Präsidentin der Firma Community Health Focus, Inc. und leitet das Selbsthilfeprogramm PainTools dieses Unternehmens.

LEBE DEINEN WOHLFÜHLPLAN!

Du hast also nun angefangen, einen Wohlfühlplan zu formulieren, der dich hoffentlich begeistert. Jippie! Und was jetzt? Wir wollen die nächste Phase deines Lebens als ein großes Experiment betrachten. Dein Wohlfühlplan ist nicht in Stein gemeißelt, sondern etwas Lebendiges. Du probierst verschiedene Aktivitäten aus, übst dich darin, übernimmst sie in deinen Plan oder verwirfst sie wieder und versuchst es mit etwas anderem, wobei du stets die Aktivitäten beibehältst, die dir Freude machen und für dich praktikabel sind, während du auf die anderen verzichtest. Nach einem ähnlichen Prinzip gehen Wissenschaftler übrigens auch bei ihren Forschungsprojekten vor: Wir haben eine Vorstellung davon, was gut funktionieren könnte. Diese Idee testen wir nun, und je nach dem Ergebnis behalten wir sie bei, modifizieren sie ein bisschen oder legen sie wieder ad acta und machen dann mit dem nächsten Schritt weiter. Auch wenn wir anfangs vielleicht glaubten, die richtige Lösung gefunden zu haben, versuchen wir nicht, an etwas festzuhalten, was nicht funktioniert. Wir müssen offen dafür bleiben, wohin unsere Daten uns führen.

Und das bedeutet, dass auch du offen für etwaige Misserfolge sein musst. Ja, genau: *Du brauchst nicht perfekt zu sein und dein Wohlfühlplan auch nicht!* Perfektionismus ist eine Eigenschaft, die bei Menschen mit chronischen Schmerzen auffallend häufig vorkommt. Man weiß zwar nicht genau, warum, aber wenn du diese Eigenschaft besitzt, stehst du damit nicht allein da. Das Problem mit dem Perfektionismus ist nur, dass er deinen Erfolg untergraben kann – vor allem, wenn du dabei sehr kritisch mit dir selbst umgehst. Deshalb solltest du dich – gerade wenn du ein sehr perfektionistischer Mensch bist – bemühen, deine eigenen Unvollkommenheiten (die du sicherlich nur allzu gut kennst) zu akzeptieren! Sei bereit, etwas Neues auszuprobieren, auch wenn es dabei vielleicht ein bisschen unordentlich und chaotisch zugeht.

Wo soll ich anfangen?

Dein Wohlfühlplan umfasst sieben verschiedene Bereiche; und wahrscheinlich hast du für jeden Bereich mindestens zwei Aktivitäten ausgewählt. Schon allein beim Gedanken an diese Zahl wirst du dich vielleicht überfordert fühlen, aber du sollst ja auch nicht alles auf einmal machen. Denn dabei handelt es sich um einen langfristigen Plan, der in mehreren Etappen ausgeführt wird und sich auch jetzt wieder ändern kann – genau wie im richtigen Leben. Konzentriere dich ein paar Wochen oder einen Monat lang auf ein bis zwei Aktivitäten. Am besten ist es, mit der Aktivität zu beginnen, die dir wohl am meisten Spaß machen wird, die du als besonders bereichernd empfindest oder die dich am stärksten motiviert. Du kannst aber auch mit der Aktivität anfangen, die deinen wichtigsten Bereich betrifft.

Erinnerst du dich noch an Kapitel 2, als wir uns mit dem Symptomcluster »SPACE« beschäftigt haben? Schlaf, Schmerz, Affekt (Gefühle), Kognition (Konzentration, Gedächtnis, geistige Klarheit) und Energie – einige oder alle diese Symptome treten bei chronischen Schmerzpatienten besonders häufig auf. Durch schlechten Schlaf und schlechte Stimmung werden die Schmerzen, der Gehirnnebel und die Energielosigkeit häufig noch schlimmer. Wenn du immer wieder unter Schlaflosigkeit leidest oder dich morgens nach dem Aufwachen meist nicht richtig erholt fühlst, solltest du mit Aktivitäten aus den Bereichen »Entspannung« und »Besserer Schlaf« beginnen. Im Kontext der Behandlung chronischer Schmerzen ist die Verbesserung des Schlafs ein ziemlich leichtes Unterfangen. Wenn du besser schläfst, lassen normalerweise auch viele andere Beschwerden nach, einschließlich deiner Schmerzen. Falls du zwar gut schläfst, aber unter Angstzuständen oder Depressionen leidest oder dich in emotionaler Hinsicht einfach unwohl fühlst, solltest du dich lieber zuerst einmal mit den Bereichen »Positive Emotionen« und »Adaptive Gedanken« beschäftigen.

Und wenn du keines dieser Probleme hast, dann ist es für dich auf jeden Fall wichtig, in Bewegung zu kommen! Der Bereich »Körperliche Aktivität« ist für jeden Schmerzpatienten ein hervorragender Start. Wenn du dich einsam fühlst, Unterstützung brauchst oder deine zwischenmenschlichen Beziehungen schwierig sind, solltest du Aktivitäten im Bereich »Soziale Kontakte« Priorität einräumen. Der Bereich »Lebenssinn und -zweck« steht ganz unten auf der Liste und wird erst in späteren Kapiteln behandelt, weil es sich dabei um ein Bedürfnis höherer Ordnung handelt. Kümmere dich lieber zunächst einmal um deine Überlebensbedürfnisse: Schlafe genug, bewege dich, versuche glücklicher zu sein und mehr Hoffnung zu haben und bemühe dich als Nächstes um Unterstützung vonseiten deiner Freunde und Familienangehörigen. Jetzt schau dir noch einmal die Prioritätenliste auf dem »Arbeitsblatt für deinen Wohlfühlplan« an: Hast du sie auch wirklich so aufgestellt, dass sie zu deinen SPACE-Symptomen passt? Kreise als Nächstes die ein bis zwei Bereiche ein, auf die du dich zuallererst konzentrieren möchtest, und wähle eine damit einhergehende Kompetenz oder Fähigkeit aus. (Idealerweise sollte das irgendetwas sein, das dich begeistert.)

Setze dir sehr kleine, erreichbare Ziele

Nun, da du weißt, wo du anfangen möchtest, solltest du dir kleine, erreichbare Ziele setzen. Formuliere diese Ziele so konkret wie möglich und setze dir ein vernünftiges Zeitlimit dafür, um sie problemlos erreichbar zu machen. Nehmen wir als Beispiel ein Ziel aus dem Bereich »Körperliche Aktivität«: Du möchtest an fünf Tagen pro Woche 30 Minuten lang in zügigem Tempo laufen, und zwar mit Handgewichten. Das ist ein hervorragendes Ziel, aber du kannst es nicht auf Anhieb erreichen. Ein gutes erstes Etappenziel könnte zum Beispiel darin bestehen, an drei Tagen pro Woche fünf Minuten lang zügig zu gehen. Wenn du das schon lange nicht mehr getan hast, wirst du diese fünf Minuten als würdiges (und hoffentlich erreichbares) Ziel empfinden. Dein nächstes Etappenziel könnte darin bestehen, an vier Tagen pro Woche 10 Minuten und dann an fünf Tagen pro Woche 15 Minuten lang zügig zu gehen. Es ist völlig in Ordnung, große Ziele auf diese Weise anzupassen, denn ein kleineres Ziel dauerhaft zu erreichen, ist wichtiger, als sich ein zu ehrgeiziges Ziel zu setzen, von dem man dann doch wieder Abstand nehmen muss, weil man es eben einfach nicht geschafft hat.

Um große Ziele erreichen zu können, muss man zuerst einmal viele kleine Ziele meistern. Marathonläufer stellen sich nicht einfach an die Startlinie und schaffen das Rennen. Sie trainieren monatelang in kleinen Etappen und setzen auf dem Weg zu ihrem Endziel eine ganze Reihe kleinerer Ziele um. Genau an diese Vorgehensweise solltest du dich auch halten. Arbeite mit der Erreichung vieler kleiner Ziele auf ein großes Ziel hin. Dahinter steckt ein sehr wichtiges Grundprinzip: Kleine Veränderungen, die man dauerhaft meistert, sind besser als große Veränderungen, die sich auf die Dauer vielleicht nicht durchhalten lassen. Jeder kleine Etappensieg ist wichtig. Selbst wenn du ein bestimmtes Ziel zweimal oder mehrmals hintereinander erreichst, ist das eine wichtige Leistung, denn es bedeutet, dass du den Kampfgeist besitzt, dich dieser Herausforderung mehr als einmal zu stellen – und das ist großartig! Jede Verbesserung ist eine hervorragende Leistung; und mit der Zeit summiert sich das. Wenn du jeden Tag nur 20 Schritte mehr gehst als am Vortag, sind das am Ende des Jahres 7300 Schritte mehr pro Tag – also fast fünf Kilometer!

Richte dir Erinnerungen ein!

Du weißt schon, was ich meine: Wenn du einfach nicht daran denkst, deine Vorhaben umzusetzen, dann kann das alles natürlich nicht funktionieren. Nachdem du dir hohe Ziele gesteckt und festgelegt hast, welche kleinen Etappensiege dich dorthin bringen sollen, musst du also als Nächstes entscheiden, was du tun möchtest, um dich regelmäßig an deine guten Vorsätze zu erinnern. Du kannst die geplanten Aktivitäten zum Beispiel in deinen Kalender eintragen, Klebezettel an deinen Kühlschrank heften oder Erinnerungen auf deinem Smartphone einrichten. Du kannst deine Gedächtnisstützen aber auch bedeutungsvoller oder nuancenreicher gestalten, zum Beispiel: eine Vase mit Blumen auf der Küchentheke = heute im Garten arbeiten! Wenn es dir an Motivation fehlt, kannst du dich für bestimmte Aktivitäten mit einem Freund oder einer Freundin zusammentun. Und du kannst auch ausprobieren, ob es dir womöglich leichterfällt, deinen Vorsätzen treu zu bleiben, wenn du dir für die Durchführung einer geplanten Aktivität eine Belohnung aussetzt. Wie wäre es zum Beispiel, ein Bild dieser Belohnung an deinen Badezimmerspiegel zu kleben oder es als Startbildschirm auf deinem Handy oder Computer einzurichten?

Lass dem Programm ein bisschen Zeit, um zu wirken!

Wie ich bereits zu Beginn der 30-tägigen Erkundungsphase erwähnt habe, wird wahrscheinlich niemand mit diesem Programm sofortige Erfolge erzielen. Das Ziel dieser 30 Tage besteht vielmehr darin, herauszufinden, welche Aktivitäten dir sinnvoll erscheinen und welche du später vielleicht eine Zeit lang ausprobieren möchtest. Im Rahmen deines Wohlfühlplans solltest du jede Aktivität, die du auswählst, mindestens zwei Wochen lang regelmäßig (wenn möglich jeden Tag) praktizieren, um herauszufinden, ob sie etwas für dich ist. Wenn du nach diesen zwei Wochen an einer bestimmten Aktivität Gefallen gefunden hast und sie dir auch hilfreich erscheint, dann mach sie dir zur Gewohnheit! Indem du diese Aktivitäten ausführst, werden sie zu Kompetenzen, und indem du sie mehrfach wiederholst, werden sie zu Gewohnheiten.

Verfolge deine Fortschritte

Am besten ist es, mit einem Symptomtagebuch zu beginnen. Damit kannst du jeden Tag ein, zwei oder sogar alle SPACE-Symptome dokumentieren. Das kann für die Beantwortung der Frage, ob dir eine bestimmte Aktivität hilft oder nicht, sehr aufschlussreich sein. Sobald es uns besser geht, vergessen wir nämlich manchmal, wie schlimm unsere Schmerzen sich vorher angefühlt haben. Dann merken wir vielleicht gar nicht, wie positiv sich bestimmte Veränderungen auf unsere Beschwerden und unsere körperliche Funktionsfähigkeit auswirken.

Du kannst aber auch mit einem Aktivitätstracker wie beispielsweise Fitbit arbeiten, mit dem deine körperliche Aktivität und dein Schlaf sich noch leichter dokumentieren lassen. Mithilfe eines solchen Trackings kannst du übrigens auch versteckte Verbesserungen erkennen. Was sind »versteckte Verbesserungen«? In klinischen Studien haben wir festgestellt, dass uns die positiven Auswirkungen einer Behandlungsmethode manchmal entgehen, wenn wir nur den Schmerz als Maßstab für das Therapieansprechen nehmen. Angenommen, ein Proband bewertet seine Schmerzen zu Beginn einer Therapiestudie mit einer Fünf und am Ende der Studie mit einer Vier. Eine Verbesserung um einen

Punkt hört sich zwar nicht nach einem großen Fortschritt an, doch unserer Erfahrung nach sieht das im realen Leben oft ganz anders aus: Wenn man mit der betreffenden Person spricht, erfährt man vielleicht, dass es ihr jetzt *so viel besser* geht, dass sie viel aktiver ist und viel mehr sinnvolle Dinge tun kann als vorher, wodurch ihr Leben wiederum sehr viel glücklicher und bereichernder geworden ist. Schon leichte Verbesserungen führen dazu, dass die Menschen aktiver werden und verlorene Zeit wieder aufholen können. Dieses gesteigerte Aktivitätsniveau kann zwar dazu führen, dass auch ihr Schmerzpegel ein bisschen höher ist. Letztlich aber haben die Probanden diese Entscheidung dann für sich selbst getroffen und kommen gut damit zurecht. Bitte denke beim Dokumentieren deiner Fortschritte daran, dass der gleiche positive Effekt auch in *deinem* Leben eintreten könnte.

Wie schafft man es, sich etwas Neues anzugewöhnen?

Es gibt viele Theorien darüber, wie es einem am besten gelingt, neue Gewohnheiten zu etablieren und schlechte oder kontraproduktive Angewohnheiten abzulegen. Meine Lieblingsmethoden für die Erreichung solcher Ziele sind denkbar einfach. Tipp Nummer eins: Du solltest diese neue Gewohnheit wirklich als etwas Angenehmes und Wünschenswertes empfinden. Denn wir sind nun einmal darauf programmiert, uns mit Dingen zu beschäftigen, die uns Freude bereiten, und Aktivitäten, die uns Schmerzen verursachen, lieber aus dem Weg zu gehen. Wenn du also nun deinen Wohlfühlplan aufstellst, dann sollte die erste neue Gewohnheit, die du in diesen Plan einbaust, etwas sein, das dich begeistert oder von dem du glaubst, dass es dir Spaß machen würde. Um dieses Prinzip am Beispiel der körperlichen Aktivität zu veranschaulichen: Du solltest keine sportlichen Aktivitäten einplanen, die dir zu anspruchsvoll oder anstrengend erscheinen. Wenn du gern tanzt, dann mach dich auf die Suche nach einem Trainingskurs, bei dem Tanzbewegungen eine wichtige Rolle spielen, oder belege einen Kurs für Gesellschaftstanz.

In ihrem Buch *Good Habits, Bad Habits – Gewohnheiten für immer ändern* stellt die Forscherin und Psychologin Wendy Wood von der University of Southern California fest, dass unsere täglichen Verhaltensweisen zu fast 50 Prozent aus

Gewohnheiten bestehen. Diese automatisch ablaufenden Aktivitäten erfordern kaum bewusstes Nachdenken: Man *tut* sie einfach. Nach Meinung von Wendy Wood können Willenskraft und Motivation uns zwar auf den richtigen Weg bringen. Das reicht aber noch lange nicht aus, um eine Gewohnheit dauerhaft in unserem Leben zu verankern – denn dazu müssen wir uns die betreffende Gewohnheit so einfach wie möglich machen und uns anschließend auch dafür belohnen. Angenommen, du möchtest deinen Tag mit getakteter Atmung beginnen. Das kannst du dir erleichtern, indem du deinen Wecker ein paar Minuten früher stellst, eine deutlich ins Auge springende Erinnerung neben deinem Bett anbringst und dir eine kleine Belohnung versprichst, die fällig wird, nachdem du deine Atemübung planmäßig durchgeführt hast.

Steve Scott hat in seinem Buch *Habit Stacking: 97 Small Life Changes That Take Five Minutes or Less* einen etwas anderen Ansatz entwickelt: Beim »Habit Stacking« geht es darum, an bereits etablierte Gewohnheiten gewissermaßen eine neue Aktivität »dranzuhängen«. Wenn du dir zum Beispiel morgens nach dem Frühstück und abends vor dem Schlafengehen die Zähne putzt und dir angewöhnen möchtest, zweimal täglich ein paar Dehnübungen zu machen – warum baust du diese Übungen dann nicht gleich nach dem Zähneputzen in dein Morgen- beziehungsweise Abendprogramm ein? Hier noch ein zweites Beispiel: Wenn du es gewohnt bist, jeden Morgen zuallererst deine E-Mails abzurufen, und dir angewöhnen möchtest, jeden Tag eine Person zu kontaktieren, um dein soziales Beziehungsnetz zu erweitern – wie wäre es denn dann, diese freundliche Mail gleich beim morgendlichen Abrufen deiner E-Mails zu verschicken? Wenn du vorab eine Liste von Personen erstellst, die du per Mail kontaktieren möchtest, und dir eine Erinnerung auf deinem Smartphone einrichtest (oder irgendwo eine visuelle Gedächtnisstütze anbringst), kann dir das so lange helfen, dich an deinen Vorsatz zu halten, bis das neue Verhalten dir zu einer festen Gewohnheit geworden ist.

Neue Gewohnheiten entwickelt man nicht von heute auf morgen

Mein Kollege und Freund Dave Williams vom CPFRC hat eine großartige Analogie dafür gefunden, wie man neue Gewohnheiten entwickelt. Du kannst dir die Landschaft deines Lebens wie eine große, weite Prärie vorstellen, die bisher noch keine Menschenseele durchquert hat. Der erste Planwagen, der durch dieses Land fährt, holpert und schlingert dabei wie wild hin und her. Beim nächsten Wagen sieht es nicht viel anders aus, aber er ebnet den Weg vielleicht schon ein kleines bisschen. Und so fährt ein Planwagen nach dem anderen durch die Prärie, und die Radspuren werden immer tiefer, sodass die nächsten Wagen sie nur noch zu benutzen brauchen. Mit unseren Gewohnheiten ist es ähnlich: Eine neue Gewohnheit, die du entwickeln möchtest, fühlt sich anfangs noch ein bisschen unangenehm an, und vielleicht schaffst du es auch nicht, dich stets konsequent an sie zu halten. Doch mit der Zeit gelingt dir das immer besser, und irgendwann praktizierst du dieses neue Verhalten einfach, ohne groß darüber nachzudenken.

Andere Menschen mit ins Boot holen

Wenn du anfängst, dich um dich selbst und dein eigenes Wohlergehen zu kümmern, wirst du auf viele Hindernisse stoßen, und dabei werden sich dir auch viele Menschen in den Weg stellen – aber nur, wenn du es zulässt. Tritt einfach in die Fußstapfen von Michele Andwele, die dich auf Seite 203 dazu aufruft, ein neues Kapitel in deinem Leben aufzuschlagen: »Priorität: Ich«. Denk daran: Wer sich nicht um sich selbst kümmert, der kann sich auch nicht um andere Leute kümmern. Natürlich solltest du in deinem Alltagsleben und deinem Herzen trotzdem immer noch Zeit und Platz für die Menschen haben, die du liebst, aber du musst einen goldenen Mittelweg zwischen der Fürsorge für alle anderen und der Fürsorge für dich selbst finden.

Um dir von vornherein die nötige Unterstützung zu sichern, solltest du andere Menschen darüber informieren, dass du dich auf diese Reise begibst. Beziehe sie so weit in dieses Abenteuer ein, wie es sinnvoll ist, sodass sie vielleicht sogar mit dir mitfiebern. Erkläre ihnen zumindest, wie wichtig dieser Neustart für dich ist, und bitte sie um ihre Unterstützung und Ermutigung. Als Nächstes kannst du im Rahmen deines Wohlfühlplans dann vielleicht regelmäßige Ausflüge mit Freunden, ein Geh- oder Wanderprogramm mit einem Familienmitglied oder einen Urlaub mit deiner Partnerin oder deinem Partner einplanen.

Worte der Weisheit: Geduld, Flexibilität und Selbstmitgefühl

Die Schmerzpsychologin Lindsey McKernan von der Vanderbilt University (meine Forscherkollegin und Freundin) nennt noch drei weitere Punkte, die man bei der Arbeit an seinem Wohlfühlplan beachten sollte: Erstens empfiehlt sie, bei der Festlegung neuer Ziele zwischen einem realistischen Ausgangspunkt und der Idealvorstellung zu unterscheiden, die man verwirklichen möchte. Die Diskrepanz zwischen diesen beiden Aspekten wird dir vielleicht schon ein bisschen zu schaffen machen: Vielleicht ist es dir peinlich oder du schämst dich dafür, wo du zurzeit stehst, weil dein Wunschziel noch so unvorstellbar weit entfernt zu sein scheint. Solche Gedanken und Gefühle sind völlig normal und durch die Festlegung kleiner Etappenziele kannst du deinen großen Zielen jeden Tag ein Stückchen näher kommen.

Zweitens: Sei flexibel. Wenn du dir über die Quintessenz einer bestimmten Aktivität klar wirst, die dich früher einmal begeistert hat, so kann das ein hervorragender Ausgangspunkt für ein neues Element deines Wohlfühlplans sein. Du wirst vielleicht nicht mehr in der Lage sein, diese Aktivität so auszuüben wie früher, aber du kannst sie trotzdem immer noch so gestalten, dass sie eine Bedeutung und einen Wert für dich hat. Wenn du zum Beispiel früher gern Tennis gespielt hast, dir das inzwischen aber nicht mehr möglich ist, kannst du trotzdem immer noch Tennisturniere besuchen, ein Team trainieren oder zusammen mit einem verständnisvollen Freund Bälle übers Netz schlagen. Denn wenn du zu streng mit dir selbst ins Gericht gehst, entgehen dir womöglich viele Aktivitäten, die dir Spaß machen und dein Leben bereichern könnten.

Und schließlich: Nimm dich vor deinem bösen inneren Kritiker in Acht! (Erinnerst du dich noch an unsere Diskussion über kontraproduktive innere Dialoge in Kapitel 4?) Wenn du dazu neigst, dich selbst zu kritisieren, oder wenn du bestimmte Veränderungen oder Erfahrungen auf dem Weg zur Erreichung deiner Ziele allzu negativ bewertest, dann ist es an der Zeit, umzudenken: Versuche schwierige Situationen oder Rückschläge als normal zu betrachten und darin eine Chance für mehr Selbstmitgefühl zu sehen. Akzeptiere, dass es schwierig ist, etwas an deinem Leben zu verändern – aber es lohnt sich! Denk daran: Selbstmitgefühl bedeutet, dir selbst das gleiche Verständnis entgegenzubringen wie einem lieben Freund. Versuche innere Dialoge zu führen, die dich aufbauen und ermutigen!

Und nun noch ein paar Schlussgedanken

In diesem Buch haben wir viele wichtige Themen behandelt! Ich hoffe, du fühlst dich jetzt gut informiert, innerlich gestärkt und bereit, mit der nächsten Phase deines Lebens zu beginnen. Du hast ein paar bemerkenswerte Menschen kennengelernt – zum Beispiel einige meiner Kollegen, aber auch Leidensgenossen, die Ähnliches durchgemacht haben wie du selbst. Hoffentlich wird das, was du in diesem Buch über dein Gehirn gelernt hast, die Grundlage für eine bedeutungsvolle Beziehung zu diesem Dirigenten deiner eigenen Sinfonie des Lebens bilden. Wie du inzwischen weißt, wird es dabei stets gute und schlechte Tage geben. Ich hoffe, du gehst jeden dieser Tage in dem Wissen an, dass dies ein Entwicklungsprozess ist. Genau wie der Kauf von Aktien ist auch dieser Wohlfühlplan gegen chronische Schmerzen eine Investition in deine eigene Zukunft – also lege dir am besten schon im Voraus einen Plan dafür zurecht, wie du es schaffen willst, die Höhen und Tiefen, die du auf dieser Reise zwangsläufig erleben wirst, zu überstehen. An schlechten Tagen solltest du dich auf eine einzige Aktivität beschränken, die du als sinnvoll empfindest oder die dich glücklich macht. Dadurch wirst du – wie elend du dich auch an diesem Tag gefühlt hast oder wie katastrophal er gewesen sein mag – doch etwas Positives erlebt haben, und das bedeutet, dass dieser katastrophale Tag trotz allem zählt.

Ich wünsche dir ein Leben voller schöner Augenblicke mit Familie und Freunden und voller unvergesslicher Abenteuer, aber auch viele ruhige, besinnliche Augenblicke, viel Lachen und Liebe und einen liebevollen Umgang mit dir selbst und deinem Gehirn. Danke, dass du mir deine Zeit geschenkt hast!

DANK

Es gibt so viele Menschen, denen ich zu danken habe, und ich bin mir ganz sicher, dass ich dabei einige meiner besonderen Lieblinge vergessen werde. Tut mir leid! Bitte macht mich darauf aufmerksam, dann werde ich euch als kleine Entschädigung zum Mittagessen einladen und euch auch in meinem nächsten Buch erwähnen, falls mir die Ehre zuteilwerden sollte, noch eines zu veröffentlichen.

Beginnen möchte ich mit meinem geliebten Ehemann Will, meinem wichtigsten Cheerleader, der alles für mein Glück und meinen Erfolg tut. Er nimmt mir nicht nur das Einkaufen, sondern auch die komplizierten geschäftlichen Aspekte des Bücherschreibens ab. Ganz herzlichen Dank dafür! Ohne dich wäre ich verloren. Ich liebe dich über alles. Meinem Stiefsohn Liam danke ich dafür, dass er in mir den Menschen sieht, der ich sein möchte. Ich bin so stolz auf das Allroundtalent, zu dem du dich entwickelt hast, auf deinen Dienst für unser Land und auf meinen großartigen Enkelhund Jefe. Ich werde stets tun, was ich kann, damit du auch stolz auf mich sein kannst, Liam!

Außerdem möchte ich mich bei drei Menschen bedanken, die die Entstehung dieses Buches mit ihren Beiträgen überhaupt erst möglich gemacht haben. Zuallererst geht ein großes Dankeschön an Steve Pierce, den begabten Illustrator, der mir geholfen hat, meine verrückten Ideen in passende Abbildungen umzusetzen. Du hast wirklich ein ganz besonderes Talent, Feder und Tinte Leben einzuhauchen! Zweitens möchte ich mich ganz herzlich bei Stacey Glick bedanken, der einzigen Agentin, die Will und ich wirklich wollten, weil wir auf irgendeiner kosmischen Ebene wussten, dass sie die Richtige war. Meinem fantastischen Lektor James Jayo und dem ganzen Team von Countryman Press danke ich dafür, dass ihr einer noch unbekannten Autorin wie mir eine

Chance gegeben habt und dass ihr genügend gesunden Menschenverstand hattet, um mich in die richtige Richtung zu lenken.

Als Wissenschaftlerin habe ich mir lange den Kopf darüber zerbrochen, wie man komplizierte wissenschaftliche Konzepte präzise und verständlich zugleich vermittelt. Ohne die wohlwollende Unterstützung meiner Kollegen und Freunde hätte ich das niemals geschafft. Dir, Dan Clauw, danke ich nicht nur dafür, dass du mir beim Durchdenken wichtiger Kapitel geholfen hast, sondern auch für deine Freundschaft und die Chance, ein Teil deines hervorragenden Forschungsteams zu sein. Ihr habt am Chronic Pain and Fatigue Research Center etwas ganz Besonderes aufgebaut und verkörpert mit eurer Freundlichkeit und Großzügigkeit das Mantra unserer geliebten University of Michigan: »Das Team, das Team, das Team«! Dir, Dave Williams, bin ich dankbar für deine hilfreichen Erkenntnisse und Vorschläge für dieses Buch. Vor allem aber danke ich dir für deine Kameradschaft und dein Mentoring in all diesen Jahren – und die vielen Male, die wir miteinander gelacht haben.

Ein kollektives Dankeschön geht an das Team der Neurowissenschaften: Steve Harte, Rick Harris, Chelsea Kaplan und Andrew Schrepf. Euer Wissen über das menschliche Gehirn verblüfft mich immer wieder und euer Wissen über das Herz macht euch alle zu großartigen Wissenschaftlern und Freunden.

Eine besonders liebevolle Gruppenumarmung geht an meine Kolleginnen und Kollegen aus der Klinischen Psychologie, von denen auch einige in diesem Buch erscheinen: Lindsey McKernan, Kim Sibille, Tony King, Jenna McAfee, Anna Kratz, Drew Sturgeon und Dave Williams (nochmals ein herzliches Dankeschön!). Eure Vorschläge und Einsichten waren für mich von unschätzbarem Wert – nicht nur der Input aus euren Fachgebieten, sondern auch eure Informationen zum Thema Verhaltensänderung im Allgemeinen und eure Ratschläge dazu, wie ich meinen Lesern helfen kann, aus diesem Buch das Beste für sich herauszuholen.

Mein Dank geht auch an die Sozialpsychologin Jen Pierce, die mir bei meinen Überlegungen und Ausführungen zu den verheerenden Auswirkungen von Traumata bei Schmerzpatienten geholfen hat und der ich auch wichtige Informationen zu den ungeheuer positiven Auswirkungen sozialer Kontakte auf die Heilung von Schmerzen verdanke. Ein dreifaches Hoch auf Kevin Boehnke, der mir weise Ratschläge zur Kunst des Schreibens gegeben hat und so großzügig war, seine Erfahrungen auf diesem Gebiet mit mir zu teilen! Und ein ganz besonderes Dankeschön geht an den stets fröhlich-frechen Physiotherapeuten Daniel Whibley, der sich mit dem Thema Schlaf und Schmerz beschäftigt. Ich bin dir sehr dankbar für deine Hilfe bei den Kapiteln über körperliche Aktivität und Schlaf und für die Extraportion Selbstvertrauen, die du mir eingeflößt hast, als ich sie am dringendsten brauchte.

Ganz herzlichen Dank auch an dich, Chad Brummett, weil du die so wichtige Forschungsinfrastruktur im Back & Pain Center aufgebaut und mir die Schlüssel dazu anvertraut hast. Durch deine bahnbrechende Arbeit hat sich die medizinische Praxis von Grund auf verbessert. Außerdem bin ich dankbar für die hervorragenden Führungskräfte unserer Abteilung – früher Dr. Tremper (der für mich immer *Dr.* Tremper sein wird) und jetzt George A. Mashour. Ich habe eure Unterstützung für diese Schmerzpsychologin, die sich mit so unkonventionellen Themen beschäftigt, stets deutlich gespürt und bin euch sehr dankbar dafür.

Dieser Dank wäre unvollständig, wenn ich nicht auch meine allerersten Mentorinnen und Mentoren – Marian Stuart, Robert Pinals und vor allem Len Sigal – erwähnen würde. Ohne eure Unterstützung und Fürsprache in den ersten Jahren meiner Karriere hätte ich diese großartigen Erfahrungen nicht machen können. Ich denke oft an eure Großzügigkeit und eure klugen Ratschläge zurück und hoffe, meinen FIERCE-Mentees eine ähnlich einfühlsame und hilfsbereite Mentorin zu sein.

Und zu guter Letzt möchte ich allen Menschen, die den Mut hatten, ihre Erfahrungsberichte zum Thema Schmerz für dieses Buch zur Verfügung zu stellen, meinen tiefsten Dank aussprechen, ebenso wie all den anderen Menschen, die ich in Therapiesitzungen, bei zwanglosen Gesprächen im Flugzeug, im Gewühl der Vortragssäle bei wissenschaftlichen Kongressen und – na ja, eigentlich überall kennengelernt habe. Euer Mut inspiriert mich und eure Hoffnung gibt mir Kraft.

ÜBER DIE AUTORIN

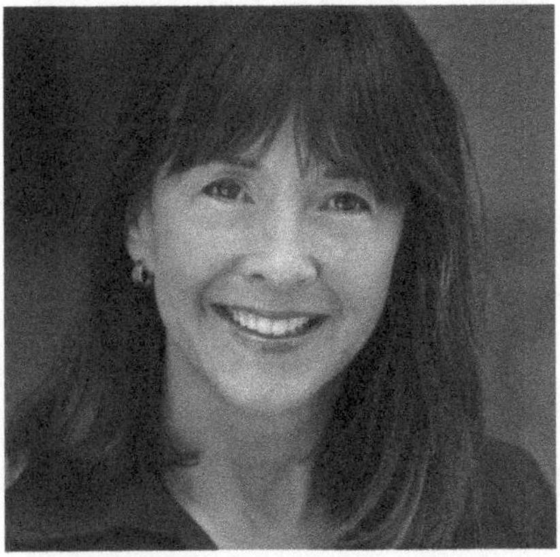

Dr. Afton L. Hassett ist klinische Psychologin, Schmerzexpertin sowie Dozentin und Direktorin für Schmerz- und Opioidforschung am Institut für Anästhesiologie der Universität von Michigan. Sie ist Leiterin des Chronic Pain and Fatigue Research Center, wo sie zur Rolle von positiven Gefühlen und deren Auswirkung auf Schmerzpatienten forscht. Sie entwickelt dort neue Methoden, um die Widerstandskraft zu stärken und das Schmerzmanagement zu unterstützen. Außerdem ist Dr. Hassett Präsidentin der Fachgesellschaft für Rheumatologie (Association of Rheumathology Professionals) und Autorin von über 100 wissenschaftlichen Artikeln.

WEITERFÜHRENDE INFORMATIONEN

Deutschsprachige Organisationen, Verbände und Vereine

Deutsche Arthrose Stiftung
www.deutsche-arthrose-stiftung.de
Es gibt deutschlandweit über 300 regionale Selbsthilfegruppen. Sie sind auf der Website alphabetisch nach Städten sortiert, um die Suche zu erleichtern.

Deutsche Rheuma-Liga
Bundesverband e. V.
www.rheuma-liga.de/angebote/beratung-und-begegnung/gruppen-vor-ort

DGS – Deutsche Gesellschaft für Suizidprävention
Hier findest du deutschlandweit Hilfsangebote in einer suizidalen Krise, auch per Telefon oder online: www.suizidprophylaxe.de/hilfsangebote/hilfsangebote/
Wichtige bundesweite Anlaufstellen:
www.telefonseelsorge.de
Telefon: 0800 1110111
Telefon: 0800 1110222
www.nummergegenkummer.de
Kinder- und Jugendtelefon: 116111
Elterntelefon: 0800 1110550

Instahelp.de
Onlineberatung durch erfahrene Psychologinnen und Psychologen

Hilfreiche Anlaufstellen in Österreich und der Schweiz

Gewaltinfo.at
Unter der Rubrik »Hilfsorganisation finden« werden sämtliche österreichischen Organisationen und ihre Zuständigkeitsbereiche aufgelistet.

Auf dem **Öffentlichen Gesundheitsportal Österreichs** findest du wichtige Anlaufstellen bei Abhängigkeit und Sucht: www.gesundheit.gv.at/service/beratungsstellen/krankheiten/abhaengigkeit-sucht/sucht-beratung.html

Rat auf Draht
www.rataufdraht.at
Notrufnummer: 147

Verein Telefonseelsorge Österreich
www.telefonseelsorge.at
Notrufnummer: 142

Beim **Eidgenössischen Büro für die Gleichstellung von Mann und Frau (EBG)** bei der Schweizerischen Eidgenossenschaft gibt es die Rubrik »Gewalt gegen Frauen und häusliche Gewalt«. Mehr Informationen unter www.ebg.admin.ch/de/hilfe-erhalten-bei-gewalt.

Sucht Schweiz
Unter www.suchtschweiz.ch/hilfe/ sind bundesweite Hotlines für Hilfe suchende Kinder und Jugendliche sowie für die Elternberatung zu finden.
Telefon: 143 – Die Dargebotene Hand
Telefon: 147 – für Hilfe suchende Kinder und Jugendliche
Telefon: 058 2616161 – Elternberatung Pro Juventute
Weitere Hilfe-Websites sind **safezone.ch** (Onlineberatungen) und **feel-ok.ch** (für Hilfe suchende Jugendliche).

Schmerzselbstmanagement

Deutschsprachige Empfehlungen

Deutsche Schmerzgesellschaft e. V.
Sie ist mit rund 3600 persönlichen Mitgliedern die größte wissenschaftlich-medizinische Fachgesellschaft im Bereich Schmerz in Europa. Sie ist Mitglied der IASP (International Association for the Study of Pain) sowie der AWMF (Arbeitsgemeinschaft der Wissenschaftlichen Medizinischen Fachgesellschaften) und die Dachgesellschaft weiterer medizinisch-wissenschaftlicher Fachgesellschaften im Bereich Schmerz, abrufbar unter www.schmerzgesellschaft.de/topnavi/die-gesellschaft/institutionelle-mitglieder. Unter der Rubrik »Patienteninformationen« findest du bundesweite Selbsthilfegruppen wie die MigräneLiga oder die Deutsche Fibromyalgie Vereinigung.

Die **SchmerzApp** ist die erste deutschsprachige App, die alle relevanten Schnellinformationen und Kurzartikel rund um das Thema Schmerz bietet.

Englischsprachige Empfehlungen

AftonHassett.com
Klicke auf »Resources«, um dir Videos und Aufzeichnungen für Meditationen, progressive Muskelentspannung und Atemtechniken anzuhören. Die deutschen Versionen dieser Übungen kannst du unter **www.m-vg.de/link/hassett-meditation-5/** abrufen oder über die QR-Codes auf der jeweiligen Seite in diesem Buch darauf zugreifen. Außerdem findest du auf der Website auch den *Chronic Pain Reset Podcast*.

PainGuide.com
Auf dieser frei zugänglichen Website, die die Autorin im Buch erwähnt, findest du zahlreiche Informationen und Unterstützung, um mehr über chronische Schmerzen und die Fähigkeiten und Praktiken zu erfahren, die du benötigst, um erfolgreich zu sein.

Happify.com
Hier findest du hervorragende evidenzbasierte Techniken, die dir helfen können, dein Wohlbefinden bei chronischen Schmerzen zu verbessern. Sie sind nur über die Happify-App abrufbar.

Empfehlenswerte deutschsprachige Bücher

Gordon, Alan; Ziv, Alon (2023): *Wege aus dem Schmerz. Der bahnbrechende, wissenschaftlich bewährte Ansatz zur Heilung chronischer Schmerzen.* Kandern: Unimedica, ein Imprint des Narayana Verlags

Hayes, Steven C.; Smith, Spencer (2007): *In Abstand zur inneren Wortmaschine: Ein Selbsthilfe- und Therapiebegleitbuch auf der Grundlage der Akzeptanz- und Commitment-Therapie (ACT).* 2. Auflage, Tübingen: dgvt-Verlag

Kabat-Zinn, Jon (2020): *Das heilende Potenzial der Achtsamkeit: Ein neuer Weg, zu sein.* Freiburg: Arbor Verlag

Kross, Ethan (2022): *Chatter – Die Stimme in deinem Kopf: Wie wir unseren inneren Kritiker in einen inneren Coach verwandeln.* München: btb Verlag

Neff, Kristin (2012): *Selbstmitgefühl: Wie wir uns mit unseren Schwächen versöhnen und uns selbst der beste Freund werden.* München: Kailash

van der Kolk, Bessel (2014): *Verkörperter Schrecken: Traumaspuren in Gehirn, Geist und Körper und wie man sie heilen kann.* 9. Auflage 2024, Lichtenau: G. P. Probst Verlag

Wood, Wendy (2024): *Good Habits, Bad Habits – Gewohnheiten für immer ändern.* München: Piper Verlag

Ernährungs- und Kochbücher

Foote, Amanda (2023): *Ernährung für mentale Gesundheit – kompakt: Wie Nahrungsmittel die Psyche stärken. Bei Angststörungen, Depressionen, ADHS, Bipolaren Störungen, Alzheimer und Demenz.* München: riva Verlag

Kreutzer, Martin; Larsen, Anne (2018): *Das Anti-Entzündungs-Kochbuch: Mit der richtigen Ernährung heimliche Entzündungen bekämpfen.* München: riva Verlag

Mörkl, Dr. med. Sabrina; Várnagy, Attila (2023): *Ernährung für die Psyche: Das Kochbuch. Richtig essen für die Seele.* München: riva Verlag

Naidoo, Dr. Uma (2021): *Ernährung für die Psyche: Richtig essen für seelisches Wohlbefinden – mit Nahrungsmitteln, die Depressionen, Angst- und Zwangsstörungen, posttraumatische Belastungsstörungen und mehr bekämpfen.* München: riva Verlag

Empfehlenswerte englischsprachige Bücher

McEwen, Bruce; Norton Lasley, Elizabeth (2002): *The End of Stress as We Know It.* Washington, D. C.: Joseph Henry Press

Sapolsky, Robert M. (2004): *Why Zebras Don't Get Ulcers: The Acclaimed Guide to Stress, Stress-Related Diseases, and Coping.* 3. Auflage, New York: St. Martin's Press

Schubiner, Howard; Betzold, Michael (2022): *Unlearn Your Pain: A 28-Day Process to Reprogram Your Brain.* 4. Auflage, Pleasant Ridge/Michigan: Mind Body Publishing

Strecher, Victor J. (2016): *Life on Purpose: How Living for What Matters Most Changes Everything.* New York: HarperOne

QUELLENVERZEICHNIS

1 Fitzcharles, Mary-Ann et al. (2021): Nociplastic Pain: Towards an Understanding of Prevalent Pain Conditions. *Lancet* 397, Nr. 10289: S. 2098–2110; Lee, Michael C., Tracey, Irene (2010): Unravelling the Mystery of Pain, Suffering, and Relief with Brain Imaging. *Current Pain and Headache Reports* 14, Nr. 2: S. 124–131; Napadow, Vitaly, Harris, Richard E. (2014): What Has Functional Connectivity and Chemical Neuroimaging in Fibromyalgia Taught Us About the Mechanisms and Management of »Centralized« Pain? *Arthritis Research & Therapy* 16, Nr. 5: S. 425

2 Kaplan, Chelsea M. et al. (2019): Functional and Neurochemical Disruptions of Brain Hub Topology in Chronic Pain. *Pain* 160, Nr. 4: S. 973–983

3 Schrepf, Andrew et al. (2018): Sensory Sensitivity and Symptom Severity Represent Unique Dimensions of Chronic Pain: A MAPP Research Network Study. *Pain* 159, Nr. 10: S. 2002–2011

4 Gracely, Richard H. et al. (2002): Functional Magnetic Resonance Imaging Evidence of Augmented Pain Processing in Fibromyalgia. *Arthritis & Rheumatism* 46, Nr. 5: S. 1333–1343; Giesecke, Thorsten et al. (2004): Evidence of Augmented Central Pain Processing in Idiopathic Chronic Low Back Pain. *Arthritis & Rheumatism* 50, Nr. 2: S. 613–623; Kutch, Jason J. et al. (2017): Brain Signature and Functional Impact of Centralized Pain: A Multidisciplinary Approach to the Study of Chronic Pelvic Pain (MAPP) Network Study. *Pain* 158, Nr. 10: S. 1979–1991; Icenhour, Adriane et al. (2017): Brain Functional Connectivity Is Associated with Visceral Sensitivity in Women with Irritable Bowel Syndrome. *NeuroImage Clinical* 15: S. 449–457; Pujol, Jesus et al. (2017): Brain Imaging of Pain Sensitization in Patients with Knee Osteoarthritis. *Pain* 158, Nr. 9: S. 1831–1838; Schwedt, Todd J. et al. (2014): Allodynia and Descending Pain Modulation in Migraine: A Resting State Functional Connectivity Analysis. *Pain Medicine* 15, Nr. 1: S. 154–165; Younger, Jarred W. et al. (2010): Chronic Myofascial Temporomandibular Pain Is Associated with Neural Abnormalities in the Trigeminal and Limbic Systems. *Pain* 149, Nr. 2: S. 222–228

5 Fitzcharles, Mary-Ann et al. (2021): Nociplastic Pain: Towards an Understanding of Prevalent Pain Conditions. *Lancet* 397, Nr. 10289: S. 2098–2110

6 Newbold, Dillon J. et al. (2020): Plasticity and Spontaneous Activity Pulses in Disused Human Brain Circuits. *Neuron* 107, Nr. 3: S. 580–589

7 Schrepf, Andrew et al. (2020): Top Down or Bottom Up? An Observational Investigation of Improvement in Fibromyalgia Symptoms Following Hip and Knee Replacement. *Rheumatology* (Oxford) 59, Nr. 3: S. 594–602

8 Clauw, Daniel J. (2014): Fibromyalgia: A Clinical Review. *The Journal of the American Medical Association* 311, Nr. 15: S. 1547–1555; Fitzcharles, Mary-Ann et al. (2021): Nociplastic Pain: Towards an Understanding of Prevalent Pain Conditions. *Lancet* 397, Nr. 10289: S. 2098–2110; Larkin, Tony E. et al. (2021): Altered Network Architecture of Functional Brain Communities in Chronic Nociplastic Pain. *NeuroImage* 226: S. 117504; Harte, Steven E. et al. (2016): Pharmacologic Attenuation of Cross-Modal Sensory Augmentation within the Chronic Pain Insula. *Pain* 157, Nr. 9: S. 1933–1945; Harris, Richard E. et al. (2007): Decreased Central N-Opioid Receptor Availability in Fibromyalgia. *Journal of Neuroscience* 27, Nr. 37: S. 10000–10006

9 Lesperance, Francois, Frasure-Smith, Nancy, Talajic, Mario (1996): Major Depression Before and After Myocardial Infarction: Its Nature and Consequences. *Psychosomatic Medicine* 58, Nr. 2: S. 99–110; Celano, Christopher M., Huffman, Jeff C. (2011): Depression and Cardiac Disease: A Review. *Cardiology in Review* 19, Nr. 3: S. 130–142

10 Jacobi, Frank et al. (2016): Erratum zu: Psychische Störungen in der Allgemeinbevölkerung. Studie zur Gesundheit Erwachsener in Deutschland und ihr Zusatzmodul »Psychische Gesundheit« (DEGS1-MH). *Der Nervenarzt*, Nr. 87, S. 88–90

11 Chelsea M. Kaplan, Chelsea M. et al. (2022): Neurobiological Antecedents of Multisite Pain in Children. *Pain* 163, Nr. 4: S. e596–e603; Kaplan, Chelsea et al.: Risk Factors for the Development of Multisite Pain in Children. In Prüfung bei *The Clinical Journal of Pain*

12 Ich habe diesen Fall in Zusammenarbeit mit Dr. Robert Pinals beschrieben, einem meiner liebsten Mentoren und der Obi-Wan Kenobi der Rheumatologie. Danke, Bob! Pinals, Robert S., Hassett, Afton L. (2013): Reconceptualizing John F. Kennedy's Chronic Low Back Pain. *Regional Anesthesia & Pain Medicine* 38, Nr. 5: S. 442–446

13 Schrepf, Andrew et al. (2018): Sensory Sensitivity and Symptom Severity Represent Unique Dimensions of Chronic Pain: A MAPP Research Network Study. *Pain* 159, Nr. 10: S. 2002–2011

14 Hale, Elizabeth D., Radvanski, Diane C., Hassett, Afton L. (2015): The Man-in-the-Moon Face: A Qualitative Study of Body Image, Self- Image and Medication Use in Systemic Lupus Erythematosus. *Rheumatology* (Oxford) 54, Nr. 7: S. 1220–1225

15 Hassett, Afton L., Clauw, Daniel J. (2011): Does Psychological Stress Cause Chronic Pain? *Psychiatric Clinics of North America* 34, Nr. 3: S. 579–594; Hassett, Afton L., Clauw, Daniel J. (2010): The Role of Stress in Rheumatic Diseases. *Arthritis Research & Therapy* 12, Nr. 3: S. 123

16 Arnold, Lesley M. et al. (2004): Family Study of Fibromyalgia. *Arthritis & Rheumatism* 50, Nr. 3: S. 944–952

17 Slade, Gary D. et al. (2016): Painful Temporomandibular Disorder: Decade of Discovery from OPPERA Studies. *Journal of Dental Research* 95, Nr. 10: S. 1084–1092; McLean, Samuel A. et al. (2011): Catechol O-Methyltransferase Haplotype Predicts Immediate Musculoskeletal Neck Pain and Psychological Symptoms After Motor Vehicle Collision. *The Journal of Pain* 12, Nr. 1: S. 101–107; Ablin, Jacob N., Buskila, Dan (2015): Update on the Genetics of the Fibromyalgia Syndrome. *Best Practice & Research Clinical Rheumatology* 29, Nr. 1: S. 20–28

18 Clauw, Daniel J. et al. (2020): Considering the Potential for an Increase in Chronic Pain After the COVID-19 Pandemic. *Pain* 161, Nr. 8: S. 1694–1697

19 Dantzer, Robert et al. (1998): Cytokines and Sickness Behavior. *Annals of the New York Academy of Sciences* 840: S. 586–590

20 McEwen, Bruce S., Lasley, Elizabeth N. (2002): *The End of Stress As We Know It*. Washington, D. C.: Joseph Henry Press

21 Lazaridou, Asmina et al. (2017): Effects of Cognitive-Behavioral Therapy (CBT) on Brain Connectivity Supporting Catastrophizing in Fibromyalgia. *The Clinical Journal of Pain* 33, Nr. 3: S. 215–221

22 Kross, Ethan (2021): *Chatter: The Voice in Our Head, Why It Matters, and How to Harness It*. New York: Crown

23 Galambos, Attila et al. (2019): A Systematic Review of Structural and Functional MRI Studies on Pain Catastrophizing. *Journal of Pain Research* 12: S. 1155–1178; Gracely, Richard H. et al. (2004): Pain Catastrophizing and Neural Responses to Pain Among Persons with Fibromyalgia. *Brain* 127, Nr. 4: S. 835–843

24 Hassett, Afton L. et al. (2019): Association Between Predeployment Optimism and Onset of Postdeployment Pain in US Army Soldiers. *JAMA Network Open* 2, Nr. 2: S. e188076

25 Brandl, Felix et al. (2022): Common and Specific Large-Scale Brain Changes in Major Depressive Disorder, Anxiety Disorders, and Chronic Pain: A Transdiagnostic Multimodal Meta-Analysis of Structural and Functional MRI Studies. *Neuropsychopharmacololgy* 47: S. 1071–1080

26 Goleman, Daniel (1995): *Emotional Intelligence: Why It Can Matter More Than IQ*. New York: Bantam Books

27 Hassett, Afton L. et al. (2016): Affect and Low Back Pain: More to Consider Than the Influence of Negative Affect Alone. *The Clinical Journal of Pain* 32, Nr. 10: S. 907–914; Toussaint, Loren L. et al. (2014): A Comparison of Fibromyalgia Symptoms in Patients with Healthy versus Depressive, Low and Reactive Affect Balance Styles. *Scandinavian Journal of Pain* 5, Nr. 3: S. 161–166; Hassett, Afton L., Finan, Patrick H. (2016): The Role of Resilience in the Clinical Management of Chronic Pain. *Current Pain and Headache Reports* 20, Nr. 6: S. 39; Hassett, Afton L. et al. (2008): The Relationship Between Affect Balance Style and Clinical Outcomes in Fibromyalgia. *Arthritis Care & Research* 59, Nr. 6: S. 833–840

28 Fredrickson, Barbara L. (2004): The Broaden-and-Build Theory of Positive Emotions. *Philosophical Transactions of the Royal Society of London B: Biological Sciences* 359, Nr. 1449: S. 1367–1378

29 Alexander, Rebecca et al. (2021): The Neuroscience of Positive Emotions and Affect: Implications for Cultivating Happiness and Wellbeing. *Neuroscience and Biobehavioral Reviews* 121: S. 220–249

30 Garland, Eric L., Froeliger, Brett, Howard, Matthew O. (2024): Effects of Mindfulness-Oriented Recovery Enhancement on Reward Responsiveness and Opioid Cue-Reactivity. *Psychopharmacology* 231, Nr. 16: S. 3229–3238; Gorrell, Sasha; Shott, Megan E., Frank, Guido K.W. (2022): Associations Between Aerobic Exercise and Dopamine-Related Reward-Processing: Informing a Model of Human Exercise Engagement. *Biological Psychology* 171: S. 108350; Kryza-Lacombe, Maria et al. (2021): Changes in Neural Reward Processing Following Amplification of Positivity Treatment for Depression and Anxiety: Preliminary Findings from a Randomized Waitlist Controlled Trial. *Behaviour Research & Therapy* 142: S. 103860

31 Afari, Niloofar et al. (2014): Psychological Trauma and Functional Somatic Syndromes: A Systematic Review and Meta-Analysis. *Psychosomatic Medicine* 76, Nr. 1: S. 2–11; Edwards, Robert R. et al. 82016): The Role of Psychosocial Processes in the Development and Maintenance of Chronic Pain. *The Journal of Pain* 17, 9 Supplement: S. T70–92

32 Barskova, Tatjana, Oesterreich, Rainer (2009): Post-Traumatic Growth in People Living with a Serious Medical Condition and Its Relations to Physical and Mental Health: A Systematic Review. *Disability and Rehabilitation* 31, Nr. 21: S. 1709–1733

33 Dweck, Carol S. (2006): *Mindset: The New Psychology of Success.* New York: Random House

34 Cherkin, Daniel C. et al. (2016): Effect of Mindfulness-Based Stress Reduction vs Cognitive Behavioral Therapy or Usual Care on Back Pain and Functional Limitations in Adults With Chronic Low Back Pain: A Randomized Clinical Trial. *The Journal of the American Medical Association* 315, Nr. 12: S. 1240–1249

35 Andersen, Elizabeth et al. (2021): Effects of Mindfulness-Based Stress Reduction on Experimental Pain Sensitivity and Cortisol Responses in Women with Early Life Abuse: A Randomized Controlled Trial. *Psychosomatic Medicine* 83, Nr. 6: S. 515–527

36 Boccia, Maddalena, Piccardi, Laura, Guariglia, Paola (2015): The Meditative Mind: A Comprehensive Meta-Analysis of MRI Studies. *Biomed Research International*: S. 419808

37 Zeidan, Fadal, Baumgartner, Jennifer N., Coghill, Robert C. (2019): The Neural Mechanisms of Mindfulness-Based Pain Relief: A Functional Magnetic Resonance Imaging-Based Review and Primer. *Pain Reports* 4, Nr. 4: S. e759

38 Lindahl, Jared R., Fisher, Nathan E., Cooper, David J. et. al. (2017): The Varieties of Contemplative Experience: A Mixed-Methods Study of Meditation-Related Challenges in Western Buddhists. *PLoS One* 12, Nr. 5: S. e0176239

39 Pilowsky, I., Crettenden, I., Townley, M. (1985): Sleep Disturbance in Pain Clinic Patients. *Pain* 23, Nr. 1: S. 27–33

40 Mathias, Jane L., Cant, Megan L., Burke, Anne L. J. (2018): Sleep Disturbances and Sleep Disorders in Adults Living with Chronic Pain: A Meta-Analysis. *Sleep Medicine* 25: S. 198–210

41 Krause, Adam J. et al. (2019): The Pain of Sleep Loss: A Brain Characterization in Humans. *The Journal of Neuroscience* 39, Nr. 12: S. 2291–300

42 Besedovsky, Luciana, Lange, Tanja, Haack, Monika (2019): The Sleep-Immune Crosstalk in Health and Disease. *Physiological Reviews* 99, Nr. 3: S. 1325–1380

43 Mason, Ivy C. et al. (2022): Light Exposure During Sleep Impairs Cardiometabolic Function. *The Proceedings of the National Academy of Sciences* 119, Nr. 12: S. e2113290119

44 Isaac, Alinny R., Lima-Filho, Ricardo A.S., Lourenco, Mychael V. (2021): How Does the Skeletal Muscle Communicate with the Brain in Health and Disease? *Neuropharmacology* 197, Nr. 1: S. 108744

45 Ferro Moura Franco, Katherinne et al. (2021): Prescription of Exercises for the Treatment of Chronic Pain Along the Continuum of Nociplastic Pain: A Systematic Review with Meta-Analysis. *European Journal of Pain* 25, Nr. 1: S. 51–70; Geneen, Louise J. et al. (2017): Physical Activity and Exercise for Chronic Pain in Adults: An Overview of Cochrane Reviews. *Cochrane Database of Systematic Reviews* 4, Nr. 4: S. CD011279; Owen, Patrick J. et al. (2020): Which Specific Modes of Exercise Training Are Most Effective for Treating Low Back Pain? Network Meta-Analysis. *British Journal of Sports Medicine* 54, Nr. 21: S. 1279–1287; Sosa-Reina, M. Dolores et al. (2017): Effectiveness of Therapeutic Exercise in Fibromyalgia Syndrome: A Systematic Review and Meta-Analysis of Randomized Clinical Trials. *Biomed Research International* 2017: S. 2356346; Zhu, Feilong

et al. (2020): Yoga Compared to Non-Exercise or Physical Therapy Exercise on Pain, Disability, and Quality of Life for Patients with Chronic Low Back Pain: A Systematic Review and Meta-Analysis of Randomized Controlled Trials. *PLoS One* 15, Nr. 9: S. e0238544

46 Belavy, Daniel L. et al. (2021): Pain Sensitivity Is Reduced by Exercise Training: Evidence From a Systematic Review and Meta-Analysis. *Neuroscience & Biobehavioral Reviews* 120: S. 100–108

47 Wewege, Michael A., Jones, Matthew D. (2021): Exercise-Induced Hypoalgesia in Healthy Individuals and People with Chronic Musculoskeletal Pain: A Systematic Review and Meta-Analysis. *The Journal of Pain* 22, Nr. 1: S. 21–31

48 Ferro Moura Franco, Katherinne et al. (2021): Prescription of Exercises for the Treatment of Chronic Pain Along the Continuum of Nociplastic Pain: A Systematic Review with Meta-Analysis. *European Journal of Pain* 25, Nr. 1: S. 51–70

49 Öztürk, Özgül et al. (2021): Changes in Prefrontal Cortex Activation with Exercise in Knee Osteoarthritis Patients with Chronic Pain: An fNIRS Study. *Journal of Clinical Neuroscience* 90: S. 144–151

50 Zhu, Feilong et al. (2020): Yoga Compared to Non-Exercise or Physical Therapy Exercise on Pain, Disability, and Quality of Life for Patients with Chronic Low Back Pain: A Systematic Review and Meta-Analysis of Randomized Controlled Trials. *PLoS One* 15, Nr. 9: S. e0238544

51 Vanti, Carla et al. (2019): The Effectiveness of Walking versus Exercise on Pain and Function in Chronic Low Back Pain: A Systematic Review and Meta-Analysis of Randomized Trials. *Disability and Rehabilitation* 41, Nr. 6: S. 622–632

52 Isenburg, Kylie et al. (2021): Increased Salience Network Connectivity Following Manual Therapy Is Associated with Reduced Pain in Chronic Low Back Pain Patients. *The Journal of Pain* 22, Nr. 5: S. 545–555

53 Holt-Lunstad, Julianne, Smith, Timothy B., Layton, J. Bradley (2010): Social Relationships and Mortality Risk: A Meta-Analytic Review. *PLoS Medicine* 7, Nr. 7: S. e1000316

54 Hailes, Helen P. et al. (2019): Long-Term Outcomes of Childhood Sexual Abuse: An Umbrella Review. *The Lancet Psychiatry* 6, Nr. 10: S. 830–839; Krug, Etienne G. et al. (2002): The World Report on Violence and Health. *The Lancet* 360, Nr. 9339: S. 1083–1088; Walker-Descartes, Ingrid et al. (2021): Domestic Violence and Its Effects on Women, Children, and Families. *Pediatric Clinics of North America* 68, Nr. 2: S. 455–464

55 Fowler, James H., Christakis, Nicholas A. (2008): Dynamic Spread of Happiness in a Large Social Network: Longitudinal Analysis Over 20 Years in the Framingham Heart Study. *The British Medical Journal* 337: S. a2338

56 Jensen, Mark P. et al. (2011): Psychosocial Factors and Adjustment to Chronic Pain in Persons with Physical Disabilities: A Systematic Review. *Archives of Physical Medicine and Rehabilitation* 92, Nr. 1: S. 146–160

57 Rotge, Jean-Yves et al. (2015): A Meta-Analysis of the Anterior Cingulate Contribution to Social Pain. *Social Cognitive and Affective Neuroscience* 10, Nr. 1: S. 19–27

58 Berretz, Gesa et al. (2021): The Brain Under Stress: A Systematic Review and Activation Likelihood Estimation Meta-Analysis of Changes in BOLD Signal Associated with Acute Stress Exposure. *Neuroscience & Biobehavioral Reviews* 124: S. 89–99; Wang, Huiying, Braun, Christoph, Enck, Paul (2017): How the Brain Reacts to Social Stress (Exclusion): A Scoping Review. *Neuroscience & Biobehavioral Reviews* 80: S. 80–88

59 Powell, Victoria D. et al. (2022): Bad Company: Loneliness Longitudinally Predicts the Symptom Cluster of Pain, Fatigue, and Depression in Older Adults. *Journal of the American Geriatrics Society* 70, Nr. 8: S. 2225–2234

60 Johnson, Katerina V.-A., Dunbar, Robin I. M. (2016): Pain Tolerance Predicts Human Social Network Size. *Scientific Reports* 6: S. 25267

61 Meijer, Larissa L. et al. (2022): Neural Basis of Affective Touch and Pain: A Novel Model Suggests Possible Targets for Pain Amelioration. *Journal of Neuropsychology* 16, Nr. 1: S. 38–53

62 Pierce, Jennifer et al. (2021): Characterizing Pain and Generalized Sensory Sensitivity According to Trauma History Among Patients with Knee Osteoarthritis. *Annals of Behavioral Medicine* 55, Nr. 9: S. 853–869

63 Carey, Ben et al. (2022): Outcomes of a Controlled Trial with Visiting Therapy Dog Teams on Pain in Adults in an Emergency Department. *PLoS One* 17, Nr. 3: S. e0262599

64 Verbrugge, Lois M., Jette, Alan M. (1994): The Disablement Process. *Social Science & Medicine* 38, Nr. 1: S. 1–14

65 Katz, Patricia P., Yelin, Edward H. (2001): Activity Loss and the Onset of Depressive Symptoms: Do Some Activities Matter More Than Others? *Arthritis & Rheumatism* 44, Nr. 5: S. 1194–1202

66 Cuijpers, Pim, van Straten, Annemieke, Warmerdam, Lisanne (2007): Behavioral Activation Treatments of Depression: A Meta-Analysis. *Clinical Psychology Review* 27, Nr. 3: S. 318–326

67 Munkholm, Klaus, Paludan-Müller, Asger S., Boesen, Kim (2019): Considering the Methodological Limitations in the Evidence Base of Antidepressants for Depression: A Reanalysis of a Network Meta-Analysis. *BMJ Open* 9, Nr. 6: S. e024886; Cipriani, Andrea et al. (2018): Comparative Efficacy and Acceptability of 21 Antidepressant Drugs for the Acute Treatment of Adults with Major Depressive Disorder: A Systematic Review and Network Meta-Analysis. *The Lancet* 391, Nr. 10128: S. 1357–1366

68 Fredrickson, Barbara L., Joiner, Thomas (2002): Positive Emotions Trigger Upward Spirals Toward Emotional Well-Being. *Psychological Science* 13, Nr. 2: S. 172–125

69 Csikszentmihalyi, Mihaly (1990): *Flow: The Psychology of Optimal Experience*. New York: Harper & Row. Auf Deutsch 2017 erschienen unter dem Titel *Flow: Das Geheimnis des Glücks*. 10. Auflage 2023, Stuttgart: Klett-Cotta

70 Cranston, Susie, Keller, Scott (2013): Increasing the 'Meaning Quotient' of Work. *McKinsey Quarterly* 1: S. 48– 59

71 Ribaud, A. et al. (2013): Which Physical Activities and Sports Can Be Recommended to Chronic Low Back Pain Patients After Rehabilitation? *Annals of Physical and Rehabilitation Medicine* 56, Nr. 7–8: S. 576–594

72 www.uswitch.com/mobiles/screentime-report

73 www.visiondirect.co.uk/blog/research-reveals-screen-time-habits

74 Dahlsgaard, Katherine, Peterson, Christopher, Seligman, Martin E. P. (2005): Shared Virtue: The Convergence of Valued Human Strengths Across Culture and History. *Review of General Psychology* 9, Nr. 3: S. 203–213

75 Peterson, Christopher, Seligman, Martin E. P. (2004): *Character Strengths and Virtues: A Handbook and Classification*. American Psychological Association; Oxford University Press

76 Graziosi, Marianna et al. (2022): A Strengths-Based Approach to Chronic Pain. *The Journal of Positive Psychology* 17, Nr. 3: S. 400–408

77 Duckworth, Angela L. et al. (2007): Grit: Perseverance and Passion for Long-Term Goals. *Journal of Personality and Social Psychology* 92, Nr. 6: S. 1087–1101

78 Kawasaki, Tsubasa, Tozawa, Ryosuke (2020): Grit in Community-Dwelling Older Adults with Low Back Pain Is Related to Self-Physical Training Habits. *Physical Medicine and Rehabilitation* 12, Nr. 10: S. 984–989

79 Boggiss, Anna L. et al. (2020): A Systematic Review of Gratitude Interventions: Effects on Physical Health and Health Behaviors. *Journal of Psychosomatic Research* 135: S. 110165

80 Jackowska, Marta et al. (2016): The Impact of a Brief Gratitude Intervention on Subjective Well-Being, Biology and Sleep. *Journal of Health Psychology* 21, Nr. 10: S. 2207–2217

81 Janevic, Mary et al. (2022): A Community Health Worker-Led Positive Psychology Intervention for African American Older Adults with Chronic Pain. The Gerontologist 62, Nr. 9: S. 1369–1380

82 Rowland, Lee, Curry, Oliver Scott (2019): A Range of Kindness Activities Boost Happiness. *The Journal of Social Psychology* 159, Nr. 3: S. 340–343

83 Musick, Marc A. (2005): Survey of Texas Adults, 2004. Inter-university Consortium for Political and Social Research; Yeung, Jerf W.K., Zhang, Zhuoni, Kim, Tae Yeun (2018): Volunteering and Health Benefits in General Adults: Cumulative Effects and Forms. *BMC Public Health* 18, Artikel 8; veröffentlichte Korrektur erschienen in *BMC Public Health* 17, Artikel 736 (2017)

84 Salt, Elizabeth, Crofford, Leslie J., Segerstrom, Suzanne (2017): The Mediating and Moderating Effect of Volunteering on Pain and Depression, Life Purpose, Well-Being, and Physical Activity. *Pain Management Nursing* 18, Nr. 4: S. 243–249

85 Phillips, Wendy J., Hine, Donald W. (2021): Self-Compassion, Physical Health, and Health Behaviour: A Meta-Analysis. *Health Psychology Review* 15, Nr. 1: S. 113–139

86 Zeng, Xianglong et al. (2015): The Effect of Loving-Kindness Meditation on Positive Emotions: A Meta-Analytic Review. *Frontiers in Psychology* 6: S. 1693; Le Nguyen, Khoa D. et al. (2019): Loving-Kindness Meditation Slows Biological Aging in Novices: Evidence from a 12-Week Randomized Controlled Trial. *Psychoneuroendocrinology* 108: S. 20–27

87 Allen, Summer (2018): *The Science of Awe.* White paper, Greater Good Science Center at UC Berkeley for the John Templeton Foundation

88 Takano, Ryota, Nomura, Michio (2022): Neural Representations of Awe: Distinguishing Common and Distinct Neural Mechanisms. *Emotion* 22, Nr. 4: S. 669–677

89 Ballew, Matthew T., Omoto, Allen M. (2018): Absorption: How Nature Experiences Promote Awe and Other Positive Emotions. *Ecopsychology* 10, Nr. 1: S. 26–35

90 Hansen, Margaret M., Jones, Reo, Tocchini, Kirsten (2017): Shinrin-Yoku (Forest Bathing) and Nature Therapy: A State-of-the-Art Review. *International Journal of Environmental Research and Public Health* 14, Nr. 8: S. 851

91 Li, Qing et al. (2007): Forest Bathing Enhances Human Natural Killer Activity and Expression of Anti-Cancer Proteins. *International Journal of Immunopathology and Pharmacology* 20, Supplement 2: S. 3–8

92 Zhang, Xindi, Zhang, Yixin, Zhai, Jun (2021): Home Garden with Eco-Healing Functions Benefiting Mental Health and Biodiversity During and After the COVID-19 Pandemic: A Scoping Review. *Frontiers in Public Health* 9: S. 740187

93 Moreno-Morales, Celia et al. (2020): Music Therapy in the Treatment of Dementia: A Systematic Review and Meta-Analysis. *Frontiers in Medicine* 7: S. 160

94 Hole, Jenny et al. (2015): Music as an Aid for Postoperative Recovery in Adults: A Systematic Review and Meta-Analysis. *The Lancet* 386, Nr. 10004: S. 1659–1671; McCaffrey, Tríona et al. (2020): The Role and Outcomes of Music Listening for Women in Childbirth: An Integrative Review. *Midwifery* 83: S. 102627; Garza-Villarreal, Eduardo A. et al. (2017): Music-Induced Analgesia in Chronic Pain Conditions: A Systematic Review and Meta-Analysis. *Pain Physician* 20, Nr. 7: S. 597–610

95 Theorell, Töres (2021): Links Between Arts and Health, Examples from Quantitative Intervention Evaluations. *Frontiers in Psychology* 12: S. 742032

96 Schwartz, Carolyn E. et al. (2012): Doing Good, Feeling Good, and Having More: Resources Mediate the Health Benefits of Altruism Differently for Males and Females with Lumbar Spine Disorders. *Applied Research in Quality of Life* 7, Nr. 3: S. 263–279

97 Pew Research Center (2012): *The Global Religious Landscape: A Report on the Size and Distribution of the World's Major Religious Groups as of 2010.* The Pew Forum on Religion & Public Life

98 VanderWeele, Tyler J., Balboni, Tracy A., Koh, Howard H. (2017): Health and Spirituality. *The Journal of the American Medical Association* 318, Nr. 6: S. 519–520

99 Ferreira-Valente, Alexandra et al. (2020): The Role of Spirituality in Pain, Function, and Coping in Individuals with Chronic Pain. *Pain Medicine* 21, Nr. 3: S. 448–457

100 Kim, Eric S. et al. (2020): Sense of Purpose in Life and Likelihood of Future Illicit Drug Use or Prescription Medication Misuse. *Psychosomatic Medicine* 82, Nr. 7: S. 715–721

101 Boring, Brandon L. et al. (2022): Meaning in Life and Pain: The Differential Effects of Coherence, Purpose, and Mattering on Pain Severity, Frequency, and the Development of Chronic Pain. *Journal of Pain Research* 15: S. 299–314

102 Cohen, Randy, Bavishi, Chirag, Rozanski, Alan (2016): Purpose in Life and Its Relationship to All-Cause Mortality and Cardiovascular Events: A Meta-Analysis. *Psychosomatic Medicine* 78, Nr. 2: S. 122–133

103 Chen, Kevin W. et al. (2006): A Pilot Study of External Qigong Therapy for Patients with Fibromyalgia. *The Journal of Alternative and Complementary Medicine* 12, Nr. 9: S. 851–856

104 Ratcliffe, Eleanor, Gatersleben, Birgitta, Sowden, Paul T. (2016): Associations with Bird Sounds: How Do They Relate to Perceived Restorative Potential? *Journal of Environmental Psychology* 47: S. 136–144

105 Ashar, Yoni K. et al. (2022): Effect of Pain Reprocessing Therapy vs Placebo and Usual Care for Patients with Chronic Back Pain: A Randomized Clinical Trial. *JAMA Psychiatry* 79, Nr. 1: S. 13–23

106 Linehan, Marsha M. (2015): *DBT Skills Training Handouts and Worksheets.* 2. Ausgabe. New York: Guilford Press

107 Worthington, Everett L. (2001): *Five Steps to Forgiveness: The Art and Science of Forgiving.* New York: Crown

REGISTER